JAMT技術教本シリーズ

超音波検査
症例集

監修 一般社団法人 日本臨床衛生検査技師会

じほう

JAMT技術教本シリーズについて

　本シリーズは，臨床検査に携わる国家資格者が，医療現場や検査現場における標準的な必要知識をわかりやすく参照でき，実際の業務に活かせるように，との意図をもって発刊されるものです。

　今日，臨床検査技師の職能は，医学・医療の進歩に伴い高度化・専門化するだけでなく，担当すべき業務範囲の拡大により，新たな学習と習得を通じた多能化も求められています。

　"検査技師による検査技師のための実務教本"となるよう，私たちの諸先輩が検査現場で積み上げた「匠の技術・ノウハウ」と最新情報を盛り込みながら，第一線で働く臨床検査技師が中心になって編集と執筆を担当しました。

　卒前・卒後教育は言うに及ばず，職場内ローテーションにより新たな担当業務に携わる際にも，本シリーズが大きな支えとなることを願うとともに，ベテランの検査技師が後進の教育を担当する場合にも活用しやすい内容となるよう配慮しています。さらには，各種の認定制度における基礎テキストとしての役割も有しています。

一般社団法人　日本臨床衛生検査技師会

本書の内容と特徴について

　本書『超音波検査症例集』は，心臓，血管，体表，腹部，骨盤腔などの各領域から数多くの疾患と症例を盛り込み，基礎編にあたる『超音波検査技術教本』とセットで活用することで，現場で活躍する力を養っていただくということを基本方針として編集しました。

　超音波検査にかかわる臨床検査技師，とくに超音波検査の基本的な部分を習得した技師が，疾患と超音波画像について学んでいける"症例編"という位置付けであり，疾患の病態を知り，臨床所見と超音波所見および患者の臨床検査の成績を学びながら，超音波画像を診ていくというページ構成になっています。

　また，より日常業務にお役立ていただけるよう，いくつかの症例でレポートサンプルを付録CDに収載しています。実際の現場ではどのように検査所見が記載されているのか，参考としていただければ幸いです。

　臨床の最前線で超音波検査を展開する多くのベテラン技師を執筆者に迎え，若手技師を指導するテキストとして，また学校教育においても教科書として使えるようにわかりやすく配慮して執筆いただいています。先に出版された『超音波検査技術教本』で超音波検査の基本を知り，さらに本書で"一歩進んだ知識"を網羅的に学び，臨床現場で活躍していただけることを願っています。

「超音波検査症例集」編集部会

編集委員および執筆者一覧

● **編集委員**

関根　智紀*	国保旭中央病院　診療技術局	
髙梨　　昇	東海大学医学部付属病院　臨床検査技術科	
土居　忠文	高知医療支援研究所　医療支援部	
戸出　浩之	群馬県立心臓血管センター　技術部	
西田　　睦	北海道大学病院　検査・輸血部／超音波センター	
坂西　　清	日本臨床衛生検査技師会	
土居　　修	日本臨床衛生検査技師会	

[*は委員長]

● **執筆者**

浅野　幸宏	成田赤十字病院　検査部　生理検査課
飯伏　義弘	広島市立広島市民病院　臨床検査部
宇治橋　善勝	北里大学病院　臨床検査部
梅田　ひろみ	小倉記念病院　検査技師部
衛藤　美佐子	野口病院　研究検査科
太田　　寿	隈病院　臨床検査科
岡庭　裕貴	群馬県立心臓血管センター　技術部
尾羽根　範員	住友病院　診療技術部　超音波技術科
小柳　敬子	新潟県立がんセンター新潟病院　臨床検査（乳腺外科）
加賀　早苗	北海道大学大学院　保健科学研究院
川端　　聡	住友病院　診療技術部　超音波技術科
木下　龍男	有隣厚生会富士病院　検査科
桑原　喜久男	済生会三条病院　臨床検査科
五嶋　玲子	東海大学医学部付属病院　臨床検査技術科
小林　大樹	関西労災病院　中央検査部
今野　佐智代	獨協医科大学病院　超音波センター
白井　秀明	札幌ことに乳腺クリニック
杉本　邦彦	藤田保健衛生大学病院　臨床検査部
髙田　裕之	北関東循環器病院　検査課
髙梨　　昇	東海大学医学部付属病院　臨床検査技術科
竹内　浩司	群馬県立小児医療センター　技術部
竹川　英宏	獨協医科大学病院　超音波センター
武山　　茂	東京医療センター　臨床検査科
谷　　好子	野口病院　研究検査科
戸出　浩之	群馬県立心臓血管センター　技術部
中川　美名子	岡山県健康づくり財団　保健部　臨床検査課
中島　英樹	筑波大学附属病院　検査部

中西　久幸	北里大学病院	臨床検査部
中野　明子	福岡山王病院	診療技術部　検査室
中野　英貴	小張総合病院	生理検査科
西尾　進	徳島大学病院	超音波センター
西田　睦	北海道大学病院	検査・輸血部／超音波センター
西森　美佐子	だいいちリハビリテーション病院	超音波検査室
長谷川　雄一	成田赤十字病院	検査部　生理検査課
福西　雅俊	北海道社会事業協会帯広病院	臨床検査科
藤岡　一也	大阪市立大学医学部附属病院	中央臨床検査部
藤田　雅史	みやぎ県南中核病院	検査診療部
本間　一博	市立釧路総合病院	医療技術部　検査科
三木　未佳	東北大学病院	生理検査センター
牟田　光明	慈愛会今村病院分院	臨床検査部
望月　幸子	静岡県立静岡がんセンター	生理検査科
八鍬　恒芳	東邦大学医療センター大森病院	臨床生理機能検査部
山本　真一	東海大学医学部付属大磯病院	診療協力部　中央臨床検査科
吉住　聖子	群馬県立心臓血管センター	技術部
渡邊　亮司	済生会今治病院	検査部
渡辺　秀雄	小張総合病院	生理検査科
渡邉　恒夫	岐阜大学医学部附属病院	検査部
綿貫　裕	姫路赤十字病院	検査技術部
渡部　篤	市立釧路総合病院	医療技術部　検査科

［五十音順，所属は2016年7月現在］

目　次

1章　心臓超音波検査　　　1

- 1.1　弁疾患・・・・・・2
- 1.2　冠動脈疾患・・・・・・26
- 1.3　心筋心膜疾患・・・・・・38
- 1.4　先天性心疾患・・・・・・54
- 1.5　大動脈疾患・・・・・・62
- 1.6　その他・・・・・・66

2章　血管超音波検査　　　77

- 2.1　頸動脈・・・・・・78
- 2.2　下肢静脈・・・・・・88
- 2.3　下肢動脈・上肢血管・・・・・・102
- 2.4　大動脈・・・・・・114
- 2.5　腎動脈・腎静脈・・・・・・124

3章　腹部超音波検査　　　131

- 3.1　肝　臓・・・・・・132
- 3.2　胆嚢・胆管・・・・・・148
- 3.3　膵　臓・・・・・・156
- 3.4　脾　臓・・・・・・170
- 3.5　腎・泌尿器・・・・・・176
- 3.6　消化管・・・・・・186

4章 ● 骨盤腔超音波検査 ——————————————— 205
　4.1　女性骨盤腔・・・・・・206
　4.2　男性骨盤腔・・・・・・212
　4.3　その他・・・・・・218

5章 ● 体表超音波検査 ——————————————— 221
　5.1　甲状腺・・・・・・222
　5.2　乳　腺・・・・・・248
　5.3　唾液腺・・・・・・270
　5.4　リンパ節・・・・・・278
　5.5　その他・・・・・・284

索　引
付録CD：レポートサンプル集

本書および付録CDの内容について

　本書では，解説しているいくつかの症例における検査所見（レポート）の記載例を，付録CDにPDFで収載しています。書籍内各症例の疾患名の右側に「レポートサンプル有」と記載されている症例について，所見の書き方の参考としてレポートサンプルを紹介しています。また，CDでは書籍内で紹介しきれなかった一部疾患についても，参考としてレポートの記載例を収載しておりますので，日常のご業務にお役立ていただければ幸いです。

※注意事項
・付録CD内のPDFデータは，すべて印刷不可・テキストのコピー不可となっております。
・レポート形式や記載方法は各施設独自のものであり，日本臨床衛生検査技師会が推奨するレポート形式ではなく，適正なレポートの記載方法を学ぶための参考資料です。
・レポートの所見内容や超音波診断名については判読医師によって確認・加筆されたものであり，臨床検査技師単独による診断行為は行っていません。

このマークがある症例は付録CDでレポートサンプルがご覧いただけます。
↓

症例1：僧帽弁狭窄症　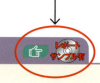

- 70歳台，女性。

病　歴：1987年頃から労作時に動悸を感じていた。1990年に近医で心雑音に気づかれ，当院紹介となった。僧帽弁狭窄による心不全と心房細動への治療を外来的に続けている。

検査所見：
- 心尖部に最強点を有するLevine Ⅱ度の僧帽弁開放音と拡張期ランブルを聴取する。
- 12誘導心電図で心房細動，不完全右脚ブロック，Ⅱ，Ⅲ，aV_F，V_{4-6}に盆状ST低下を認める (図1.1.2)。
- 胸部X線で心拡大（心胸郭比69.5%），左第2，3弓，右第2弓の突出，肺血管陰影の軽度増強を認める (図1.1.3)。

超音波検査所見：図1.1.4
- 弁口面積はプラニメトリ法で1.3cm^2，圧半減時間法で1.1cm^{2}と計測され，中等度のMSと判断される。

付録CDの一部または全部を，電子的，機械的，その他いかなる手段や形式によっても，複製，検索システムへの保存，または伝送することを禁じます。

1章 心臓超音波検査

章目次

- 1.1：弁疾患 …………………………… 2
  - 1.1.1 僧帽弁狭窄症
  - 1.1.2 僧帽弁逆流（僧帽弁逸脱症）
  - 1.1.3 感染性心内膜炎
  - 1.1.4 大動脈弁狭窄症（加齢）
  - 1.1.5 大動脈弁狭窄症（二尖弁）
  - 1.1.6 大動脈弁逆流（大動脈弁逸脱症）
  - 1.1.7 大動脈弁逆流（大動脈弁輪拡張症）
- 1.2：冠動脈疾患 ………………………… 26
  - 1.2.1 急性前壁中隔梗塞
  - 1.2.2 陳旧性後下壁梗塞
  - 1.2.3 真性心室瘤
  - 1.2.4 仮性心室瘤
  - 1.2.5 心室中隔穿孔
- 1.3：心筋心膜疾患 ……………………… 38
  - 1.3.1 肥大型心筋症
  - 1.3.2 拡張型心筋症
  - 1.3.3 心アミロイドーシス
  - 1.3.4 心サルコイドーシス
  - 1.3.5 心タンポナーデ
  - 1.3.6 収縮性心膜炎
- 1.4：先天性心疾患 ……………………… 54
  - 1.4.1 心房中隔欠損症
  - 1.4.2 心室中隔欠損症
  - 1.4.3 動脈管開存症
- 1.5：大動脈疾患 ………………………… 62
  - 1.5.1 大動脈解離（Standard A型）
- 1.6：その他 ……………………………… 66
  - 1.6.1 左房粘液腫
  - 1.6.2 左房内血栓
  - 1.6.3 肺高血圧症
  - 1.6.4 肺血栓塞栓症

SUMMARY

　心エコー検査に携わる臨床検査技師は，明瞭な画像描出や正確なドプラ波形記録のためのプローブ走査・装置調整の技術に加え，各疾患の特徴的心エコー所見はもちろん，成因や病態生理，他検査の所見，治療方法などの幅広い知識が必要である。これによりはじめて，心エコーの能力を十分に引き出し，臨床医が求めるデータを精度高く提供することが可能となる。

　本章では，代表的な各心疾患の病態生理や他検査の特徴的所見を簡潔に述べたうえで，実際の症例の心エコーや他検査のデータを呈示した。必要に応じて検査や判読のポイントも記載し，あわせて提示症例の実際のレポートも付録CDにて別添している。したがって，検査の実施，判読の考え方から報告まで，一連の流れに沿って学ぶことができる。心エコーの習得はもちろん，日常のルーチン検査の中でも是非役立てていただきたい。

1.1 弁疾患

1.1.1 僧帽弁狭窄症

1. 病態

- 僧帽弁狭窄症（MS）は，僧帽弁口の狭小化によって左房から左室への血液流入が障害される病態である。
- 心拍出量を保つために左房圧が上昇し，肺うっ血を来す。
- 左房は拡大し，心房細動が誘発され，しばしば左房内に血栓が形成される。
- 肺高血圧から三尖弁逆流が生じ，右心不全症状が出現する[1]。

2. 弁形態異常

- MSの多くはリウマチ性弁病変に起因するが，稀に弁輪石灰化によるものや先天性のMSもある[2]。
- リウマチ性MSの主体は交連部の癒合である。そのために弁の開放が制限され，ドーム形成がみられる。
- 弁は肥厚し，腱索や乳頭筋など弁下部組織の肥厚と短縮がみられる。Wilkinsら[3]によるリウマチ性MSの形態学的重症度を評価するためのスコアリング法では，①僧帽弁の可動性，②弁下組織変化，③弁の肥厚，④石灰化の程度を断層法で4段階評価（1〜4点）し，これらを加算する（表1.1.1）。合計8点以下なら経皮的僧帽弁交連切開術（PTMC）のよい適応とされる。
- 僧帽弁輪石灰化は高齢者に多く観察され，高度になると全周性となるが，MSを来すことは稀である。
- 腎不全や透析患者では石灰化が弁腹にまで及びMSに至ることがある[4]。
- 弁の先端には硬化がなく，交連癒着もドーム形成もないので，リウマチ性とは容易に区別できる。

表1.1.1　Wilkinsのエコースコア

重症度	弁の可動性	弁下組織変化	弁の肥厚	石灰化
1	わずかな制限	わずかな肥厚	ほぼ正常（4〜5mm）	わずかに輝度亢進
2	弁尖の可動性不良，弁中部，基部は正常	腱索の近位2/3まで肥厚	弁中央は正常，弁辺縁は肥厚（5〜8mm）	弁辺縁の輝度亢進
3	弁基部のみ可動性あり	腱索の遠位1/3以上まで肥厚	弁膜全体に肥厚（5〜8mm）	弁中央部まで輝度亢進
4	ほとんど可動性なし	全腱索に肥厚，短縮，乳頭筋まで及ぶ	弁全体に強い肥厚，短縮，乳頭筋まで及ぶ	弁膜の大部分で輝度亢進

(Wilkins GT, Weyman AE, et al.：Percutaneous balloon dilatation of the mitral valve；an analysis of echocardiographic variables related to outcome and the mechanism of dilatation. Br Heart J 1988；60：299-308より引用)

表1.1.2　僧帽弁狭窄の重症度

	軽度	中等度	高度
弁口面積	$>1.5cm^2$	$1.0〜1.5cm^2$	$<1.0cm^2$
平均圧較差	$<5mmHg$	$5〜10mmHg$	$>10mmHg$
収縮期肺動脈圧	$<30mmHg$	$30〜50mmHg$	$>50mmHg$

(Baumgartner H, Hung J, et al.：Echocardiographic assessment of valve stenosis：EAE/ASE recommendations for clinical practice. J Am Soc Echocardiogr. 2009；22：1-23より引用)

用語　僧帽弁狭窄症（mitral stenosis；MS），経皮的僧帽弁交連切開術（percutaneous transluminal mitral commissurotomy；PTMC）

3. 重症度評価

MSの重症度評価には，プラニメトリ法や圧半減時間（PHT）法による僧帽弁口面積（MVA）と左房−左室間平均圧較差などを用いる（表1.1.2）。計測結果が乖離する場合には，画質不良例を除きプラニメトリ法の結果を優先するのがよい。連続の式や近位部等流速表面（PISA）法を使った弁口面積の評価も可能であるが，ルーチン検査には推奨されていない[2]。

(1) MVAの評価

①プラニメトリ法

傍胸骨短軸像を描出し，拡張早期の弁口が最大となる時相で，かつ弁口が最小となる断面を設定する。前尖と後尖のエコー内縁をトレースして弁口面積を計測する。ほとんどの例で計測は可能であるが，弁輪石灰化に伴うMSの場合には計測が難しく，信頼性も劣るとされる。

②PHT法

PHTは拡張早期の最大圧較差が半分になるまでの時間と定義され，MVAは連続波ドプラ法による僧帽弁通過血流速度波形から，次式で得られる[5]。

$$MVA\ (cm^2) = 220/PHT\ (msec)$$

手技的に容易で再現性がよいことが利点であるが，高度の大動脈弁逆流や左室コンプライアンスの低下があるとPHTは短縮し，MVAを過大評価する。血行動態が急激に変化するPTMC直後では不正確になるとされ，弁輪石灰化によるMS例への適用も推奨されない[1]。

> **MEMO**
>
> **プラニメトリ法による弁口面積の計測のコツ**
> ・弁口面積を正しく計測するためには，弁口が最小となる断面を設定し，開放が最大となる時相を選択する必要がある。
> ・傍胸骨左室長軸像で僧帽弁の前尖と後尖の先端部をビームが通過することを確認のうえ（実際にMモードカーソルを投じるとわかりやすい），プローブを90度回転させ，弁口短軸像を描出する。
> ・短軸断面が真の弁口より弁輪寄りにあると弁口を過大評価する。
> ・最適な短軸断面の設定には，3Dエコーガイド下でのbiplane画像が有用である（図1.1.1）。

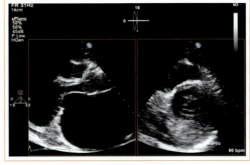

図1.1.1　3Dガイド下biplane画像

(2) 左房−左室間平均圧較差の評価

僧帽弁通過血流速度波形をトレースすることにより左房−左室間の平均圧較差を求めることができる。この指標は，心拍数，心拍出量，僧帽弁逆流などに影響を受けるが，PTMCの効果判定評価に有用である。

4. 肺動脈圧の評価

MSは肺高血圧を合併しやすいため，三尖弁逆流血流速度などから肺高血圧の有無や程度を評価する。

用語　圧半減時間（pressure half time；PHT），僧帽弁口面積（mitral valve area；MVA），近位部等流速表面（proximal isovelocity surface area；PISA）

症例1：僧帽弁狭窄症

- 70歳台，女性。

病　歴：1987年頃から労作時に動悸を感じていた。1990年に近医で心雑音に気づかれ，当院紹介となった。僧帽弁狭窄による心不全と心房細動への治療を外来的に続けている。

検査所見：
- 心尖部に最強点を有するLevine II度の僧帽弁開放音と拡張期ランブルを聴取する。
- 12誘導心電図で心房細動，不完全右脚ブロック，II，III，aV_F，V_{4-6}に盆状ST低下を認める（図1.1.2）。
- 胸部X線で心拡大（心胸郭比69.5%），左第2，3弓，右第2弓の突出，肺血管陰影の軽度増強を認める（図1.1.3）。

超音波検査所見：図1.1.4
- 弁口面積はプラニメトリ法で1.3cm²，PHT法で1.1cm²と計測され，中等度のMSと判断される。

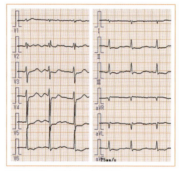

図1.1.2　症例1：心電図
心房細動と不完全右脚ブロックを認める。

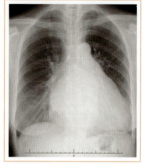

図1.1.3　症例1：胸部レントゲン写真
心拡大，左第2，3弓と右第2弓の突出および肺血管陰影の軽度増強を認める。

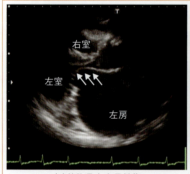

(a) 傍胸骨左室長軸像
弁の開放制限と前尖のドーム形成（矢印）を認める。左房は高度に拡大している。

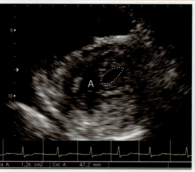

(b) プラニメトリ法による弁口面積の計測
傍胸骨左室短軸の拡大像。僧帽弁口の内縁をトレースすることにより，弁口面積は1.3cm²と計測された。

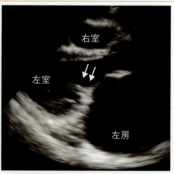

(c) 弁下組織変化
後交連寄りの傍胸骨左室長軸像。腱索の肥厚と短縮がみられる（矢印）。

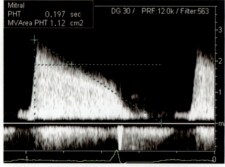

(d) PHT法による弁口面積の評価
僧帽弁通過血流速度波形の圧半減時間（PHT）は197msecと計測され，弁口面積は1.1cm²であった。

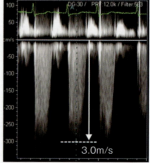

(e) 三尖弁逆流による肺動脈収縮期圧の推定
連続波ドプラ法により求めた三尖弁逆流ピーク流速3.0m/sを簡易ベルヌーイ式にあてはめると，収縮期右室-右房圧較差は36mmHgとなる。これに，下大静脈から推定した右房圧8mmHgを加え，肺動脈収縮期圧は44mmHgと推定された。

図1.1.4　症例1：超音波画像

MEMO

リウマチ性MSの自然経過

　小児期にリウマチ熱に罹患した後，7～8年で弁の機能障害がみられるようになり，さらに10年以上の無症状時期を経て40～50歳で症状を発現することが多い．MSは緩徐ながらも着実に進行し，弁口面積は年間平均約0.09cm²程度縮小するとされる[1]．図1.1.5は同一症例の1996年時の心エコー画像である．16年の経過で，弁口面積は1.8cm²から1.3cm²へ縮小し，肺動脈収縮期圧は30mmHgから44mmHgへと増大，左房容積係数は135mL/m²から215mL/m²へと増大した．

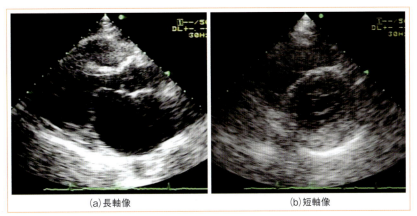

(a) 長軸像　　　　　　　　　　(b) 短軸像

図1.1.5　同一症例の1996年時の傍胸骨左室長軸像と短軸像
プラニメトリ法で弁口面積は1.8cm²と計測され，狭窄の程度は軽度であった．

［加賀早苗］

参考文献

1) 大北 裕，他：循環器病の診断と治療に関するガイドライン（2011年度合同研究班報告）弁膜疾患の非薬物治療に関するガイドライン（2012年改訂版）．http://www.j-circ.or.jp/guideline/pdf/JCS2012_ookita_d.pdf
2) Baumgartner H, Hung J, et al. Echocardiographic assessment of valve stenosis : EAE/ASE recommendations for clinical practice. J Am Soc Echocardiogr. 2009 ; 22 : 1-23.
3) Wilkins GT, Weyman AE, et al. Percutaneous balloon dilatation of the mitral valve : an analysis of echocardiographic variables related to outcome and the mechanism of dilatation. Br Heart J 1988 ; 60 : 299-308.
4) 三神大世：僧帽弁弁輪石灰化．新・心臓病プラクティス9．弁膜症を解く．山本一博，別府慎太郎編，文光堂，東京，2007, 237-239.
5) Thomas JD, Weyman AE. Doppler mitral pressure half-time : a clinical tool in search of theoretical justification. J Am Coll Cardiol 1987 ; 10 : 923-929.

1.1.2 僧帽弁逆流（僧帽弁逸脱症）

● 1. 病　態

- 僧帽弁は1枚の大きな前尖と3枚の後尖，そして両者の間に存在する交連尖から形成され，各弁尖は Carpentier 分類で呼称されることが多い（図1.1.6, 1.1.7）。
- 僧帽弁逆流はさまざまな要因により生ずる。このうち僧帽弁逸脱症は，腱索断裂や粘液変性などにより僧帽弁が収縮期に弁輪線を越えて左房側にずれ込んだ病態であり，弁尖先端が対側の弁尖と接合せずに僧帽弁輪を越えているような状態を flail，弁尖でなく弁腹部が左房側に反るように弁輪ラインを越える状態を billowing とよぶ。flail は腱索断裂例に多く，billowing は Barlow 病など弁尖自体の変性による逸脱例に多い。
- 僧帽弁逸脱症の逆流ジェットは逸脱した弁尖の反対側の左房に向かって吹くため，前尖の逸脱の場合は左房後壁へ向かう。また，P2の逸脱であれば左房前壁へ，P1の逸脱であれば心房中隔へ，P3の逸脱であれば左房側壁に向かって吹く。さらに，交連部（C1，C2）の逸脱であれば，僧帽弁逆流ジェットは斜め下方に吹くのが特徴である（図1.1.8）。
- 粘液変性など慢性の僧帽弁逆流では，容量負荷により左房・左室が拡大する。また，僧帽弁逆流により後負荷が軽減されることから，左室駆出率は血行動態が破綻するまで保たれていることが多い（図1.1.9）。

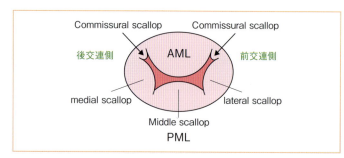

図1.1.6　僧帽弁の形態
僧帽弁は1枚の大きな前尖（AML）と3枚の後尖（PML，medial scallop），そして両者の間に存在する交連尖（antero-lateral commissure，postero-medial commissure）からなる。
僧帽弁前尖（anterior mitral leaflet；AML）
僧帽弁後尖（posterior mitral leaflet；PML）

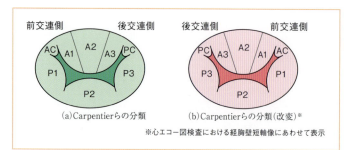

図1.1.7　僧帽弁の名称
Carpentier 分類は，外科医の視線からみた僧帽弁（心基部から観察）の状態で示される。しかし，心エコー図検査では心尖部からみた断面となるため，真のCarpentier 分類とは左右が異なる。

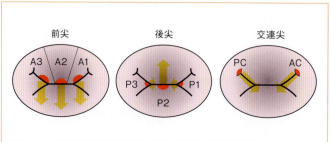

図1.1.8　僧帽弁逸脱部位と逆流ジェット
僧帽弁逸脱症による逆流ジェットは逸脱した弁尖の逆方向に向かう。

用語　僧帽弁逸脱症（mitral valve prolapse；MVP）

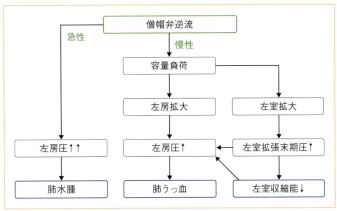

図1.1.9　僧帽弁閉鎖不全症の病態生理

MEMO

心エコー図検査での逸脱部位の同定
- 逸脱した弁尖を同定する場合，胸骨左縁長軸断面と短軸断面による観察が中心となる。
- 真の長軸断面は，前尖正中部（A2）と後尖正中部（P2）が描出されている。前交連側を観察する場合，プローブを内側に傾けて（超音波ビームを外側に向ける），少し反時計方向に回転させるとよい。逆に，後交連側を観察する場合にはプローブを外側に傾け（超音波ビームを内側に向ける），少し時計方向に回転するとよい。
- 僧帽弁逸脱症は広範囲に及ぶことも少なく，逸脱部位の広がりを確認するには胸骨左縁短軸断面での観察が必要である。
- 逆流ジェットの広がりから逸脱部位を同定する場合には心尖部アプローチも有用であり，とくに交連尖の逸脱を観察する場合には，commissure view（心尖四腔断面と二腔断面の中間）が有用となる。

● 2. 僧帽弁逆流の重症度評価

逆流ジェットの広がりや逆流弁口直下の縮流部（vena contracta）の幅から評価する半定量法と，吸い込み血流の表面積（PISA）を用いて逆流量を定量評価する方法（PISA法），左室流入血流量と左室流出血流量の差分から逆流量を定量評価する方法（ドプラ法：Volumetric法）などにより重症度評価される（表1.1.3）。

表1.1.3　重症度評価

		軽度	中等度	高度
定性評価	カラードプラジェット面積（左房面積に対する割合）	<4cm² または <20%		>40%
	Vena contracta幅	<0.3cm	0.3〜0.69cm	≧0.7cm
定量評価	僧帽弁逆流量	<30mL	30〜59mL	≧60mL
	僧帽弁逆流率	<30%	30〜49%	≧50%
	有効逆流弁口面積	<0.20cm²	0.20〜0.39cm²	≧0.40cm²
その他の要素	左房サイズ			拡大
	左室サイズ			拡大

用語　PISA（proximal isovelocity surface area）

1章 心臓超音波検査

症例2：僧帽弁逸脱症

- 30歳台，男性。
- 主　訴：既往歴なし。健康診断にて心雑音を指摘され精査目的にて来院。
- 生理検査所見：
  聴診にて，心尖部を最強点とするLevine Ⅲ度の収縮期逆流性雑音を聴取した。安静12誘導心電図では左室容量負荷所見を認め，胸部レントゲンでは心胸郭比58％と心拡大を認めた。
- 超音波検査所見：図1.1.10〜1.1.13

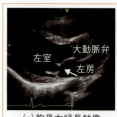 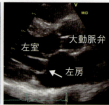 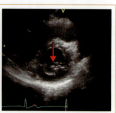

(a) 胸骨左縁長軸像　(b) 胸骨左縁長軸像（拡大）　(c) 胸骨左縁短軸像

図1.1.10　症例2：超音波画像①
僧帽弁前尖の逸脱を認める（白矢印）。短軸像で観察をすると逸脱部位A2〜A3に広がっていた（赤矢印）。

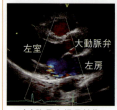 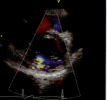 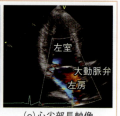

(a) 胸骨左縁長軸像　(b) 胸骨左縁短軸像　(c) 心尖部長軸像

図1.1.11　症例2：超音波画像②
僧帽弁逆流は，左房後壁に向かって偏在して吹き，左房の深部まで到達していた。
また，胸骨左縁短軸断面より僧帽弁逆流はA3より生じていた。

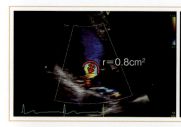 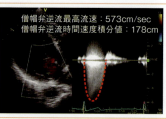

図1.1.12　症例2：PISA法
PISA法による有効逆流弁口面積および逆流量は，次のように計測され，逆流量は中等度と判断される。
有効逆流弁口面積：0.41cm^2，
逆流量：55mL　　r：PISA半径

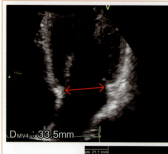 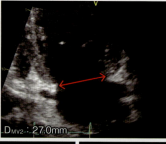 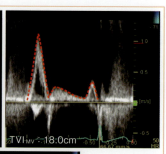

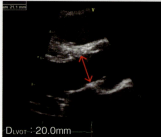 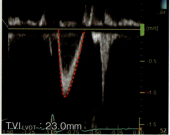

図1.1.13　症例2：ドプラ法（Volumetric法）
ドプラ法（Volumetric法）による定量評価においても有効逆流弁口面積，逆流量および逆流率は次のように計測され，逆流量は中等度と判断される。
有効逆流弁口面積：0.31cm^2，僧帽弁逆流量：56mL，逆流率：43％
D$_{MV4}$：心尖四腔断面僧帽弁輪径（cm），D$_{MV2}$：心尖二腔断面僧帽弁輪径（cm），TVI$_{MV}$：左室流入路時間速度積分値（cm）
D$_{LVOT}$：左室流出路径（cm），TVI$_{LVOT}$：左室流出路時間速度積分値（cm）

MEMO

僧帽弁逆流の定量評価（PISA法）（図1.1.14）

PISA通過血流量はPISA（$2\pi r^2$）×エイリアシングvelocity（Vr）で求めることができる。
- カラードプラ法にてPISAが明瞭に観察できる断面を設定し，カラードプラ法のベースラインをAway方向にシフトしPISAが「逆水滴」状になるように調整する。
- 「逆水滴」状の半径（r）を計測し，半円球の表面積の式（$2\pi r^2$）に代入し，これにそのときのエイリアシングvelocity（Vr）を乗じることにより得られる。

《逆流弁口を通過する血液量》
- 逆流弁口を通過する血液量は，有効逆流弁口面積（ERO）と僧帽弁逆流最大血流速（Vmax）を乗じることにより得ることができる。

《有効逆流弁口面積の計測》
- PISA通過血液量と逆流弁口を通過する血液量が等しいことから，有効逆流弁口面積は上式で求めることができる。

《逆流量の計測》
- 有効逆流弁口面積に僧帽弁逆流時間速度積分値を乗じることで得ることができる。

僧帽弁逆流の定量評価（ドプラ法：Volumetric法）（図1.1.15）

左室流入血流量は，左室流入路断面を楕円形と仮定し，四腔断面と二腔断面から得られる僧帽弁輪部断面積にパルスドプラ法で得られる同部の時間速度積分値を乗ずることで求めることができる。一方，左室流出血流量は，左室流出路を正円径と仮定し，左室流出路径から得られる断面積とパルスドプラ法で得られる同部での時間速度積分値を乗ずることで求めることができる。

得られた値を下記の式に代入することで，各指標を得ることができる。

- RV（mL）＝左室流入血流量（mL）－左室流出血流量（mL）
- ERO（cm^2）＝RV（mL）／TVI_{MR}（cm）
- RF（%）＝RV（mL）／左室流入血流量（mL）

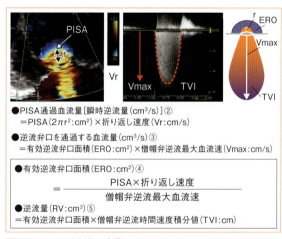

図1.1.14　PISA法の実際

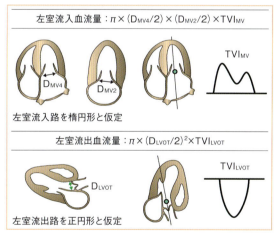

図1.1.15　ドプラ法（Volumetric法）の実際

［岡庭裕貴］

参考文献

1) 日本循環器学会：循環器病の診断と治療に関するガイドライン，弁膜症の非薬物治療に関するガイドライン（2007年改訂版）．www.j-circ.or.jp/guideline/pdf/JCS2012_ookita_h.pdf（2016年3月閲覧）．

1.1.3 感染性心内膜炎

● 1. 病　態

- 細菌や真菌などの感染を誘因として，弁膜，大血管内膜に細菌集簇を含む疣腫（vegetation）を形成し，菌血症，心障害など多彩な臨床症状を呈する全身性敗血症性疾患である。臨床的には，Duke診断基準により診断されることが多い（表1.1.4）。
- 疣腫は房室弁の心房側，半月弁の心室側など逆流ジェットがあたるところやシャント血流や狭窄血流などの異常血流があたる部位の心内膜面に生じることが多い。
- 心エコー図検査では，疣腫や膿瘍，人工弁の新たな部分裂開，新規の弁閉鎖不全の有無などが検査の中心となる。とくに疣腫は本症に特徴的な所見であり，10 mm以上の疣腫は塞栓症の危険が高くなることから注意が必要である。また，感染性心内膜炎が疑われるにもかかわらず，描出不良例やアーチファクトなどの影響により，経胸壁からでは弁形態の評価が困難な場合には，積極的に経食道心エコー図検査を行う必要がある。
- 感染性心内膜炎による弁破壊が生じ，新たな重度の僧帽弁逆流が出現した場合には，急性僧帽弁逆流の病態を呈する。この場合，容量負荷に対する代償機構が働かず，左室は過収縮し，急激な左房圧上昇から肺水腫に陥ることが多い。

表1.1.4　感染性心内膜炎のDuke臨床的診断基準

```
【IE確診例】
Ⅰ．臨床的基準
　　大基準2つ，または大基準1つと小基準3つ，または小基準5つ
（大基準）
 1．IEに対する血液培養陽性
　　A．2回の血液培養で以下のいずれかが認められた場合
　　　（ⅰ）Streptococcus viridans, Streptococcus bovis, HACEKグループ
　　　（ⅱ）Staphylococcus aureusまたはEnterococcusが検出され，他に感染巣がない場合
　　B．つぎのように定義される持続性のIEに合致する血液培養陽性
　　　（ⅰ）12時間以上間隔をあけて採取した血液検体の培養が2回以上陽性
　　　（ⅱ）3回の血液培養すべてあるいは4回以上の血液培養の大半が陽性（最初と最後の採血間隔が1時間以上）
 2．心内膜が侵されている所見でAまたはBの場合
　　A．IEの心エコー図所見で以下のいずれかの場合
　　　（ⅰ）弁あるいはその支持組織の上，または逆流ジェット通路，または人工物の上にみられる解剖学的に説明のできない振動性の心臓内腫瘤
　　　（ⅱ）膿瘍
　　　（ⅲ）人工弁の新たな部分的裂開
　　B．新規の弁閉鎖不全（既存の雑音の悪化または変化のみでは十分でない）
（小基準）
 1．素因：素因となる心疾患または静注薬物常用
 2．発熱：38.0℃以上
 3．血管現象：主要血管塞栓，敗血症性梗塞，感染性動脈瘤，頭蓋内出血，眼球結膜出血，Janeway発疹
 4．免疫学的現象：糸球体腎炎，Osler結節，Roth斑，リウマチ因子
 5．微生物学的所見：血液培養陽性であるが上記の大基準を満たさない場合，またはIEとして矛盾のない活動性炎症の血清学的証拠
 6．心エコー図所見：IEに一致するが，上記の大基準を満たさない場合
Ⅱ．病理学的基準
　　菌：培養または組織検査により疣腫，塞栓化した疣腫，心内膿瘍において証明，あるいは病変部位における検索：組織学的に活動性を呈する疣贅や心筋膿瘍を認める
【IE可能性】
　　"確診"の基準には足りないが，"否定的"に当てはまらない所見
【否定的】
　　心内膜炎症状に対する別の確実な診断，または心内膜炎症状が4日以内の抗菌薬により消退，または4日以内の抗菌薬投与後の手術時または剖検時にIEの病理学所見なし
```

(Durack DT, Lukes AS, Bright DK：New criteria for diagnosis of infective endocarditis：Utilization of specific echocardiographic findings. Duke Endocarditis Service. Am J Med 1994；96：200-209より引用)

用語　感染性心内膜炎（infective endocarditis；IE）

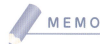

MEMO

"疣贅"と"疣腫"

「vegetation」は、疣贅（ゆうぜい）とよばれてきたが、疣贅は「verruca」を意味する言葉であることから、日本循環器学会用語集では疣腫（ゆうしゅ）という訳語を用いることが推奨されている。

症例3：感染性心内膜炎

- 30歳台，男性。
- 主訴：既往歴なし。持続する発熱にて近医を受診。心雑音を伴うことから感染性心内膜炎が疑われ当院紹介受診。
- 生理検査所見：
  聴診にて，心尖部を最強点とするLevine IV度の収縮期逆流性雑音を聴取した。体温は38.5度。心拍数は80bpmと上昇していたが，安静12誘導心電図上容量負荷所見は認めなかった。
- 超音波所見：図1.1.16〜1.1.18

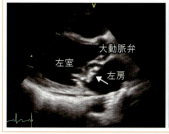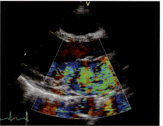

図1.1.16　症例3：胸骨左縁長軸断面
僧帽弁に付着する高輝度な実質エコー（矢印）を認める。これにより僧帽弁は損傷し，左房全体に広がる重度の僧帽弁逆流が観察される。

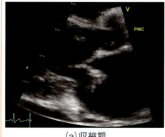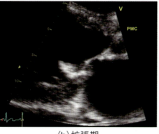

図1.1.17　症例3：胸骨左縁長軸断面後交連側（拡大像）
僧帽弁を拡大し各交連部を観察すると，後交連側に，収縮期に左房へ，拡張期に左室へと可動する実質エコーが観察される。心周期により形態が異なることからvegetation（疣腫）が疑われる。

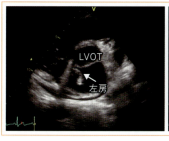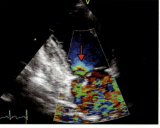

図1.1.18　症例3：胸骨左縁短軸断面および心尖二腔断面カラードプラ像
短軸断面より，vegetationはA3に付着し（白矢印），心尖二腔断面カラードプラ像からも同部に吸い込み血流が観察され（赤矢印）同部が障害されていることがわかる。
LVOT：左室流出路

［岡庭裕貴］

参考文献

1) 日本循環器学会：感染性心内膜炎の予防と治療に関するガイドライン（2008年改訂版）．
   www.j-circ.or.jp/guideline/pdf/JCS2008_miyatake_d.pdf
2) Durack DT, et al：New criteria for diagnosis of infective endocarditis：Utilization of specific echocardiographic findings. Duke Endocarditis Service, Am J Med 1994；95：200-209.
3) Mugge A, Daniel WG, Frank G, et al. Echocardiography in infective endocarditis：reassessment of prognostic implications of vegetation size determined by the transthoracic and the transesophageal approach. J Am Coll Cardiol 1989；14：631-638

1.1.4　大動脈弁狭窄症（加齢）

● 1. 病　態

- 大動脈弁狭窄症（AS）は，大動脈弁の可動性低下および開放制限を生じ，大動脈弁口の狭小化を来す病態である。
- 大動脈弁狭窄症の成因は，加齢（動脈硬化性）による石灰化や先天性の大動脈二尖弁（bicusp）の石灰化，リウマチ性の3つが主とされる。
- 加齢における大動脈弁狭窄症は，大動脈弁の硬化性変化による石灰化や肥厚を認め，弁輪部から徐々に弁尖端部へと広がる。70歳以上では約半数を占めるとされ，高齢化社会を背景として増加傾向にある。70歳未満において約半数を占めるのは二尖弁である[1]。
- 正常な弁よりもリウマチ性，先天性大動脈二尖弁のほうが，若年のうちに弁石灰化や弁口狭窄を進行させる[2]。
- 加齢による変性の場合は弁尖の硬化や石灰化，リウマチ性は交連部の癒着と弁開放時のドーム形成が特徴的であり僧帽弁狭窄症を合併することが多い。二尖弁では2枚の弁尖が鑑別の決め手となる。
- 間接的所見として上行大動脈の拡大を認めることがある（poststenotic dilatation）。
- 症状は狭心痛や失神，心不全症状などがあり最も多い症状は狭心痛である。大動脈狭窄症は無症状で経過する期間が長いが，症状を呈した後は平均余命が急激に短くなる[3]（症状出現後の平均余命：狭心痛では5年，失神では3年，心不全では2年[4]）。
- 無症状の時期に発見されるきっかけとして収縮期雑音の聴取が多い。
- 狭窄の進行度は個々によりばらつきはあるが，平均して大動脈弁口面積（AVA）は，年間約0.1cm^{2}ずつ狭くなるといわれている[5]。

● 2. 血行動態（図1.1.19）[6]

- 正常な大動脈弁口面積は3〜5cm^{2}であるが，1.5cm^{2}以下になると収縮期に左室‒大動脈間に有意な圧較差を生じる（ホースから勢いよく水が吹きだすイメージ）。
- 圧較差増大に伴い，左室収縮期圧も増大して左室に圧負荷がかかり，求心性左室肥大を生じる（圧負荷に対する代償機転）。
- 左室コンプライアンスの低下（拡張障害）により左室拡張末期圧が上昇する。ポンプ機能は正常またはやや過収縮の状態であるが，1回拍出量は減少する。
- 左房から左室へ血液が流れにくくなり，左房へも圧負荷がかかり続けると肺毛細血管圧が上昇して，肺うっ血や息切れの症状を生じ肺高血圧を引き起こす。
- 弁狭窄がさらに進行すると，壁応力を正常に保つ代償機転の破綻，心筋虚血などが原因となり，左室収縮不全を引き起こす。

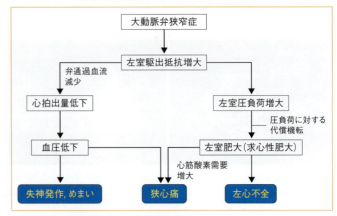

図1.1.19　大動脈弁狭窄症における病態生理
（日本超音波検査学会：弁膜症疾患診断のポイント，心臓超音波テキスト第2版，p129，医歯薬出版，2009を参考に作成）

用語　大動脈弁狭窄症（aortic stenosis；AS），大動脈弁口面積（aortic valve area；AVA）

3. 重症度評価

一般的な大動脈弁狭窄重症度の評価方法を以下に示す(表1.1.5)[7, 8]。

- 連続波ドプラ法による大動脈弁通過最高血流速度。
- 簡易ベルヌーイ式(圧較差 = 4 × (血流速度)^2)により上記の血流速波形から算出される最大圧較差と血流速波形をトレースすることで求められる平均圧較差。
- 連続の式($LVOT_{Area} × TVI_{LVOT} = AVA × TVI_{AV}$)やプラニメトリ法により計測される弁口面積。
- 弁口面積(cm^2)を体表面積(m^2)で除した大動脈弁口面積係数(AVAI)。
- 血流速度の計測は心尖部アプローチが一般的であるが,他のアプローチで高血流速度かつ明瞭な記録が得られたときはその波形を用いる(図1.1.20)[9]。

表1.1.5 大動脈弁狭窄症の重症度

	軽度	中等度	高度(重度)
連続波ドプラ法による最高血流速度(m/sec)	< 3.0	3.0〜4.0	≧ 4.0
簡易ベルヌーイ式による収縮期平均圧較差(mmHg)	< 25	25〜40	≧ 4.0
弁口面積(cm^2)	> 1.5	1.0〜1.5	≦ 1.0
弁口面積係数(cm^2/m^2)	—	—	< 0.6

弁口面積係数(AVAI) = 弁口面積/体表面積

(Bonow RO et al : ACC/AHA 2006 guidelines for the management of patients with valvular heart disease. J Am Coll Cardiol 48 : e1-148, 2006より一部改変)

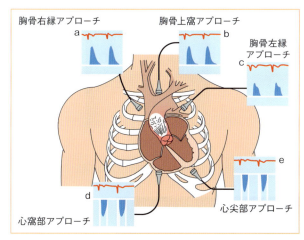

図1.1.20 大動脈弁通過最大血流速度計測のアプローチ方法
血流速の計測は,心尖部アプローチが一般的であるが必ず最高血流速を得られるとは限らず,高位肋間胸骨左縁アプローチや胸骨上窩,胸骨右縁など多方向からの計測を試みることが大切である。
(田中 旬,他:心エコー図・ドプラからみた大動脈弁狭窄症の手術適応.心エコー,2010;11(6):572を参考に作成)

MEMO

- 大動脈弁狭窄症は心筋重量増大や左室内圧上昇などにより心筋酸素需要が増大するが,重度狭窄では十分な血流量が賄えず需要と供給のバランスが崩れ心筋虚血が起こる。よって低心拍出量により冠動脈疾患がない場合でも胸痛を出現させることがある。
- 低心拍出量の症例では,弁可動の減少により真の弁口面積を過大評価(小さく計測)する。鑑別法としてドブタミン負荷心エコー法が用いられる。
- 自覚症状がある場合や重度大動脈弁狭窄症で左室駆出率が50%未満の場合は手術適応とされる。
- 左室収縮不全により大動脈弁を通過する血流量が減少し,左室-大動脈間の圧較差が低下した重度大動脈弁狭窄症を低流量・低圧較差重度大動脈弁狭窄症とよぶ。
- 大動脈弁の硬化変性は認めるが,弁開放は良好で血行動態的に弁狭窄まで生じていない(AVA ≧ $1.5cm^2$, 大動脈弁通過血流速度2.5m/sec以下)場合,大動脈弁硬化症(Aortic sclerosis)とよぶ。
- プラニメトリ法は,傍胸骨左室長軸像で大動脈弁の最も狭窄している部分を画面中央に設定した後に大動脈弁短軸像を描出させることが大切である。
- 高度な弁の変性や石灰化により経胸壁心エコー図法による評価が困難な場合は,経食道心エコー図法での評価が有用である。

 用語　大動脈弁口面積係数(aortic valve area index ; AVAI), 低流量・低圧較差重度大動脈弁狭窄症(low-flow low-gradient severe AS)

1章 心臓超音波検査

症例4：大動脈弁狭窄症（加齢）

- 78歳，女性。

主訴・現病歴：10年前から軽度大動脈弁狭窄症（mild AS）と診断され通院していた。2年前に重度大動脈弁狭窄症（severe AS）と診断されたが，無症状であった。最近は，めまいを自覚するようになった。

既往歴：糖尿病，高血圧症。

理学所見：聴診にて収縮期雑音が聴取された。

検査所見：安静12誘導心電図と胸部X線写真およびCT画像を図1.1.21～1.1.23に示す。

超音波所見：図1.1.24～1.1.27

- 大動脈弁は3尖とも石灰化と弁尖の肥厚を呈し，可動性の低下および開放制限を認めた。駆出血流は4.8m/sec（mean PG 45mmHg），連続の式によるAVAは0.72cm²と計測された。僧帽弁は前尖に石灰化を認めたが，可動性は良好であった。
- 左房拡大と軽度左室肥大を認めた。EFは70%であり左室収縮能は保たれていた。外科的弁輪径18mm。上行大動脈の拡張は認めなかった。
- MRとARはともに軽度（mild）であった。

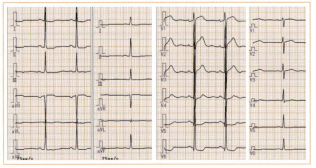

図1.1.21　症例4：安静12誘導心電図
胸部誘導V₄～V₆でR波増高およびST低下を認め，V₅～V₆では陰性T波を認める。

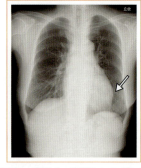

図1.1.22　症例4：胸部レントゲン写真
心胸郭比（CTR）47%，明らかな心拡大は認められず。左第3弓に軽度突出を認める（矢印）。

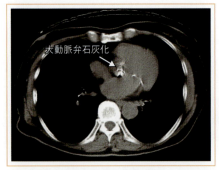

図1.1.23　症例4：CT画像写真
大動脈弁石灰化を認める（矢印）。

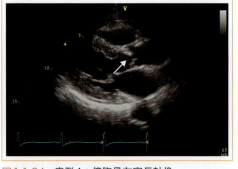

図1.1.24　症例4：傍胸骨左室長軸像
大動脈弁に石灰化および弁腹部の肥厚を認める。左室収縮期にドーミングによる開放制限を認める（矢印）。

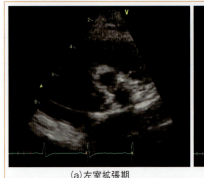

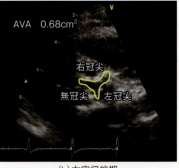

図1.1.25　症例4：傍胸骨左室短軸像（大動脈弁レベル）
3尖ともに石灰化および肥厚を認めるが，交連部の癒合は認めない。弁口面積は，収縮期の最も大動脈弁が開いた時相で弁口部の内縁をトレースして求める（プラニメトリ法）。ズーム機能を用いて計測しやすい画像の描出に努める。

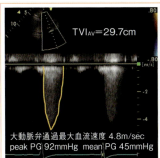
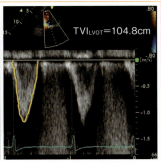
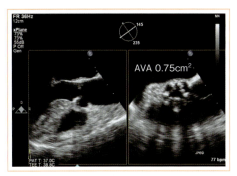

(a) 大動脈弁口部血流速波形
連続波ドプラ法により大動脈弁口部血流波形を描出，トレースして大動脈弁時間速度積分値（TVI$_{AV}$）を求める。

(b) 左室流出路血流速波形
パルスドプラ法により左室流出路血流を描出，トレースして左室流出路時間速度積分値（TVI$_{LVOT}$）を求める。

図1.1.27　症例4：経食道心エコー図
弁開放時の弁口，弁の肥厚や石灰化が明瞭に描出されている。

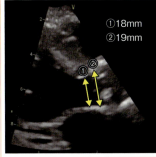

(c) 左室流出路径（①）と外科的弁輪径（②）の計測
左室流出路径（d$_{LVOT}$）を計測して，左室流出路断面積（LVOT$_{Area}$）を$π×(d_{LVOT}/2)^2$から求める。
左室流出路径（①）は傍胸骨左室長軸像において，大動脈弁開放直後の収縮期中期で弁口内側0.5～1.0cmを計測する[1,2]。外科的弁輪径（②）は弁基部で計測する。ズーム機能を用いてできるだけ誤差をなくすことが重要である。

図1.1.26　症例4：連続の式による大動脈弁弁口面積の計測

MEMO

- 血流速の計測の際，血流シグナルとドプラビームのなす角度を20度以内に設定することが重要である。
- 左室流出路のTVI計測時は，サンプルボリュームが左室流出路中央の大動脈弁直下に設定するように努める。
- 左室流出路径の計測困難な場合，左室流出路から得られたパルスドプラ波形と大動脈弁口で得られた連続波ドプラ波形の流速の比（velocity ratio）が0.25未満であれば高度大動脈弁狭窄症が疑われる[11]。
- 圧較差は1回心拍出量の増減に影響を受けるが，増加する要因には高度貧血，発熱，AR，甲状腺機能亢進などがあげられ，減少する要因には左室駆出率低下の他に重症僧帽弁逆流，脱水などがあげられる。
- 大動脈弁通過血流波形のピークが収縮早期であれば軽度狭窄，中央にあれば中等度以上の狭窄が考えられる[12]。
- 外科的弁輪径は人工弁サイズを選択する際必要とされ，上行大動脈拡大の程度は人工血管による置換を考慮する上で必要とされている。

［渡部 篤］

参考文献

1) Nagendran J Norris C, Maitland A, et al. Is mitral valve surgery safe in octogenarians? Eur J Cardiothorac Surg 2005：28：83-87
2) Campbell M：Calcific aortic stenosis and congenital bicuspid aortic valves. Br Heart J 30：606-616, 1968
3) Dichtl, W et al：Prognosis and risk foctors in patients with anymptomatic aortic stenosis and their modulation by atorvastatin（20mg）. Am J Cardial 102：743-748, 2008
4) Ross J, Jr., Braunwald E. Aortic stenosis. Circulation 1968；38（1 Suppl）：61-67.
5) 中谷 敏：「最近の大動脈弁狭窄症の動向と課題」，心臓　2010：42（10）：1249-1252
6) 日本超音波検査学会：弁膜疾患診断のポイント．心臓超音波テキスト第2版，129，医歯薬出版，東京，2009
7) Bonow RO et al：ACC/AHA 2006 guidelines for the management of patients with valvular heart disease. J Am Coll Cardiol 48：e1-148, 2006
8) 日本循環器学会：循環器病の診断と治療に関するガイドライン（2011年度合同研究班報告），弁膜疾患の非薬物治療に関するガイドライン（2012年改訂版）http://www.j-circ.or.jp/guideline/pdf/JCS2012_ookita_h.pdf
9) 田中 旬，他：「心エコー図・ドプラからみた大動脈弁狭窄症の手術適応」，心エコー2007；11（6）：570-579.
10) Baumgartner, H et al：Echocardiographic assessment of valve stenosis：EAE/ASE recommendations for clinical practice. Eur J Echocardiogr 10：1-25, 2009.
11) Baumgartner, H et al：Echocardiographic assessment of valve stenosis：EAE/ASE recommendations for clinical practice. J Am Soc Echocardiogr 22：1-23, 2009.
12) 羽田勝征：心エコーの読み方，考え方，中外医学社，東京，142-160, 2001.

1.1.5　大動脈弁狭窄症（二尖弁）

● 1. 病　態

- 大動脈二尖弁（bicuspid aortic valve）は，人口の1～2％程度に存在するといわれ[1,2]，成人で最も多い先天性心疾患の1つである。
- 二尖弁と合併しやすい疾患には上行大動脈拡大や大動脈縮窄症，大動脈解離，上行大動脈瘤などがある。
- 大動脈弁狭窄症（AS）および大動脈弁閉鎖不全症（AR）の基礎疾患の1つとして知られている。
- 二尖弁は構造上，弁尖が駆出血流によるストレスを受けやすいため，石灰化が加齢に伴い急速に進行する。

● 2. 超音波検査所見

- 傍胸骨左室長軸像にて収縮期のドーミングと拡張期の左室側への落ち込みを認める（大動脈弁逸脱）（図1.1.28）。
- 石灰化を伴うraphe（縫合線）の存在（図1.1.29）。2つの弁サイズが不同であること，大きいほうの弁にrapheを認めることが特徴である。
- 水平型（horizontal type）が最も多い（図1.1.30）[3]。
- 収縮期の弁尖開放が楕円形に認められる（図1.1.31）。
- 上行大動脈の拡大（図1.1.32，1.1.33）[4]。

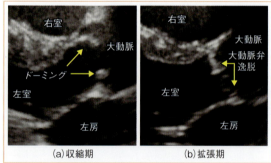

図1.1.28　大動脈二尖弁の傍胸骨長軸像
大動脈弁は収縮期にはドーミング，拡張期には左室側への落ち込みを認める（大動脈弁逸脱）。

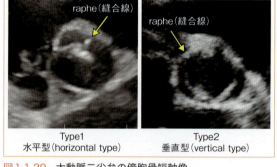

図1.1.29　大動脈二尖弁の傍胸骨短軸像
垂直型（vertical type）と水平型（horizontal type）。両者の中間型などがある。2枚の弁開放とraphe（縫合線）を認める。

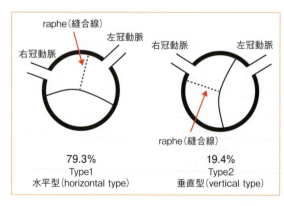

図1.1.30　大動脈二尖弁の形態学的分類
水平型（horizontal type）が他の型に比べ最も多い。
Warnes, CA et al：ACC/AHA 2008 guidelines for the anagement of adults with congenital heart disease：a report of the American College of Cardiology/American Heart Association Task Force on Practice Guideline (Writing Committee to Develop Guidelines on the Management of Adults With Congenital Heart Diseas) J Am Coll Cardiol 52：el-121. 2008を参考に作成）

用語　大動脈弁閉鎖不全症（aortic regurgitation；AR）

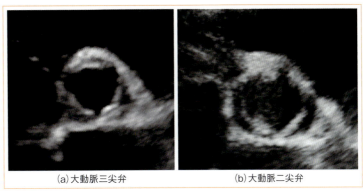

図1.1.31　傍胸骨短軸像　大動脈三尖弁と大動脈二尖弁との鑑別
大動脈二尖弁，収縮期の弁尖開放が楕円形に観察された。

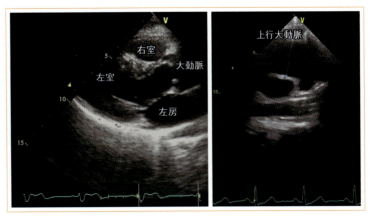

図1.1.32　上位肋間からの傍胸骨長軸像
軽度拡大した上行大動脈を認める。

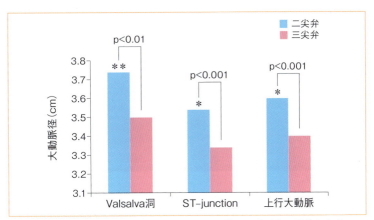

図1.1.33　大動脈二尖弁患者の大動脈径と同程度の大動脈弁口面積を有する大動脈三尖弁例での大動脈径の比較
傍胸骨短軸像大動脈のどのレベルにおいても，二尖弁例は三尖弁例に比して有意に拡大している。

Keane, MG et al：Bicuspid aortic valves are associated with aortic dilatation out of proportion to coexistent valvular lesions. Circulation 102 (19 supl 3)：Ⅲ 35–Ⅲ 39, 2000 より引用)

症例5：大動脈弁狭窄症（二尖弁）

- 32歳，女性。

主訴・現病歴：検診で心雑音を示す。現病歴なし。当院の外来を受診した。
既往歴：なし。
生理検査所見：心音聴診にて収縮期雑音，拡張期雑音が聴取された。
　　　　　　　安静12誘導心電図と胸部X線写真を図1.1.34，1.1.35に示す。
超音波検査所見：図1.1.36〜1.1.38に示す。

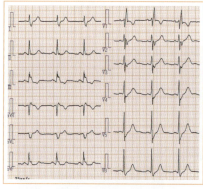

図1.1.34　症例5：安静12誘導心電図
CRBBB。III，aVFでST低下を認める。

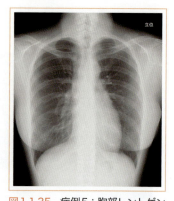

図1.1.35　症例5：胸部レントゲン写真
心胸比（CTR）：45%。心拡大なし。

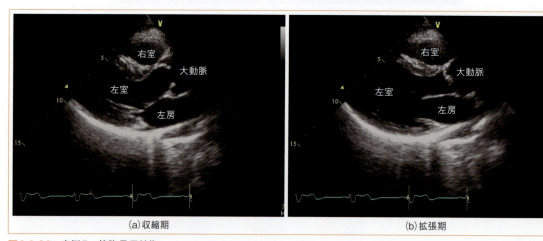

(a) 収縮期　　　　　　　　　　(b) 拡張期

図1.1.36　症例5：傍胸骨長軸像
収縮期ドーミング（石灰化や可動性低下）・拡張期には大動脈弁逸脱を認める。

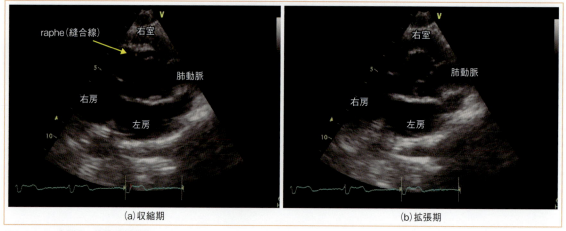

(a) 収縮期　　　　　　　　　　(b) 拡張期

図1.1.37　症例5：傍胸骨短軸像
Raphe（縫合線）を認める（中間型）。

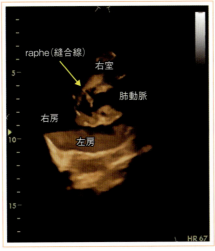

図1.1.38　症例5：3次元心エコー（傍胸骨短軸像）よる大動脈二尖弁観察

Raphe（縫合線）を認める。

二尖弁であれば，弁の異常以外に上行大動脈の拡大を伴うことがあるため大動脈も観察する（表1.1.6）。

表1.1.6　ACC/AHAの大動脈二尖弁患者に対するガイドライン

I	上行大動脈径が4.0cm以上に拡大している場合はエコー，MRI，CTで上行大動脈を含めた大動脈の観察を毎年行うべきである
I	上行大動脈径が5.0cm以上に拡大している場合，あるいは年間の大動脈径拡大が0.5cm以上である場合は上行大動脈の形成術，置換術を施行すべきである
I	大動脈弁狭窄，閉鎖不全のための弁の手術を施行する患者で上行大動脈径が4.5cm以上に拡大している場合は上行大動脈の形成術，置換術を施行すべきである
IIa	大動脈二尖弁の患者でまだ手術適応ではないか，中等度以上の大動脈弁閉鎖不全がない場合で上行大動脈径が4.0cm以上ある場合はβ遮断薬投与を考慮すべきである

(Warnes, CA et al：ACC/AHA 2008 guidelines for the anagement of adults with congenital heart disease：a report of the American College of Cardiology/American Heart Association Task Force on Practice Guideline (Writing Committee to Develop Guidelines on the Management of Adults With Congenital Heart Diseas) J Am Coll Cardiol 52：el-121. 2008より引用)

［本間一博］

参考文献

1) Momma K, Anclo M：In situ morphology of fetal aortic isthmus following ductal constriction in rats. Fetal Diagn Thor 1994；9：53-61
2) Roberts WC：The congenitally bicuspid aortic valve. A study of 85 autopsy cases. Am J Cardiol 1970；26：72-83 1970
3) Keane, MG et al：Bicuspid aortic valves are associated with aortic dilatation out of proportion to coexistent valvular lesions. Circulation 102 (19 supl 3)：III 35– III 39, 2000
4) Warnes, CA et al：ACC/AHA 2008 guidelines for the anagement of adults with congenital heart disease：a report of the American College of Cardiology/American Heart Association Task Force on Practice Guideline (Writing Committee to Develop Guidelines on the Management of Adults With Congenital Heart Diseas) J Am Coll Cardiol 52：el-121. 2008

1.1.6 大動脈弁逆流（大動脈弁逸脱症）

1. 病態

- 大動脈弁逆流（AR）は種々の原因で大動脈弁尖の閉鎖が不完全となり拡張期に大動脈から左室に逆流を生じ，左室に容量負荷をもたらす病態である。
- 成因は弁尖の変化によるものと，大動脈基部に異常がある場合に分けることができるが，その両方の成因が合併している場合も多く認められる（表1.1.7）。
- 大動脈弁の変化に伴う特発性の弁の変性，リウマチ性，感染性心内膜炎，粘液腫様変性，先天性大動脈二尖弁，心室中隔欠損症，炎症性変化（大動脈炎症候群，血管ベーチェット病）などにより大動脈弁に変性が生じ弁尖が逸脱することでARを生じる。

2. 臨床所見

急性ARは，急激な容量負荷に対して，左室拡大という代償性機能が間に合わず，左室の拡張末期圧は急激に上昇し，前方への心拍出量低下とともに肺水腫を生じ心不全および心原性ショックの症状を引き起こす。慢性ARは何年間も無症状である。ARの進行とともに進行性労作性呼吸困難，起座呼吸，発作性夜間呼吸困難，動悸などが生じてくる。また，ARの後期には心尖部または頸動脈の収縮期振戦が触知できるようになるが，これは1回拍出量が大きく，大動脈の拡張期圧が低いことにより引き起こされる。

3. 超音波検査所見

- 大動脈弁や逸脱部の形態学的評価を詳細に行う。粘液腫様変性の程度や疣腫の有無，漏斗部心室中隔欠損，大動脈二尖弁や四尖弁など合併していないか詳細に観察する。
- ARの重症度判定はガイドラインにもとづき判定するが，大動脈逸脱が生じると偏在性のARを生じるため，ARジェット幅（VC），左室流出路に対するカラードプラジェット面積では重症度評価が難しい場合が多い。そのため，腹部大動脈拡張期逆流の有無，Volumetrc法などを用いて逆流量，逆流率，有効逆流弁口面積を算出し重症度を判定する（表1.1.8）。

表1.1.7　ARの成因

弁尖の異常	大動脈基部の拡大
先天性（二尖弁，四尖弁） リウマチ性 硬化性変化 感染性心内膜炎 粘液腫様変性 炎症性変化 （大動脈炎症候群，ベーチェット病） 心室中隔欠損症（漏斗部型欠損） 外傷性	大動脈弁輪拡張症 A型大動脈解離 Valsalva洞動脈瘤 結合組織の異常 （Marfan症候群，Ehlers-Danlos症候群） 大動脈炎症候群

表1.1.8　ARの重症度

	軽度	中等度	高度
左室流出路に対するカラードプラジェット幅	<25%	25〜64%	≧65%
ARジェット幅（VC）	<3mm	3〜6mm	>6mm
逆流量	<30ml/beat	30〜59ml/beat	≧60ml/beat
逆流率	<30%	30〜49%	≧50%
有効逆流弁口面積	<0.10cm^2	0.10〜0.29cm^2	≧0.30cm^2

用語　大動脈弁逆流（aortic regurgitation；AR），ジェット幅（vena contracta；VC）

MEMO

Volumetric法の計測

大動脈弁逆流量（RV_{AV}）は左室流出路を通過する血流量（Q_{LVOT}）から，左室流入血流量（Q_{LVIT}）を引く。

Q_{LVOT}＝左室流出路面積（A_{LVOT}）×左室流出路血流速度時間積分値（TVI_{LVOT}）（図1.1.39）
Q_{LVIT}＝僧帽弁輪面積（A_{LVIT}）×僧帽弁流入血流速度時間積分値（TVI_{LVIT}）（図1.1.40）
$RV(mL) = Q_{LVOT}(mL) - Q_{LVIT}(mL)$

逆流量（RV）：＜30mLが軽度，≧50mLが高度と判定する。逆流率（RF）は，逆流量/大動脈駆出血流量で求めることができる。同様に逆流率：＜30％が軽度，≧50％が高度と判定する。
この方法の注意点は有意な僧帽弁逆流を合併している場合や左室流出路などでモザイク血流を認める場合などでは測定が不可能になる。

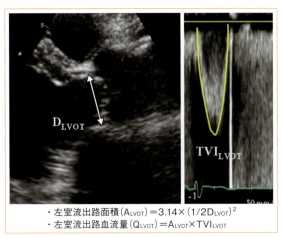

・左室流出路面積（A_{LVOT}）＝3.14×$(1/2 D_{LVOT})^2$
・左室流出路血流量（Q_{LVOT}）＝$A_{LVOT} \times TVI_{LVOT}$

図1.1.39　左室流出路血流量（Q_{LVOT}）の求め方

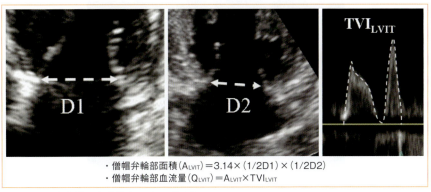

・僧帽弁輪部面積（A_{LVIT}）＝3.14×(1/2D1)×(1/2D2)
・僧帽弁輪部血流量（Q_{LVIT}）＝$A_{LVIT} \times TVI_{LVIT}$

図1.1.40　左室流入血流量（Q_{LVIT}）の求め方

症例6：大動脈弁逆流（大動脈弁逸脱症）

- 43歳，男性。

主 訴：息切れ。
現病歴：4カ月前から咳嗽，1カ月前から起座呼吸が出現し他院受診。大動脈弁逆流（AR）によるうっ血性心不全のため当院紹介。
入院時身体所見：身長171.1cm，体重76.2kg，血圧104/43mmHg，脈拍78/分　整
聴 診：胸骨右縁に拡張期雑音（Ⅲ/Ⅵ）。
血液検査所見：WBC $8.1 \times 10^3/\mu L$，RBC $4.55 \times 10^6/\mu L$，Hb 12.4g/dL，Ht 38.1%，PLT $253 \times 10^3/\mu L$，CRP 1.32mg/dL，BUN 212pg/dL，血液培養―陰性
超音波検査所見：

- LVDd：67mm，LVDs：49mm，LVEF：51%，LAVI：43mL/m^2，左室流出路に対するカラードプラジェット幅：81%，ARジェット幅（VC）：11mm，逆流量：82mL/beat，逆流率：63%，有効逆流弁口面積：0.48cm^2
- 傍胸骨左縁左室長軸断面（図1.1.41），短軸断面大動脈弁レベル（図1.1.42）において，大動脈弁は全体的に軽度肥厚変性し，右冠尖，左冠尖は大きく逸脱している（図1.1.41，1.1.42矢印）。可動性を有するような疣腫は認めず，弁周囲に明らかな異常は認めない。
- 左室および左房の拡大を認める。カラードプラ法では，傍胸骨左室短軸断面大動脈弁レベルにおいてRCCとLCCの交連部より対側に向かう偏在性のARを認める（図1.1.43.a）。
- 左室心尖部長軸断面では，心尖部にまで達する幅の広い高度ARを認める（図1.1.43.b）。炎症反応が軽度上昇しているが，血液培養が陰性，超音波所見から明らかな疣腫は認めず，感染性心内膜炎の診断基準を満たさないため，大動脈炎症候群や血管ベーチェットなどの炎症性の疾患が疑われた。

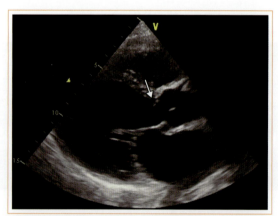

図1.1.41　症例6：傍胸骨左縁左室長軸断面

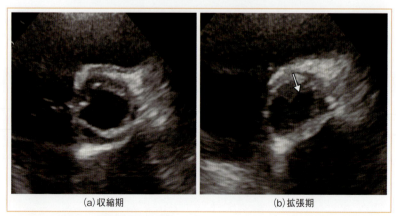

(a) 収縮期　　　(b) 拡張期

図1.1.42　症例6：短軸断面大動脈弁レベル

用語　左室拡張末期径（left ventricular end-diastolic dimension；LVDd），左室収縮末期径（left ventricular end-systolic dimension；LVDs），左室駆出率（left ventricular ejection fraction；LVEF），左房容積係数（left atrial volume index；LAVI）

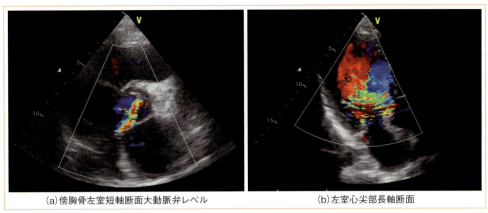

| (a) 傍胸骨左室短軸断面大動脈弁レベル | (b) 左室心尖部長軸断面 |

図1.1.43　症例6：カラードプラ

MEMO

ベーチェット病

　ベーチェット病は主に眼，皮膚粘膜に急性の炎症発作を繰り返す自己免疫性の疾患である。症状は様々で，口腔内アフタ，皮膚・眼症状，陰部潰瘍など過剰な炎症反応が繰り返し起きる。この病気で大血管に病変がみられたとき，血管型ベーチェット病という。男性に多く，動脈や静脈ともに過剰な炎症反応が起こり，深部静脈血栓症がもっとも多く，上大静脈，下大静脈，大腿静脈などに好発する。動脈病変としては動脈瘤がよくみられる。上行大動脈基部や大動脈弁に病変が及ぶと大動脈弁逸脱に伴いARが発症する。病態の活動期に弁置換術を行うと非常に予後が悪く，術後に置換弁の脱落などの合併症が起こるため，術前において的確に診断し，ステロイド治療の早期介入が重要である(表1.1.9, 1.1.10)。心エコー図検査では，感染性心内膜炎との鑑別が難しく，疣腫の存在が明らかでなく大動脈弁逸脱を認める場合は，血管型ベーチェット病の存在を念頭に置き，臨床所見や他の画像診断から血管ベーチェット病を診断する。

表1.1.9　ベーチェット病診断基準

主症状	副症状
・口腔粘膜の再発性アフタ性潰瘍 ・皮膚症状 ・眼症状 ・外陰部潰瘍	・変形や硬直を伴わない関節炎 ・副睾丸炎 ・回盲部潰瘍で代表される消化器病変 ・血管病変 ・中等度以上の中枢神経病変

(厚生労働省ベーチェット病診断基準を参考に作成)

表1.1.10　病型診断の基準

・完全型：経過中に4主症状が出現したもの
・不全型：
　a. 経過中に3主症状，あるいは2主症状と2副症状が出現したもの
　b. 経過中に定型的眼症状とその他の1主症状，あるいは2副症状が出現したもの
・疑い：主症状の一部が出現するが，不全型の条件を満たさないもの，及び定型的な副症状が反復あるいは増悪するもの
・特殊病変
　腸管(型)ベーチェット病—腹痛，鮮血反応の有無を確認する。
　血管(型)ベーチェット病—大動脈，小動脈，大小静脈障害の別を確認する。
　神経(型)ベーチェット病—頭痛，麻痺，脳脊髄症型，精神症状などの有無を確認する。

(厚生労働省ベーチェット病診断基準を参考に作成)

[中島英樹]

参考文献

1) Nishimura RA et al："2014 AHA/ACC Guideline for the Management of Patients With Valvular Heart Disease A Report of the American College of Cardiology/American Heart Association Task Force on Practice Guidelines," Circulation, 2014；129：521-643.

1.1.7　大動脈弁逆流（大動脈弁輪拡張症）

● 1. 病　態

- 大動脈弁輪拡張症（AAE）は，バルサルバ洞から上行大動脈にかけて洋梨状に拡大を認める。
- 大動脈基部は弁輪部，バルサルバ洞，STJから構成される。大動脈弁は3枚の弁尖が半月状の円弧を描く3次元構造である。各弁尖の接点部位を交連部とよび，3箇所の交連部を結ぶレベルがバルサルバ洞と上行大動脈の移行部がSTJである。
- 上行大動脈または大動脈基部が拡大した結果，弁尖が伸ばされ弁尖間の接合不全のためARが生じる。

症例7：大動脈弁逆流（大動脈弁輪拡張症）

- 64歳，男性。
- 主　訴：息切れ。
- 現病歴：近医にてARで経過観察中，息切れが出現するようになったため手術目的のため当院受診。
- 入院時身体所見：身長172cm，体重62kg，血圧143/45mmHg，脈拍60/分　整
- 聴　診：胸骨右縁に拡張期雑音。
- 超音波検査所見：
  - LVDd：77.4mm，LVDs：56.5mm，LVEF：51%，LAVI：57mL/m^2，左室流出路に対するカラードプラジェット幅：70%，ARジェット幅8mm，逆流量：65mL/beat，逆流率：59%，有効逆流弁口面積：0.41cm^2
  - 傍胸骨左縁左室長軸断面（図1.1.44）において，バルサルバ洞から上行大動脈基部にかけて洋梨状の拡大を認める（弁輪：27.7mm，バルサルバ洞：62.2mm，STJ：47.6mm）。
  - 左室は著明に拡大し球状化を示す。左室収縮機能は正常下限である。
  - 傍胸骨左室長軸断面のカラードプラ法では，僧帽弁前尖に向かう偏在性（図1.1.45.a）で，心尖部にまで達する逆流シグナルを認める（図1.1.45.b）。
  - 腹部大動脈拡張期逆流を認める（図1.1.46）。

  以上の結果から高度ARと考える。また，症状を認めることから手術の適応ありと診断される（図1.1.47）。

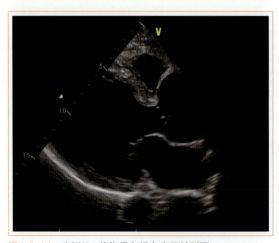

図1.1.44　症例7：傍胸骨左縁左室長軸断面

用語　大動脈弁輪拡張症（annuloaortic ectasia；AAE），sinotubular junction（STJ）

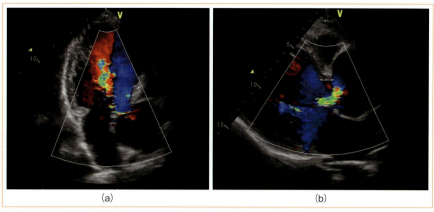

図1.1.45　症例7：傍胸骨左室長軸断面のカラードプラ

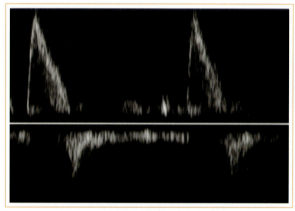

図1.1.46　症例7：腹部大動脈拡張期逆流を認める

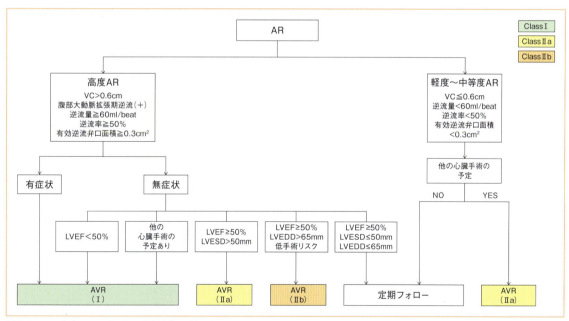

図1.1.47　高度ARにおける手術適応のガイドライン
（Nishimura RA et al："2014 AHA/ACC Guideline for the Management of Patients With Valvular Heart Disease A Report of the American College of Cardiology/American Heart Association Task Force on Practice Guidelines," Circulation, 2014；129：521-643を参考に作成）

［中島英樹］

参考文献

1) Nishimura RA et al："2014 AHA/ACC Guideline for the Management of Patients With Valvular Heart Disease A Report of the American College of Cardiology/American Heart Association Task Force on Practice Guidelines," Circulation, 2014；129：521-643.

1.2 冠動脈疾患

1.2.1 急性前壁中隔梗塞

1. 病態

- 冠動脈プラークの破綻と血栓形成により，冠動脈が急速に狭窄や閉塞を来し急性心筋虚血に至る病態が急性冠症候群（ACS）と定義されており，ST上昇型急性心筋梗塞症，非ST上昇型急性冠症候群，心臓突然死の3つの病態が含まれる。
- 急性心筋梗塞は心筋虚血による不可逆的で急速な心筋細胞の壊死を伴う。
- 急性期の凝固壊死による障害心筋細胞は，細胞内浮腫により腫大し筋原線維が辺縁に押しやられている水腫変性を呈しているが，10時間以上～2週間程度の期間で壊死心筋の融解や線維芽細胞が増生され，3週間程度で壊死心筋は線維化に置換され，瘢痕が形成されるようになる。
- 左室壁運動は，障害された冠動脈の支配領域に一致した部分での局所壁運動異常を認め，責任病変より末梢の心筋が影響を受ける。
- 前壁中隔梗塞では左冠動脈前下行枝の狭窄または閉塞により，その支配領域である左室前壁，心室中隔に壁運動異常を認めるが，急性期において壁厚減少は未だ生じていない。
- 急性心筋梗塞の診断には，胸部症状，心電図所見（T波の先鋭，増高，陰転化，R波の減高，ST上昇／下降，異常Q波），心筋バイオマーカー（心筋トロポニン，CK，CK-MB，ミオグロビン，心臓型脂肪酸結合蛋白（H-FABP））が重要である。
- 再灌流療法として血栓溶解療法を選択した場合には患者到着後30分以内に血栓溶解薬の投与，経皮的冠動脈形成術（PCI）を選択した場合には90分以内にバルーンを拡張することが目標とされている[1]。

2. 冠動脈の区分

冠動脈疾患において冠動脈の解剖を理解しておくことが重要であり，一般的に米国心臓協会（AHA）分類が用いられる（図1.2.1）。

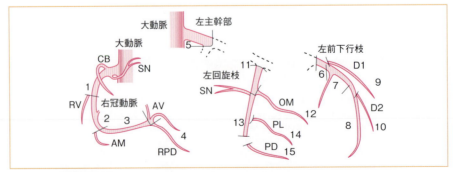

図1.2.1 冠動脈の区分
右冠動脈　AM：鋭角枝，AV：房室枝，CB：円錐枝，RPD：右後下行枝，SN：洞結節枝，RV：右室枝
左回旋枝　AC：心房回旋枝，OM：鈍角枝，PD：後下行枝，PL：後側壁枝，SN：洞結節枝
左前下行枝　D1：第一対角枝，D2：第二対角枝

📝 **用語**　急性冠症候群（acute coronary syndrome；ACS），経皮的冠動脈形成術（percutaneous coronary intervention；PCI），心臓型脂肪酸結合蛋白（heart type fatty acid-binding protein；H-FABP），米国心臓協会（American Heart Association；AHA）

● 3. 左室壁の区分

左室壁運動の評価には一般的に左室を16もしくは17分割して評価し(図1.2.2)[2,3],それらは各冠動脈支配領域と関連があり,壁運動異常の部位や範囲から冠動脈の病変部位が推察される(図1.2.3)[3]。

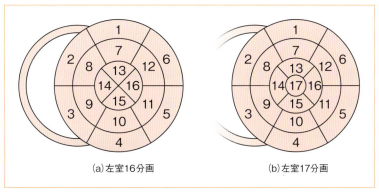

図1.2.2　左室16分画および17分画
左室16分画は心基部(base),中間部(乳頭筋レベル)(mid),心尖部(apical)に分け,心基部,中間部は1. 7. anterior, 2. 8. anteroseptal, 3. 9. inferoseptal, 4. 10. inferior, 5. 11. inferolateral, 6. 12. anterolateralの6分画に心尖部の13. anterior, 14. septal, 15. inferior, 16. lateralの4分画に分ける。17分画では16分画に真の心尖部17. apexを加え17分画としている。

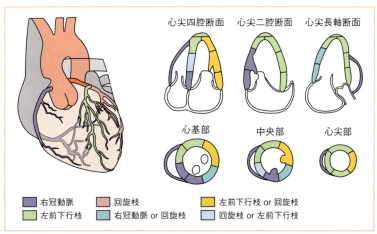

図1.2.3　冠動脈支配領域
冠動脈は主に右冠動脈が右室,inferoseptal, inferiorを,左冠動脈前下行枝がanterior, anteroseptalを,左冠動脈回旋枝がanterolateral, inferolateralを灌流する。

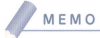

壁運動異常の分類

虚血性心疾患における壁運動異常の評価は,壁厚の変化に着目することが重要である(表1.2.1)。

表1.2.1　壁運動異常の分類

壁運動	壁厚変化
正常 (normokinesis)	収縮期壁厚増大 > 30%
軽度壁運動低下 (mild hypokinesis)	収縮期壁厚増大 10〜30%
高度壁運動低下 (severe hypokinsis)	収縮期壁厚増大 < 10%
無収縮 (akinesis)	収縮期壁厚増大の欠如
外方運動 (dyskinesis)	収縮期外方運動

症例8：急性前壁中隔梗塞

- 30歳台，男性。

主　訴：強い左前胸部痛圧迫を自覚し，家人に連れられ当院救急外来を受診した。

生理検査所見：血圧122/77，脈拍72拍/分であり，胸部聴診では異常呼吸音は聴取せず．12誘導心電図でV_{1-2}誘導ではQSパターンを示し，II，III，aV_F，V_{5-6}誘導でST下降を認めた（図1.2.4）。胸部レントゲンは心胸郭比54.5%（仰臥位）と正常範囲であった（図1.2.5）。

血液生化学検査所見：表1.2.2。来院時のラボデータでは発症後数時間のためWBCが高値を認めた以外に特記すべき所見は認めない。

心臓カテーテル検査所見：図1.2.6。緊急冠動脈造影検査にて左前下行枝（#6）に完全閉塞を認めた。

超音波検査所見：図1.2.7〜1.2.10

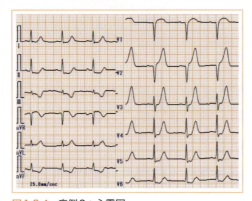

図1.2.4　症例8：心電図
V_{1-2}誘導のQSパターンおよびII，III，aV_F，V_{5-6}誘導のST下降を認める。

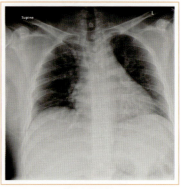

図1.2.5　症例8：胸部レントゲン写真（仰臥位）
心胸郭比は54.5%と正常範囲。

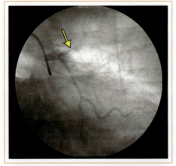

図1.2.6　症例8：緊急冠動脈造影検査
左前下行枝#6（矢印）から末梢側がまったく造影されず，完全閉塞を示している。

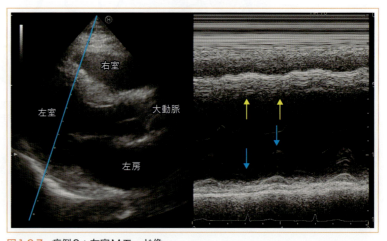

図1.2.7　症例8：左室Mモード像
心室中隔の壁運動低下（黄色矢印）と後壁の過剰壁運動（青色矢印）を認める。

表1.2.2　症例8：血液生化学検査所見

WBC (×10^3/μL)	20.5	RBC (×10^6/μL)	5.11	Hb (g/dL)	16.2
Hct (%)	47.3	AST (U/L)	24	ALT (U/L)	42
LD (U/L)	183	CK (U/L)	156	CK-MB (U/L)	10
CRP (mg/dL)	0.18	トロポニンI (ng/mL)	0.01以下	BNP (pg/mL)	5.8以下

1.2 冠動脈疾患

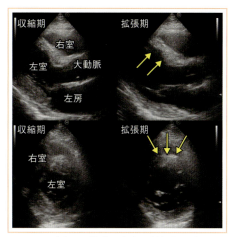

図1.2.8 症例8：傍胸骨左室長軸像（上段）および心基部レベル左室短軸像（下段）
上段：本症例は左前下行枝の中枢側（#6）が責任病変であり，心室中隔（黄色矢印）は心基部から心尖部まで収縮期に壁厚増加を認めない無収縮を呈しているが，急性期のため壁厚は保たれている。
下段：左前下行枝領域の左室前壁，anteroseptum（黄色矢印）が無収縮となっている。

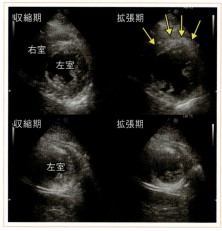

図1.2.9 症例8：傍胸骨左室短軸断面乳頭筋レベル（上段）および心尖部レベル（下段）
上段：左室前壁，anteroseptumが壁厚変化を認めず無収縮である（黄色矢印）。
下段：心尖部は全体的に無収縮である。

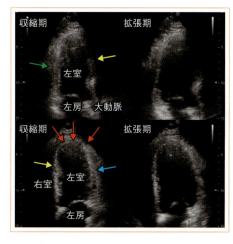

図1.2.10 症例8：心尖部左室長軸断面（上段）および四腔断面（下段）
心室中隔（黄色矢印）は壁運動低下から無収縮だが，後壁（緑色矢印）と側壁（青色矢印）は壁運動が保たれている。また，心尖部（赤色矢印）は全体的に無収縮となっている。左室駆出率はbi-plane法にて47.8%であった。

MEMO

ST上昇型急性心筋梗塞（STEMI）における心エコーの役割

　心エコーでは局所壁運動異常の評価や左室機能評価を行うこと以外に，左室自由壁破裂，心室中隔穿孔，乳頭筋断裂などの機械的合併症の有無や左室壁在血栓の有無，急性大動脈解離，急性肺血栓塞栓症，急性心膜炎など胸痛を主訴とする疾患との鑑別も重要な役割である[1]。

［藤田雅史］

参考文献

1) 循環器病の診断と治療に関するガイドライン（2012年度合同研究報告）．ST上昇型急性心筋梗塞の診療に関するガイドライン（2013年改訂版）．http://www.j-circ.or.jp/guideline/pdf/JCS2013_kimura_h.pdf
2) Schiller NB, Shah PM, Crawford M, DeMaria A, Devereux R, Feigenbaum H, et al. Recommendations for quantitation of the left ventricle by two-dimensional echocardiography. American Society of Echocardiography Committee on Standards, Subcommittee on Quantitation of Two-Dimensional Echocardiograms. J Am Soc Echocardiogr 1989；2：358-67.
3) Cerqueira MD, Weissman NJ, Dilsizian V, Jacobs AK, Kaul S, Laskey WK, et al. Standardized myocardial segmentation and nomenclature for tomographic imaging of the heart. A statement for healthcare professionals from the Cardiac Imaging Committee of the Council on Clinical Cardiology of the American Heart Association. Circulation 2002；105：539-42.

1.2.2 陳旧性後下壁梗塞

● 1. 病 態

- 発症から30日以上が経過した心筋梗塞を陳旧性心筋梗塞といい，梗塞心筋（壊死に陥った心筋）は，線維化に置換され瘢痕形成されている。
- 心電図における下壁梗塞パターンにV_1またはV_2誘導のR波が増高しR/S比が1以上を呈している場合，梗塞範囲が後壁にまで及んでいるとされ[1]，後下壁梗塞といわれ下壁梗塞より梗塞範囲が広いとされている。
- 冠動脈の責任病変部位は右冠動脈に存在することが多いが，左冠動脈回旋枝に存在することもあり[2]，この際の心電図は，下壁梗塞の所見に乏しく純後壁梗塞，後側壁梗塞などのパターンを呈する。
- 右冠動脈に責任病変部位がある際は，右室梗塞の合併のリスクが高い。
- 陳旧性心筋梗塞では残った心筋への負荷が高まるため心肥大を来しやすく，慢性心不全の原因になりうる。治療では，心筋梗塞の再発および心不全の予防が中心となり，心エコー検査において梗塞部位の壁の性状や壁運動のみならず心機能評価と合併症評価が重要である。

症例9：陳旧性後下壁梗塞

- 40歳台，男性。

現病歴：3年前，仕事から帰宅後，前胸部，背部痛の症状出現。一瞬意識消失や冷や汗，嘔吐1回あり，近医受診し急性冠症候群疑いにて当院へ紹介となる。血液生化学検査，心電図検査，心エコー図検査，胸部レントゲン検査の結果から急性心筋梗塞にて緊急冠動脈造影検査となり，右冠動脈（#1）に完全閉塞を認め，同部位に経皮的冠動脈形成術が施行された。今回，陳旧性心筋梗塞の定期的な経過観察目的にて来院。

生理検査所見：血圧130/86，脈拍90拍/分であり，胸部聴診では異常呼吸音は聴取せず。12誘導心電図でⅡ，Ⅲ，aV_F誘導で異常Q波，V_2誘導でR/S比≧1を認めた（図1.2.11）。胸部レントゲンは心胸郭比46.2%と基準範囲であった。

超音波検査所見：図1.2.12～1.2.15

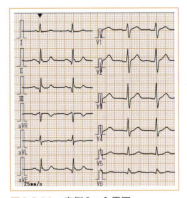

図1.2.11　症例9：心電図
Ⅱ，Ⅲ，aV_F誘導で異常Q波，V_2誘導でR/S比≧1を認める。

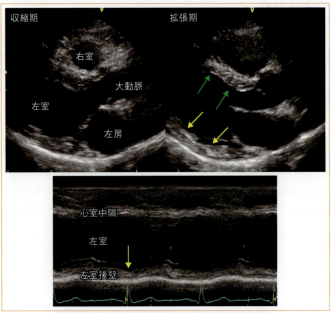

図1.2.12　症例9：傍胸骨左室長軸像（上段），左室Mモード像（下段）
上段：後壁（黄色矢印）の心内膜の輝度増強と壁厚減少，壁運動低下を認める。
心室中隔（緑色矢印）の壁運動は保たれている。
下段：後壁は壁厚変化に乏しく，壁運動低下を認める。

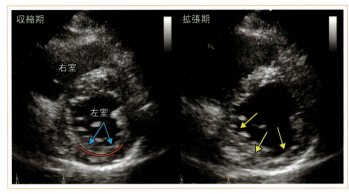

図1.2.13 症例9：傍胸骨左室短軸断面
責任冠動脈は右冠動脈（#1）だが，下壁のみならず後壁も壁運動低下している（青色矢印）。それ以外は壁運動良好である。黄色矢印は腱索を示しており，壁運動や壁厚変化を観察する際には，壁と勘違いしないよう注意する。赤線（－）は真の左室内膜のラインを示す。

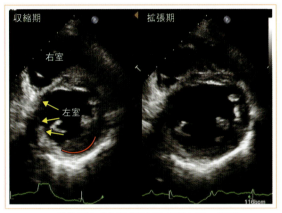

図1.2.14 傍胸骨左室短軸断面（本症例と別の症例）
責任冠動脈は右冠動脈（#1）が完全閉塞していた症例である。下壁はまったく壁厚変化が無く無収縮であり（黄色矢印），後壁は壁運動低下している（赤線（－））。

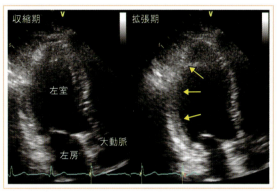

図1.2.15 症例9：心尖部左室長軸像
左室後壁は心基部から心尖部まで壁運動低下を認める（黄色矢印）。

MEMO

右室梗塞

右冠動脈が責任病変であり，とくにAHA分類の#1の場合，右室梗塞のリスクが高い。右室梗塞の右室壁運動の観察には傍胸骨左室短軸断面が適しており[3]，右室後壁側の壁運動を評価するといいが，この部分は見慣れていないと誤った判定をすることがあるため，日頃から目を慣らしておくとよい（図1.2.16）。

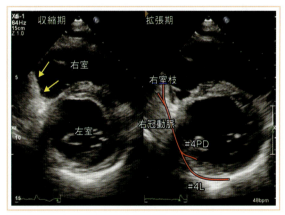

図1.2.16 右室梗塞症例の傍胸骨左室短軸断面
赤線（－）は右冠動脈の走行を示す。右室梗塞では右室後壁側（黄色矢印）の壁運動を観察する。本症例は責任病変が右冠動脈（#1）の陳旧性後下壁および右室梗塞の症例である。

［藤田雅史］

参考文献

1) Perloff JK. The recognition of strictly posterior myocardial infarction by conventional scalar electrocardiography. Circulation 1964；30：706-718
2) Herz I, Assali AR, Adler Y, et al. New electrocardiographic criteria for predicting either the right or left circumflex artery as the culprit coronary artery in inferior wall acute myocardial infarction. Am J Cardiol 1997；80：1343-1345.
3) 岩倉克臣：アシナジーの見方．心エコー11，文光堂：51-61，2010

1.2.3 真性心室瘤

1. 病　態

- 心筋梗塞における経皮的冠動脈形成術（PCI）などの急性期治療の向上により，近年では心筋梗塞後に心室瘤を合併する頻度は減少している。
- 真性心室瘤は貫壁性心筋梗塞後に合併するため，急性期に適切な治療ができていない症例では，急性期治療が向上する以前の合併率と同程度である。
- 心室瘤合併例では，真性瘤か仮性瘤の鑑別が治療方針決定のうえで重要である。
- 真性心室瘤は，左前下行枝の閉塞による前壁中隔梗塞により心尖部に好発するが，左回旋枝や右冠動脈の閉塞により後壁および下壁側に形成されることもある。
- 心室瘤合併により，心機能低下に伴う心不全や瘤内血流停滞で形成された血栓による塞栓症，心室瘤起源の心室頻拍を引き起こす可能性がある。
- 心室瘤切除術の適応は，①内科的治療に抵抗する心不全がある場合，②機能心筋の支配冠動脈に有意病変を認め心筋虚血を示す場合，③心室頻拍等の重症不整脈がある場合，④瘤内血栓により塞栓症のリスクがある場合とされている。

2. 超音波検査所見

- 左室収縮期および拡張期の全周期において，正常左室腔より外方へ突出している膨隆した形態として描出される。
- 真性心室瘤と正常心筋の境界部には屈曲点（hinge point）を伴う。
- 心室瘤壁は菲薄化（thinning）し，エコー輝度の上昇（scarring）を呈する。
- 心室瘤内は血流停滞によりモヤモヤエコー（spontaneous contrast）を認めやすい。
- 瘤内に血栓を認めた場合には，血栓性状や可動性の有無の評価が重要である。

症例10：真性心室瘤

- 50歳台，男性。

主　訴：倦怠感。
既往歴：糖尿病。
来院時現症：倦怠感を主訴に他院受診の際に高血糖，肝機能障害を指摘され当院に紹介され，同日入院となる。入院時心電図にてV_1〜V_4にてQSパターンとST上昇を認めたため，心精査のため心エコー検査依頼となる（胸痛や心筋逸脱酵素上昇は認めず）。
超音波検査所見：図1.2.17，1.2.18

用語　真性心室瘤（true ventricular aneurysm），経皮的冠動脈形成術（percutaneous coronary intervention；PCI）

1.2｜冠動脈疾患

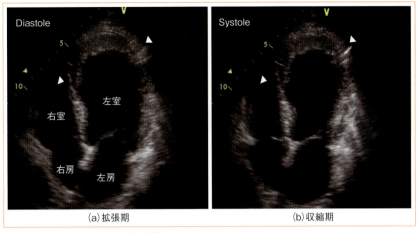

図1.2.17　症例10：心尖部四腔像
心尖部側（矢頭範囲）の心筋壁は菲薄化し，かつ拡張期，収縮期ともに外方に膨隆しており真性心室瘤の形態を認める。

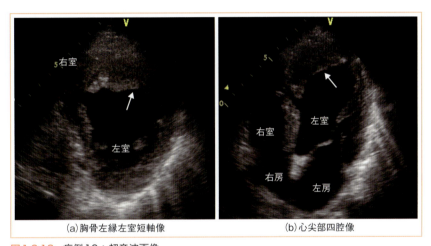

図1.2.18　症例10：超音波画像
乳頭筋レベルの前壁中隔側から心尖部にかけて巨大血栓（矢印）を認める。

MEMO

検査における心得
- 心エコーによる心室瘤の診断精度は感度93％，特異度94％と高い。
- 心尖部アプローチでは，正しい心尖部を描出できていない可能性もあるためできる限り正しい心尖部を描出するように心がけ，かつ多断面からの描出を行い，心室瘤の有無や心室瘤内の血栓の有無を検索するようにすべきである。
- 心腔内血栓が形成された期間の違いにより性状や大きさが異なるため，超音波診断装置のゲイン，ダイナミックレンジ，視野深度，フォーカス，深さ方向のゲイン調整（STCまたはTGC）に注意を払い検査を進める。
- 壁運動異常部位や心室瘤が存在する症例の左室容積および左室駆出率は，2断面ディスク法（biplane method of disksいわゆるmodified Simpson法）を用いて算出すべきである。

［福西雅俊］

用語　sensitivity time control (STC)，time gain control (TGC)

参考文献

1) 吉川純一（編）：臨床心エコー図学 第2版，228-242，文光堂，東京，2001.
2) 小原邦義：「梗塞後左室瘤切除ないしasynergy切除の適応に関する臨床研究」，日胸外会誌1977；22：81-101.
3) 戸出浩之：心臓超音波テキスト第2版—壁運動評価—，医歯薬出版，東京，81-95，2009.

1.2.4 仮性心室瘤

● 1. 病　態

- 仮性心室瘤は急性心筋梗塞の合併症の1つで，その発生頻度は急性心筋梗塞の0.4〜0.9％と稀な合併症である。
- 心破裂に伴って心膜と心外膜の癒着と限局性血腫が起こり，その後血腫の吸収により囊状形態を呈したもので，瘤壁には残存心筋は含まない。
- 仮性瘤は組織壁の構造上非常に破裂の危険性が高い合併症であるため，その診断後には早急な外科的治療を検討しなければならない。
- 真性心室瘤は心尖部に好発するのに対して，仮性心室瘤は後壁側に多く認められる。
- 心室腔と仮性瘤間の血液の流れにより心雑音（to and fro murmur）を聴取することがある。

● 2. 仮性瘤の定義[2]

- 心室腔との交通口が心室瘤最大径に比べ小さい。
- 心室壁と心室瘤の移行部で心筋が断絶している。
- 心室瘤壁は心筋細胞を欠く線維性結合組織からなる。
- 心室瘤の壁は心囊壁と癒着する。

● 3. 超音波検査所見

- 左室自由壁から外方へ突出する瘤状構造物として描出される。
- 左室腔との交通口を有し，瘤口の部分は瘤最大径より狭くくびれている（砂時計様形態）。
- カラードプラ法は仮性瘤の診断に有用であり，心周期に合わせた心室腔と仮性瘤間の血流（to and fro pattern）を捉えることで本症の診断が確かなものとなる。

症例11：仮性心室瘤

- 70歳台，女性。

主　訴：胸痛。
既往歴：糖尿病，高血圧，狭心症，くも膜下出血後。
来院時現症：自宅にて入浴中に胸痛と一次的な意識消失が出現し救急搬送される。救急外来搬入時の心電図ではⅡ，Ⅲ，aVFにST上昇を認めた。急性心筋梗塞が疑われ，救急外来にて心エコー依頼となる。

血液生化学検査所見：表1.2.4
超音波所見：図1.2.19，1.2.20

表1.2.4　症例11：血液生化学検査所見

WBC (×10³/μL)	13.4	BNP (pg/mL)	321
CK (U/L)	60	H-FABP	(＋)
LD (U/L)	243	Troponin T	(－)
CRP (mg/dL)	3.2		

用語　仮性心室瘤（psudo ventricular aneurysm）

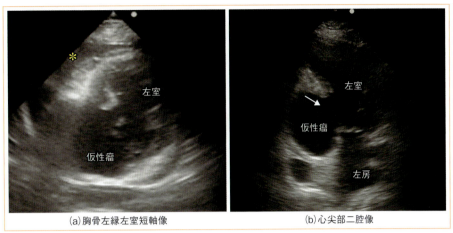

図1.2.19 症例11：超音波画像
下壁側に左室との交通口が瘤最大径に比べ狭く（矢印），仮性瘤が疑われる。また，心臓周囲にはecho-free spaceが認められ（＊），心破裂（oozing type）を示唆する。

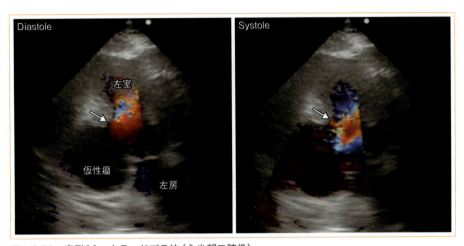

図1.2.20 症例11：カラードプラ法（心尖部二腔像）
仮性心室瘤に特徴的な心周期に合わせた左室腔と瘤間の血流（to and fro）を認める（矢印）。

MEMO

心外膜下心室瘤（subepicardial aneurysm）
仮性瘤の特殊な型とされており，心外膜の明らかな突出した形態を呈さない限局した心室瘤であるとされ，その発生頻度は剖検例の0.2％にすぎない。中には徐々に外方に突出し，拡大した心室瘤形態を形成するものもあると考えられている。

心外膜下心室瘤の定義[3]
・心室瘤頸部における心筋の突然の途絶。
・心室瘤頸部が瘤径よりも小さい。
・心室瘤の壁に心筋および心膜組織が存在するか否かは問わない。

非常に破裂しやすく致死率も高いが，破裂前に存在診断ができれば早急に外科的治療を行うことで救命することが可能である。

［福西雅俊］

参考文献

1) 吉川純一編：床心エコー図学 第2版, 228-242, 文光堂, 東京, 2001.
2) Van Tassel et al ; "Rupture of heart complicating myocardial infarction. Analysis of 40 cases including nine samples of left ventricular false aneurysm," Chest, 1972 ; 61 ; 104-116.
3) Epstein JI et al ; "Subepicardial aneurysm : A rare complication of myocardial infarction," Am J Med, 1983, 75 ; 639-644.

1.2.5　心室中隔穿孔

● 1. 病　態

- 急性心筋梗塞に起因する合併症の1つであり，自由壁破裂，乳頭筋断裂と並ぶ重篤な機械的合併症である。
- 急性心筋梗塞の約1％に合併（重症心筋梗塞例では約5％）すると報告されており，その多くの症例では急性心筋梗塞発症の3〜5日目に合併することが多い。
- 貫壁性心筋梗塞のみ合併し，責任病変の再疎通が得られていない症例に多い。
- 危険因子として，①血圧，②高齢女性，③初回心筋梗塞（側副血行路未発達例）があげられており，冠動脈多枝病変例より一枝病変例の急性心筋梗塞例に起こりやすい。
- 単純型（simple type）と複雑型（complex type）に分けられ，単純型は前壁中隔梗塞（左前下行枝責任病変）例に，複雑型は下壁梗塞（右冠動脈責任病変）例に多い(**表1.2.5**)。
- 本合併症の確定診断後，早急かつ的確な治療が行われれば救命することが可能であるが，未外科的治療例では救命が困難となる（致死率95〜100％）。
- 右室機能が正常な心室中隔穿孔合併例では，左室前負荷を維持することが出来るため比較的血行動態が保たれるが，とくに右室梗塞合併した下壁梗塞例では血行動態は破綻し，死亡率も高い。
- 心原性ショックや急な収縮期雑音（高度左室収縮障害例では心雑音は減弱）の出現を伴う急性心筋梗塞例では本合併症を考慮し，早急に心エコー検査をすべきである。

● 2. 超音波検査所見

- カラードプラ法を用いて，左室から右室に交通する乱流した短絡血流が検出され，確定診断となる（断層像のみでは見落とす可能性があるため注意が必要である）。
- 短絡血流は穿孔した幅と左室-右室圧較差により規定される。
- 心室中隔穿孔は梗塞領域と正常領域の境界部付近に生じやすい。
- 前壁中隔梗塞（左前下行枝責任病変）例では心室中隔の心尖部寄りに，下壁梗塞（右冠動脈責任病変）例では心室中隔の基部寄りに生じるため，梗塞領域を考慮し穿孔の有無を評価すべきである。
- 下壁梗塞例における心室中隔穿孔例では僧帽弁逆流の有無を評価しなければならない。

表1.2.5　心室中隔穿孔の型別特徴

	特徴	傍骨左室短軸像	心尖部四腔断面像
単純型	・貫壁性梗塞による壊死によりその後左室と右室が交通するもの。 ・前壁中隔梗塞（左前下行枝病変）例に多い。 ・前壁中隔梗塞例では心室中隔の心尖部寄りで交通する。		
複雑型	・出血性梗塞による壊死に伴い心筋内を蛇行し左室と右室が交通するもの（左室側，右室側の欠損孔の位置レベルが異なる）。 ・下壁梗塞（右冠動脈責任病変）例に多い。 ・下壁梗塞例では心室中隔の基部寄りで交通する。		

用語　心室中隔穿孔（ventricular septal perforation）

症例12：心室中隔穿孔

- 80歳台，男性。

主　訴：倦怠感，下肢チアノーゼ。
既往歴：前立腺癌（肝・骨転移）。
紹介時現症：倦怠感を主訴に泌尿器科受診し入院となったが，入院後に両下肢血色不良が出現。循環器科に紹介され，心電図にてV_1〜V_6でST上昇，V_1〜V_4で異常Q波を認めたため，心エコー検査依頼となる。
血液生化学検査所見：WBC 18.6×10^3/μL　CK 1757U/L　AST 212U/L　CRP 13.7mg/dL
超音波所見：図1.2.21，1.2.22

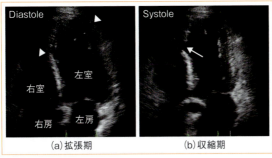

図1.2.21　症例12：心尖部四腔像
左前下行枝の灌流領域である心室中隔〜心尖にかけて無収縮部位を認め（矢頭範囲），心室中隔に一部心筋の途絶を認める（矢印）。

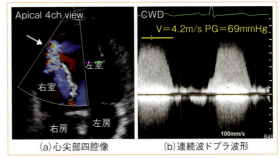

図1.2.22　症例12：カラードプラ法と連続波ドプラ波形
収縮期に左室から右室に短絡する血流を認め，心室中隔穿孔と診断できる。
連続波ドプラ法では左室-右室間の圧較差は69mmHgと推測された。

MEMO

乳頭筋断裂
- 急性心筋梗塞により乳頭筋の虚血壊死に伴い乳頭筋の断裂が引き起こされ，急性僧帽弁逆流を発症する機械的合併症である。
- 後乳頭筋は右冠動脈または左回旋枝の単独支配，前乳頭筋は左前下行枝と左回旋枝の二重支配のため，後乳頭筋断裂例が多い。
- 突然の収縮期雑音の聴取や心原性ショックを伴う症例では，心室中隔穿孔以外にも本合併症の検索が必要である。

重複破裂
　心破裂には，①心室中隔穿孔，②心室自由壁破裂，③乳頭筋断裂があり，これらの2つが同時に合併した場合を重複破裂とよび，非常に稀である（急性心筋梗塞の0.3％）。
真性重複破裂：心室中隔穿孔と心室自由壁破裂が別々に存在しているもの。
接合部破裂：心室中隔と心室自由壁の接合部に破裂部位を認めるもの。

［福西雅俊］

参考文献

1) 吉川純一（編）：臨床心エコー図学 第2版，228-242，文光堂，東京，2001．
2) 有田武史：「急性心筋梗塞発症後の緊急事態」，心エコー，304-313，文光堂，東京，2008．
3) 岩倉克臣：「ショック症例をみたら」，心エコー，266-277，文光堂，東京，2008．
4) tanaka K et al；"Clinicopathological characteristics of 10 patients with rupture of both ventricular free wall and septum（double rupture）after acute myocardial infarction," J Nippon Med Sch, 2003；70；21-27.

1.3 心筋心膜疾患

1.3.1 肥大型心筋症

● 1. 病　態

- 肥大型心筋症（HCM）は，明らかな圧負荷など心肥大を来す原因がなく左室ないしは右室心筋の心肥大を来す疾患であり，不均一な心肥大を呈するのが特徴である。また，通常左室内腔の拡大はなく，左室収縮は正常か過大である。心肥大にもとづく左室拡張能低下が本症の基本的な病態である[1]。
- HCMと診断するには，存在する左室肥大を説明しうる高血圧，大動脈弁狭窄症のような負荷病態がないことを確認する必要がある。HCMの分類については従来，左室流出路の狭窄の有無により閉塞性と非閉塞性2型に分けられ，肥大型心筋症全体の約1/4は閉塞性を呈する。
- 左室流出路に狭窄が存在する場合をとくに閉塞性肥大型心筋症（HOCM）とよぶのが望ましいとされている。
- 閉塞の有無の基準については，連続波ドプラ法を用いた計測で，安静時に少なくとも30mmHgの左室流出路圧較差がある場合は閉塞性と定義されているが，安静時に圧較差がわずかで（＜30mmHg），種々の手技・薬物により誘発される（＞＝30mmHg）例は潜在的HOCM（latent HOCM）と定義されている[1]。
- HCMの病因として16種類以上の遺伝子の900種類以上の変異が報告されており，家族性肥大型心筋症の約50～60％の家系の病因が明らかにされている。また，肥大型心筋症の経過中に，肥大した心室壁厚が減少し非薄化し，心室内腔の拡大を伴う左室収縮力低下を来し，拡張型心筋症様病態を呈した場合，拡張相肥大型心筋症（D-HCM）とされる。組織学的特徴として，心筋細胞肥大，心筋錯綜配列，線維化がある[3]。
- 肥大部位の同定としてはMaronの分類に心尖部が肥厚したV型を加えた分類が用いられる（図1.3.1）[3]。HCMの左室肥大のパターンは非均等性左室肥大であることが特徴で，非対称性中隔肥厚（ASH）（心室中隔壁厚／左室後壁厚比が1.3以上）といわれており，Mモードを使用した壁厚の計測や左室短軸像からのそれぞれの壁厚計測が有効である（図1.3.2）。
- 僧帽弁収縮期前方運動（SAM）の有無やSAMに伴うMRの観察が必要となる。また，圧較差が著明な場合，大動脈弁収縮中期半閉鎖を認め（図1.3.2），左室内閉塞部位の同定と閉塞部位の圧較差計測が重要となる。

用語 肥大型心筋症（hypertrophic cardiomyopathy；HCM），閉塞性肥大型心筋症（hypertrophic obstructive cardiomyopathy；HOCM），拡張相肥大型心筋症（dilated phase of hypertrophic cardiomyopathy；D-HCM），非均等性左室肥大（asymmetric left ventricular hypertrophy），非対称性中隔肥厚（asymmetric septal hypertrophy；ASH），僧帽弁収縮期前方運動（systolic anterior motion；SAM）

1.3 | 心筋心膜疾患

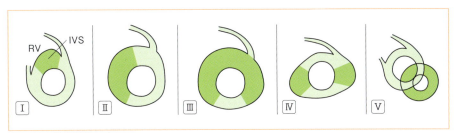

図1.3.1　HCMの肥大様式

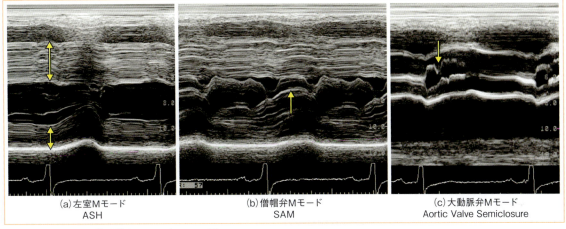

(a) 左室Mモード
ASH

(b) 僧帽弁Mモード
SAM

(c) 大動脈弁Mモード
Aortic Valve Semiclosure

図1.3.2　HOCMに特徴的なMモードエコー図
IVSth/LVpwth ≧ 1.3

MEMO

HOCMでは，圧較差により心不全症状（心拍出量の低下）・狭心症（冠血流低下）・めまい（血圧低下）などの自覚症状や不整脈を来し，突然死の原因にもなりうる。自覚症状がある場合は治療対象となり，その治療方法としては薬物療法や非薬物療法があり，薬物療法にて奏功しない例では非薬物療法として外科治療，ペースメーカー埋め込み術，経皮的中隔心筋焼灼術（PTSMA）が行われる[2]。心エコー図では，治療前後における圧較差の変化やMRの重症度変化が重要な所見となる。

用語　経皮的中隔心筋焼灼術（percutaneous transluminal septal myocardial ablation；PTSMA）

■1章　心臓超音波検査

症例13：閉塞性肥大型心筋症

- 70歳台，女性（悪性リンパ腫に伴う抗癌剤治療前）。

主　訴：息切れ。

生理検査所見：図1.3.3, 1.3.4

　　聴診にて駆出性収縮期雑音を認め，安静12誘導心電図にて心拍数93/min，正常軸，V_2〜V_4にS波の増高，V_3〜V_5にR波の増高を認めた。胸部レントゲンでは心拡大を認めた。

超音波所見：図1.3.5〜1.3.9

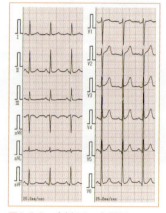

図1.3.3　症例13：心電図
正常軸でQRS波の高電位を認めた。

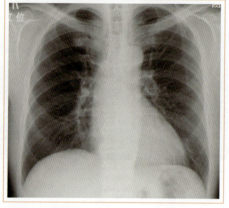

図1.3.4　症例13：胸部レントゲン写真
軽度の肺うっ血像を認め，心拡大を認めた。

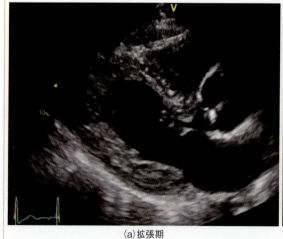
(a)拡張期

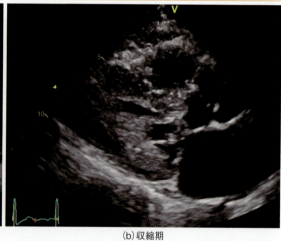
(b)収縮期

図1.3.5　症例13：左室長軸断層像
左室流出路に突出したS字中隔を認めた。

1.3 | 心筋心膜疾患

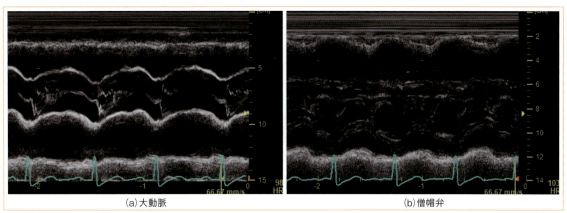

(a) 大動脈　　　　　　　　　　　　　　(b) 僧帽弁

図1.3.6　症例13：Mモード画像
大動脈弁収縮中期半閉鎖とSAMを認めた。

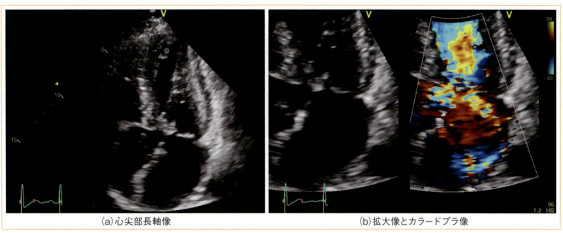

(a) 心尖部長軸像　　　　　　　　　　　(b) 拡大像とカラードプラ像

図1.3.7　症例13：心尖部長軸像とカラードプラ
SAMを認め，左室流出路にモザイク血流と有意なMRを認めた。

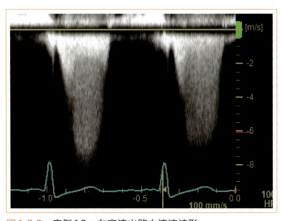 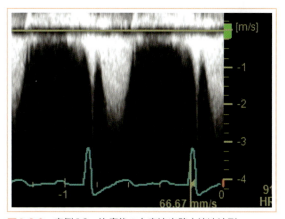

図1.3.8　症例13：左室流出路血流速波形　　　　図1.3.9　症例13：治療後の左室流出路血流速波形
最大流速は約7.6m/s，圧較差は234mmHgを呈していた。　抗不整脈薬とβ遮断薬の投与により，最大流速は約2.3m/sまで改善した。

[牟田光明]

参考文献

1) 循環器病の診断と治療に関するガイドライン（2011年度合同研究班報告）
  肥大型心筋症の診療に関するガイドライン（2012年改訂版），http://www.j-circ.or.jp/guideline/pdf/JCS2012_doi_h.pdf
2) 竹中 克，戸出浩之（編）；心エコーハンドブック心筋・心膜疾患，金芳堂，京都，44-52，2014．
3) 大西哲存，他；心アミロイドーシス，心エコー　2014；15：1124-1131．
4) Maron, BJ et al：Patterns and significance of distribution of left ventricular hypertrophy in hypertrophic cardiomyopathy. A wide angle, two dimensional echocardiographic study of 125 patients. Am J Cardiol 48：418-428, 1981

1.3.2 拡張型心筋症

● 1. 病　態

- 拡張型心筋症を完全に定義する特徴はなく，その取扱いもいまだ統一されていない（下記MEMO参照）。基本の病態は，①左室のびまん性収縮障害と②左室拡大を特徴とする疾患群である。
- 特発性（原発性）心筋症であり，特定（二次性）心筋疾患を除外して診断する。2005年の日本循環器学会「循環器超音波検査の適応と判読ガイドライン」[1]では拡張型心筋症の鑑別疾患として1995年のWHO/ISFCの勧告[2]による特定心筋疾患をあげている（表1.3.1）。
- 左室拡大によるtethering効果が機序となり，機能的僧房弁逆流を合併する。弁の性状は正常である。
- 初期段階では自覚症状があまりなく，易疲労感・倦怠感や動作時に軽い動悸が起こる程度であるが，病状が進行すると浮腫・湿性咳嗽・頸静脈怒張などの身体症状を伴う重篤なうっ血性心不全や治療抵抗性の不整脈を起こす。

● 2. 超音波検査所見

- 著明な左室拡大。球状の左室。
- びまん性の左室壁運動低下。冠動脈支配に一致しない。
- 基本的に壁厚は正常か，やや菲薄する。
- 僧房弁運動の低下。
- 機能的僧房弁逆流の合併。
- 左室内モヤモヤエコーや左室内血栓。
- 肺高血圧所見。
- 収縮能の進行とともに拡張能の低下を認める。

表1.3.1　鑑別する特定心疾患

虚血性心疾患	
弁膜性心疾患	
高血圧性心疾患	
炎症性心疾患	心筋炎など
代謝性心疾患 ・内分泌性 ・蓄積性	甲状腺中毒症，甲状腺機能低症，糖尿病など ヘモクロマトーシス
グリコーゲン蓄積症	Hurler病，Hunter病など
欠乏性 ・電解質異常 ・栄養失調	カリウム欠乏 貧血，脚気，セレニウム欠乏など
全身性心筋疾患	膠原病，サルコイドーシス
白血病	
肺性心	
筋ジストロフィ	Duchenne型，Becker型，強直性筋委縮症など
神経・筋疾患	Friedreich失調症，Noonan症候群など
過敏性・中毒性疾患	アルコール性心疾患，薬剤性，放射線性など
産褥性心疾患	

（WHO/ISFC：「特定心筋疾患」，1995より）

📝 MEMO

拡張型心筋症の各定義と分類
- 1995年　WHO/IFSHの改訂版[2]
- 2005年　日本循環器学会「循環器超音波検査の適応と判読ガイドライン」[1]
- 2006年　American Heart Association；AHA[3]
- 2007年　European Society of Cardioroogy；ESC[4]

拡張型心筋症は，以前からウイルス，アルコール，毒物，免疫傷害など非遺伝的攻撃によってもたらされることが知られていた。サルコメア蛋白質，細胞骨格蛋白質，筋形質膜および核膜蛋白質の遺伝子の突然変異が拡張型心筋症の大きな原因であることが最新の研究で明らかにされている。2013年の時点で，本症例のおよそ3割が遺伝子突然変異が原因であると推定されている[5]。

症例14：拡張型心筋症

- 60歳台，男性。

主　訴：呼吸困難。　　既往歴：数年前に慢性心不全で心臓再同期療法施行。
現病歴：1カ月前から咳が持続していた。その後，息切れ・全身倦怠感が増悪し近医受診，喘息として治療していたが改善せず。精査のため当院に紹介。
血液生化学検査所見：BUN 5.1mg/dL　CRE 0.75mg/dL　Na 145.7mmol/L　K 4.5mmol/L　CRP 0.919 mg/dL
心電図：完全右脚ブロック（図1.3.10）。

1.3 心筋心膜疾患

超音波検査所見：図1.3.11

【検査目的】心臓精査

　AoD 31mm，LAD 47mm，LVDd 69mm，LVDs 62mm，EF（teichhclz）22%，EF（MOD simpson）29%，E波 96cm/s，Dct 186ms，A波 62cm/s，E/A 1.55，PV S波 52cm/s，PV D波 85cm/s，mildTR max velocity 3.1m/s，推定PAP 43mmHg moderateMR

- 左室は拡大し，全周性に収縮能の低下を認める。
- 拡張能の低下を示唆する所見あり。
- 左室拡張末期圧の上昇を示すB-B'ステップを認める。
- 中等度の僧房弁逆流を認めるが，僧房弁自体に明らかな変性はなく，機能的僧房弁閉鎖不全と考えられる。拡張型心筋症疑い。中等度僧房弁逆流　肺高血圧（＋）。

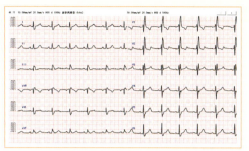

図1.3.10　症例14：入院時心電図
非持続性心室頻脈，10連発を認める。

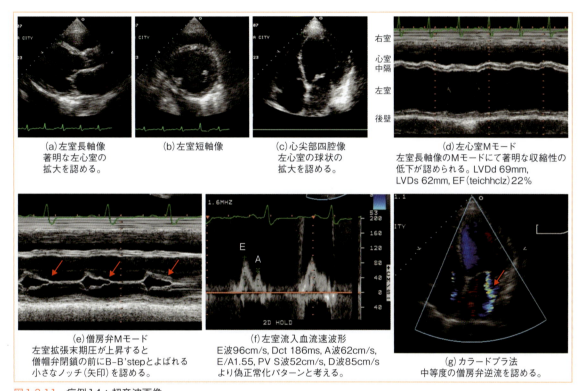

(a) 左室長軸像
著明な左心室の拡大を認める。

(b) 左室短軸像

(c) 心尖部四腔像
左心室の球状の拡大を認める。

(d) 左心室Mモード
左室長軸像のMモードにて著明な収縮性の低下が認められる。LVDd 69mm，LVDs 62mm，EF（teichhclz）22%

(e) 僧房弁Mモード
左室拡張末期圧が上昇すると僧帽弁閉鎖の前にB-B'stepとよばれる小さなノッチ（矢印）を認める。

(f) 左室流入血流速波形
E波96cm/s，Dct 186ms，A波62cm/s，E/A1.55，PV S波52cm/s，D波85cm/sより偽正常化パターンと考える。

(g) カラードプラ法
中等度の僧房弁逆流を認める。

図1.3.11　症例14：超音波画像

［飯伏義弘］

用語　大動脈径（aortic root diameter；AoD），左房径（left atrial dimension；LAD），左室拡張末期径（left ventricular end-diastolic dimension；LVDd），左室収縮末期径（left ventricular end-systolic dimension；LVDs），駆出率（ejection fraction；EF），左室流入拡張早期波の減速時間（deceleration time；Dct），左室流入血流速波形の比（E/A），肺静脈血流波形（pulmonary venous；PV），肺動脈圧（pulmonary arterial pressure；PAP）

参考文献

1) 吉岡純一，他；循環器病の診断と治療に関するガイドライン．循環器超音波検査の適応と判読ガイドライン．Circ J 69（suppl IV）；1343-1408. 2005
2) Richardson. P et al；Report of the 1995 World Health Organization/International Society and Federation of Cardiology Task Force on the Definition and Classification of cardiomyopathies. Circulation 93；841-842 1996
3) Maron, BJ et al；Contemporary definitions and classification of the cardiomyopathies；an American Heart Association Scientific Statement from the Council on Clinical Cardiology, Heart Failure and Transplantation Committee；Quality of Care and Outcomes Research and Functional Genomics and Translational Biology In -terdisciplinary Working Groups；and Council on Epidemiology and Prevention. Circulation 113（14）；1807-1816, 2006
4) Elliott, P et al；Classification of the cardiomyopathies；a position statement from the European Society of Cardiology Working Group on Myocardial and Pericardial Diseases；Eur Heart J 29（2）；270-276, 2008
5) Clinical Cardiogenetics, Baars, H.F.；van der Smagt, J.J.（Eds.）Springer, 2011

1.3.3 心アミロイドーシス

● 1. 病　態

- アミロイドーシスとは，線維構造をもつ特異的な蛋白であるアミロイドが全身の種々の臓器，組織の細胞内外に沈着し，機能障害を引き起こす疾患群である．
- 多発性骨髄腫など形質細胞異常を含む原発性，続発性，家族性，老人性などがある．
- 分類において「全身性」と「限局性」に大別される．全身性アミロイドーシスは「非遺伝性」，「遺伝性（家族性）」に分類され(表1.3.2)，限局性アミロイドーシスは，「脳」，「内分泌」，「限局性結節性」，「角膜ほか」の4つに分類される．
- ALアミロイドーシスは，異常形質細胞より産生される単クローン性免疫グロブリン(M蛋白)の軽鎖(L鎖)由来のアミロイドALが全身諸臓器(心臓，腎臓，消化管，肝臓，末梢神経など)に沈着し，臓器疾患を来す疾患である[1,2]．
- ATTRアミロイドーシスとして，家族性アミロイドポリニューロパチー(FAP)と老人性全身性アミロイドーシス(SSA)が多い．
- 心アミロイドーシスは拘束型心筋症の原因として代表的な疾患であるが，ALアミロイドーシスは，心不全発症後無治療平均生存率は約6カ月未満とされ，家族性(ATTR)アミロイドーシスでは心不全発症後の予後ははるかに良好である[3]．

● 2. 検査所見

胸　写：心陰影拡大．重症例では肺うっ血像や胸水貯留．
心電図：低電位，左軸偏位，心室内伝導障害，房室伝導障害，異常Q波．
心エコー：心室壁の肥厚，心筋内のgranular sparkling echo，左心室の拘束型拡張障害，左房拡大，弁の肥厚，心囊液貯留．
心筋生検：Congo-red染色にて心筋間質にアミロイドの沈着が染色されれば，確定診断が得られる．

表1.3.2 全身性アミロイドーシスの分類

アミロイド蛋白	前駆蛋白	臨床病名
1. 全身性アミロイドーシス		
1. 非遺伝性		
AA	血清アミロイドA	続発性／反応性AAアミロイドーシス
AL	免疫グロブリンL鎖	原発性あるいは骨髄腫合併ALアミロイドーシス
AH	免疫グロブリンH鎖	原発性あるいは骨髄腫合併AHアミロイドーシス
Aβ2M	βγミクログロブリン	透析アミロイドーシス
ATTR	トランスサイレチン	老人性全身アミロイドーシス(SSA)
AApoAIV	(アポ)リボ蛋白AIV	(加齢関連)
ALect2	Leukocyte chemotactic factor 2	(主に腎アミロイドーシス)
2. 遺伝子(家族性)		
ATTR	トランスサイレチン	家族性アミロイドポリニューロパチー(FAP) Ⅰ，Ⅱほか
AApoAⅠ	アポリボ蛋白AⅠ	FAP Ⅲ
AApoAⅡ	アポリボ蛋白AⅡ	家族性アミロイドーシス
AGel	ゲルゾリン	FAP Ⅳ
ALys	リゾチーム	家族性腎アミロイドーシス
AFib	フィブリノーゲンα鎖	家族性腎アミロイドーシス
AA	(アポ)SAA	家族性地中海熱，Muckle-Wells症候群

(厚生労働科学研究費補助金難治性疾患克服研究事業・アミロイドーシスに関する調査研究班：アミロイドーシス診療ガイドライン2010より引用)

 用語　家族性アミロイドポリニューロパチー(familial amyloid polyneuropathy；FAP), 老人性全身性アミロイドーシス(senile systemic amylodosis；SSA)

症例15：心アミロイドーシス

- 50歳台，男性。

主　訴：息切れ。

生理検査所見：図1.3.12，1.3.13
- 安静12誘導心電図においてV$_1$〜V$_4$　QSパターンを呈し，STの増高を認めた。
- 胸部レントゲンにて左室拡大を認めた。

超音波所見：図1.3.14〜1.3.17

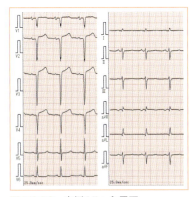

図1.3.12　症例15：心電図
V$_1$〜V$_4$　QSパターンを呈し，STの増高を認めた。

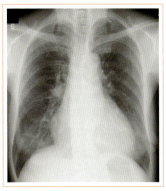

図1.3.13　症例15：胸部レントゲン写真
著明な心胸比の拡大を認めた。

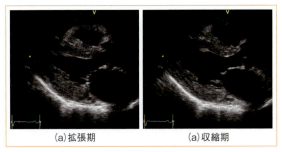

(a)拡張期　　　　(a)収縮期

図1.3.14　症例15：左室長軸断層像
左室壁厚の増大と左心房の拡大を認めた。壁厚15mm。

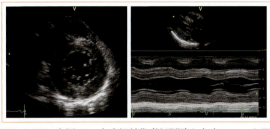

図1.3.15　症例15：左室短軸像（拡張期）と左室Mモード図
左室壁肥厚と不均一な顆粒状の高輝度エコーを反映した層状エコー像を認めた。

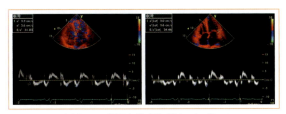

図1.3.16　症例15：僧帽弁輪部組織ドプラ像
左：中隔側　E/E'＝31.8，右E/E'＝34.4と両側とも高値を呈した。

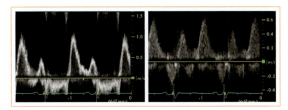

図1.3.17　症例15：左室流入血流（MIF）と肺静脈血流（PVF）の血流速波形
MIFからE/A＝2.1 Dct 169msec，A波の持続時間105msec. PVFはS波46cm/s，A波は30cm/sと増高を認め，A波の持続時間183msecと延長を認めた。

［牟田光明］

参考文献

1) 厚生労働科学研究費補助金難治性疾患克服研究事業・アミロイドーシスに関する調査研究班，アミロイドーシス診療ガイドライン2010.
2) 大西哲存，他：心アミロイドーシス．心エコー2014；15：1124-1131.
3) 竹中 克，戸出浩之（編）：心エコーハンドブック心筋・心膜疾患，金芳堂，京都，44-52，2014.

1.3.4 心サルコイドーシス

● 1. 病　態

- サルコイドーシスは原因不明の全身性肉芽腫性疾患で，その病理像は非乾酪性類上皮細胞肉芽腫を特徴とする。わが国では人口10万人に対して10〜20人の有病率[1]で，その心病変が心サルコイドーシスである。全身性サルコイドーシスの中で，心サルコイドーシスの合併率は5〜10％程度とされているが，病理解剖からの検討では，小さなものも含めると約70％に心臓病変を認めるとも報告されている[2]。
- 心サルコイドーシスに特異的な臨床症状はなく，炎症と線維化という異なる病変が存在するため，非常に多彩な臨床症状を呈する。ST異常などの心電図異常を指摘され発見される場合や，頻脈性不整脈による動悸・失神発作を契機に受診することもある。また，心機能の低下に伴い，息切れや浮腫などの心不全症状や，劇症型心筋炎様の病態を示し心原性ショックで発症する症例もある。心サルコイドーシスを示唆する臨床所見を表1.3.3に示すが，他の臓器で「サルコイドーシス病変を強く示唆する臨床所見」があることを前提とする[4]。
- 中年（40〜50歳台）に好発する。
- 致死的不整脈や重症心不全を生じ，ときに突然死の原因となる。
- ステロイド治療により病変の進展を抑制する効果が期待できることから，早期に的確に診断されることが重要である。

表1.3.3　心臓病変を強く示唆する臨床所見

心臓所見（徴候）は主徴候と副徴候に分けられ，以下の1）または2）のいずれかを満たす場合，心臓病変を強く示唆する臨床所見とする。
1) 主徴候5項目中2項目以上が陽性の場合。
2) 主徴候5項目中1項目が陽性で，副徴候3項目中2項目以上が陽性の場合。
心臓所見
(1) 主徴候
　(a) 高度房室ブロック（完全房室ブロックを含む）または持続性心室頻拍
　(b) 心室中隔基部の菲薄化または心室壁の形態異常（心室瘤，心室中隔基部以外の菲薄化，心室壁肥厚）
　(c) 左室収縮不全（左室駆出率50％未満）または局所的心室壁運動異常
　(d) Gallium-67 citrate シンチグラムまたは fluorine-18 fluorodeoxy-gluose PETでの心臓への異常集積
　(e) Gadolinium造影MRIにおける心筋の遅延造影所見
(2) 副徴候
　(a) 心電図で心室性不整脈（非持続性心室頻拍，多源性あるいは頻発する心室期外収縮），脚ブロック，軸偏位，異常Q波のいずれかの所見
　(b) 心筋血流シンチグラムにおける局所欠損
　(c) 心内膜心筋生検：単核細胞浸潤および中等度以上の心筋間質の線維化

（日本サルコイドーシス／肉芽腫性疾患学会：サルコイドーシスの診断基準と診断の手引き-2015より引用）

● 2. 超音波検査所見

- 心室中隔基部の菲薄化が重要であるが，実際には炎症と線維化という異なる病変が存在するために，炎症が強い領域の心筋はかえって肥厚し，その後，線維化によって菲薄化してくるとされている。
- 菲薄化の診断には，大動脈弁輪から心尖部寄りに10mmの部位（A）と，通常心室中隔壁厚として計測する心室中隔を3等分した基部側3分の1の部位（B）での拡張末期の心室中隔壁厚を計測し，同時に，両壁厚の比（A/B比）の算出を行う。Aは4mm以下，A/Bは0.6以下を非薄化ありと診断する（図1.3.18）[3]。

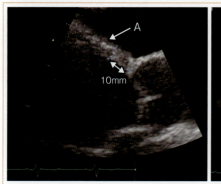
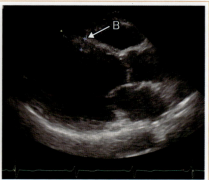

図1.3.18　菲薄化の計測
大動脈弁輪から心尖部寄りに10mmの部位（A）で3.7mm，通常心室中隔壁厚として計測する心室中隔を3等分した基部側1/3の部位（B）での拡張末期の心室中隔壁厚は12.5mm。A/B＜0.6であった。

症例16：心サルコイドーシス

- 80歳台，女性。

主　訴：胸部圧迫感，動悸，息切れ。　　既往歴：数年前に慢性心不全で心臓再同期療法施行。
現病歴：胸部圧迫感，動悸にて他院より紹介。そのときのHolter ECGで心室性期外収縮10連発を認めている。
血液生化学検査所見；表1.3.4
心電図：非持続性心室頻拍（図1.3.19）
超音波検査所見：図1.3.20
【検査目的】心臓精査
　　AoD 23mm　LAD 41mm　LVDd 57mm　LVDs 54mm
　　EF（MOD simpson）38%　E/A 0.37　E/e'（sept）16.0

- IVSは基部から10mmの位置で3.7mm，基部から心尖部寄り1/3の位置で12.5mm。その比は<0.6。菲薄化して右室側に突出しており壁運動は乏しい。
- 心尖部にも菲薄化し瘤状の部位を認める。他の領域の壁運動はhypokinesis mildMR以上より心サルコイドーシスを強く疑う所見である。

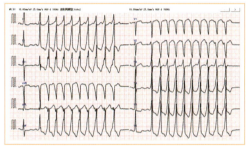

図1.3.19　症例16：入院時心電図
非持続性心室頻拍　10連発を認める。

表1.3.4　症例16：症血液生化学検査所見

BUN (mg/dL)	27
CRE (mg/dL)	1.08
Na (mmol/L)	137.0
K (mmol/L)	4.1
TSH (μU/mL)	1.330
FT4 (μU/mL)	1.24

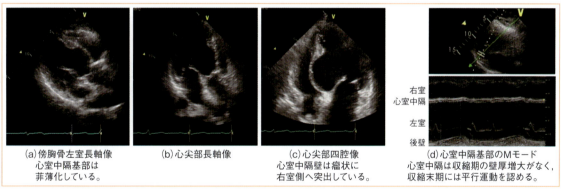

(a) 傍胸骨左室長軸像　心室中隔基部は菲薄化している。
(b) 心尖部長軸像
(c) 心尖部四腔像　心室中隔壁は瘤状に右室側へ突出している。
(d) 心室中隔基部のMモード　心室中隔は収縮期の壁厚増大がなく，収縮末期には平行運動を認める。

図1.3.20　症例16：超音波画像

[飯伏義弘]

参考文献

1) Rybicki BA, Major M, Popovich J Jr., et al：Racial differences in sarcoidosis incidence：a 5-year study in a health maintenance organization. Am J Epidemiol 1997；145：234-241
2) Iwai K, Tachibana T, Takemura T, et al：Pathological studies on sarcoidosis autopsy. I. Epidemiological features of 320 cases in Japan. Acta Pathol Jpn 1993；43：372-376.
3) 加藤靖周ほか：特定心筋症を探る　心サルコイドーシスの心エコー，心エコー9：590-597，2008
4) 日本サルコイドーシス／肉芽腫性疾患学会，日本呼吸器学会，日本心臓病学会，日本眼科学会，厚生省科学研究─特定疾患対策事業─びまん性肺疾患研究班編集：サルコイドーシス治療に関する見解-2003，日呼吸会誌　2005；41：150-159.
5) Uemura, A et al：Histologic diagnostic rate of cardiac sarcoidosis：evaluation of endomyocardial biopsies. Am Heart J 138：299-302, 1999
6) Ishimaru, S et al：Focal uptake on 18F-fluoro-2-deoxy-glucose positron emission tomography images indicates cardiac involvement of sarcoidosis Eur Heart J 26：1538-1543, 2005

1.3.5 心タンポナーデ

1. 病　態

- 心タンポナーデとは，何らかの原因による心膜液貯留により，心膜腔内圧が上昇した結果，とくに右心系の拡張期充満が著明に制限された状態のことである。
- 心タンポナーデは心膜液貯留を来すさまざまな疾患により生じる (表1.3.5)。
- 心膜腔内への貯留は血液，滲出液などの液体が一般的であるが，凝血塊などの場合もある。
- 心膜腔内圧の上昇→心室拡張期充満圧の抑制→心拍出量の低下→血圧低下→ショック。
- 心タンポナーデの症状は胸部圧迫感，呼吸困難感，起坐呼吸，ショック，意識消失などである。
- 症状は心膜液貯留の量ではなく貯留の速度により左右される[1]。
- 急速に貯留した場合は比較的少量の心膜液でも心タンポナーデになることもあるのに対し，緩徐な貯留の場合は数リットルの貯留でも症状が出ないこともある。

2. 超音波検査所見

- 心膜液貯留によるエコーフリースペースが出現する。
- 心膜腔内圧の上昇に伴い，初期段階では右房の虚脱がみられるが，右房のみの虚脱では，血行動態的に深刻な心タンポナーデに至っていないことが多い。
- さらに心膜腔内圧が上昇すると右室の自由壁も虚脱する。右室の虚脱を認める場合，心タンポナーデはほぼ確実となる。
- 右室の拡張障害によって中心静脈圧は上昇し，下大静脈の拡張および呼吸性変動の消失がみられる。
- 右室流入血流は吸気時に増大し，呼気時には減少する。それに対し左室流入血流は吸気時に減少し呼気時は増大する (図1.3.21)[2]。
- 治療法として心膜穿刺が適応となるが，その際心臓前面に最低でもエコーフリースペースが10mm以上あることを確認する[3]。

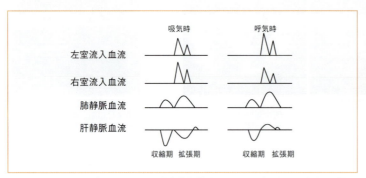

図1.3.21　心タンポナーデによる高度拡張障害における呼吸と血行動態の関係
吸気時には静脈還流量が増大し，右室流入血流は増加する。さらに吸気時には肺毛細血管床の拡大および右室の拡大により左室の拡張が制限されることにより左房への還流量が減少することで左室流入血流は減少する。一方，呼気時は右室流入血流は減少し，左室流入血流は増大する。

表1.3.5　心タンポナーデの原因

特発性	
感染性	ウィルス，結核，細菌，真菌
非感染性	悪性腫瘍 膠原病 甲状腺機能低下症 大動脈解離 心筋梗塞後の心破裂 外傷 開心術後 カテーテル治療後 ペースメーカー埋め込み後 その他

症例17：心タンポナーデ

- 70歳台，女性。

主　訴：動悸，労作時呼吸困難感。　　既往歴：発作性心房細動。
現病歴：発作性心房細動に対してカテーテルアブレーションによる肺静脈隔離術が施行された。手技が終了し，穿刺部位の圧迫止血を行っていると顔面蒼白と血圧低下，意識レベルの低下，頸静脈の怒張を認めた。精査のため，緊急心エコー図検査が施行された。

1.3 心筋心膜疾患

超音波検査所見：
- 全周性に中等量の心膜液貯留を認めた（図1.3.22）。
- 心膜液の内部はモヤモヤエコーを認め，血性の心膜液であることが示唆された。
- 右房に収縮早期の虚脱および右室自由壁に拡張期の虚脱を認めた（図1.3.23）。
- 下大静脈の拡張および呼吸性変動の消失を認めた（図1.3.24）。
- 身体所見および超音波所見より心タンポナーデが強く疑われたため，エコーガイド下で緊急心膜穿刺ドレナージが行われた。

経　過：
- 心膜液は超音波所見と同様に血性の心膜液であった。
- 100mLほど排液された所で吸引されなくなった（図1.3.25）。
- 血圧はやや低下しているものの比較的安定し，頸静脈の怒張も改善された。

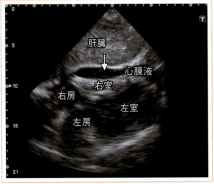

図1.3.22　症例17：心窩部四腔像
本アプローチは右室自由壁の虚脱を観察するのに有用である。心膜液の内部にはモヤモヤエコーが認められ，拡張期の右室自由壁虚脱が観察される。

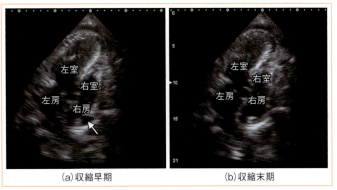

図1.3.23　症例17：心尖部四腔像（通常とは左右が逆になっているので注意）
収縮早期に右房自由壁の虚脱が認められる。

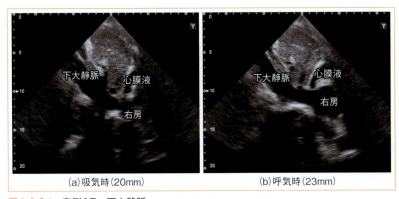

図1.3.24　症例17：下大静脈
下大静脈の拡張および呼吸性変動の消失を認める。

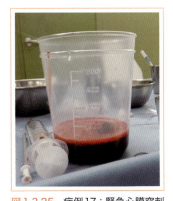

図1.3.25　症例17：緊急心膜穿刺ドレナージによって吸引された血液
心膜穿刺ドレナージによって約100mLの血液性の心膜液が吸引された。

［杉本邦彦］

参考文献

1) Spodick, DH：Pericardial diseases. Heart Disease, 6th ed, Braunwald, E ed, WB Saunders, Philadelphia, 1823–1876, 2001
2) 水重克文：心膜疾患，循環機能検査ハンドブック，228–231 北畠 顕（編），中山書店，東京，1998
3) 日本循環器病学会：循環器病の診断と治療に関するガイドライン（2007–2008年度合同研究班報告），循環器医のための心肺蘇生・心血管救急に関するガイドライン

1.3.6 収縮性心膜炎

1. 病　態

- 収縮性心膜炎は心外膜の肥厚，癒着，石灰化に伴いその伸展性が制限され，心室の拡張が障害される疾患である（図1.3.26）。
- 硬い心膜に覆われているため，心室への血液充満が障害されることにより，中心静脈圧の上昇，心拍出量の低下を来し右心不全症状を呈する。
- 左室収縮能は保たれているが，著しい右心不全所見を認めるような場合には本症を疑う。
- 原因不明の特発性が多く，無症状に経過した急性心膜炎に引き続き生じたものと推定されている。原因のはっきりしている例としては，かつて肺結核を原因とするものが多かったが，結核の治療技術の進歩によりその割合は減少した。一方で，冠動脈バイパス術などの開心術後，縦隔への放射線療法後に生じるものが多くみられるようになった（図1.3.27）[1]。

2. 血行動態

- 伸展性の乏しい硬い心膜により心臓が覆われており，心腔内の拡張期の血液充満が制限されるため拡張期には両心房，両心室の心腔内圧はすべて上昇し，かつほぼ等圧となる。
- 拡張早期には上昇した心房圧により心室への充満速度は急峻となるが，硬い心膜により拡張制限を受けるため心室の拡張は突然終了して心室への血液充満は急に停止する。その後，拡張中期から拡張末期には明らかな心内圧上昇はみられなくなる（dip and plateau）（図1.3.28）。
- 硬い心膜により拡張制限を受けているため，心臓全体の容積はほぼ一定であり，一方の心室の容積は増加するともう一方の心室の容積は減少する（心室間相互依存）。
- 硬い心膜の影響で胸腔内圧の変化が心腔内に完全には伝達されない（胸腔内圧と心腔内圧の解離）。そのため，吸気時に胸腔内圧が低下しても肺静脈圧が低下するのみで心腔内圧は低下しない。その結果，左室への流入血流は減少し，心室間相互依存性により右室への流入は増加する。呼気時にはその逆となり，左室流入血流が増加し，右室流入血流は減少する（図1.3.29）[2]。

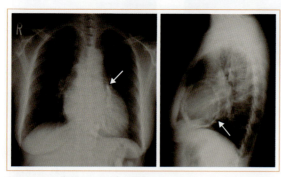

図1.3.26　胸部レントゲン写真
心室基部付近で輪状の石灰化像が観察される（矢印）。

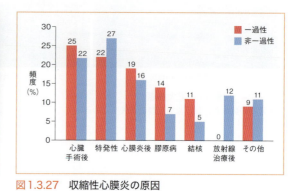

図1.3.27　収縮性心膜炎の原因
内科治療により改善するものを一過性，外科的心膜剥離術を必要とするものを非一過性と分類したものである。二次性のものは心臓手術後のものが多く，放射線治療後のものでは全例で心膜剥離術を必要とした。

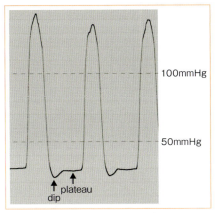

図1.3.28　dip and plateauパターン
拡張早期の急速な圧低下とそれに引き続く急速な圧上昇を示し，その後の拡張中期から末期にかけてはある一定以上は心内圧が上昇しないため平坦になる。

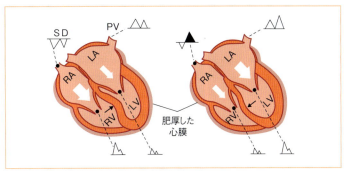

図1.3.29　収縮性心膜炎の血行動態
吸気時は右心系の流入血流が増大し，左心系の流入血流は低下する。逆に呼気時は右心系の流入血流は減少し，左心系の流入血流は増大する。それとともに心室中隔は吸気時には左室側へ，呼気時には右室側へと偏位する。
HV：肝静脈血流速波形，PV：肺静脈血流速波形，LA：左房，RA：右房，LV：左室，RV：右室
（Haley JH et al：Transient constrictive pericarditis：causes and natural history. J Am Coll Cardiol 43, 2004より引用）

3. 超音波検査所見

(1) 断層法およびMモード法で得られる所見

- 心膜の肥厚やエコー輝度の上昇は直接描出可能であり，その診断価値は高い。しかし，すべての収縮性心膜炎例にみられるわけではなく，20％の患者では心膜厚は正常といわれている。
- 通常，臓側心膜と壁側心膜に癒着がない場合は心膜と右室は心周期に合わせて長軸方向に滑るように動くが，癒着がある場合にはその滑りが消失する（図1.3.30）。
- 心室は狭小化し，心房は拡大する傾向にある。すなわち心室と心房の大きさのバランスが悪いことが多く，心臓全体を観察すると心室基部がくびれたように観察される（図1.3.31）。
- 右房圧の上昇に伴う下大静脈の拡大および呼吸による径の変化が減弱する。
- 左室Mモードでは，拡張早期における心室中隔の左室偏位（early diastolic septal dip）や左室後壁の拡張中期から後期の平坦運動（diastolic plateau）が観察される。
- 心室間相互依存の反映により左室Mモードでは心室中隔は呼気時には右室側へ，吸気時には左室側へ偏位する（septal bounce）。

(2) ドプラ法で得られる所見

① パルスドプラ法による心室流入血流速波形は本症の診断に最も重要な所見である。

- 心室は硬い心膜に覆われているため，心室内に流入する血流が制限され，拡張早期急速流入波（E波）は増高し，急速な減速（DT）の短縮，心房収縮波（A波）の減高を認める。いわゆる偽正常化もしくは拘束型パターンを示す。
- 典型例では，心室間相互依存により，呼吸による両心室への流入血流が変化する。これらの変化は右室流入血流で40％以上，左室流入血流では25％以上で有意とする。
- 吸気時には右室流入血流（E波）が増高し，左室流入血流（E波）は減高する。逆に呼気により右室流入血流（E波）が減高し，左室流入血流（E波）は増高する。

② 組織パルスドプラ法による中隔側のe'は拘束型心筋症との鑑別に有用である。

- 収縮性心膜炎では，心膜病変が心室の拡張障害の原因であり，心筋の弾性機能は保たれているためにe'は正常もしくは亢進している。一方，拘束型心筋症などの心筋自体の異常により拡張障害を来す疾患ではe'は低下する。
- 組織ドプラ法による中隔側のe'は8cm/sec以上であることが多く，本症と血行動態が酷似している拘束型心筋症との鑑別カットオフ値として有用である（図1.3.32）[3]。

📝 用語　deceleration time（DT）

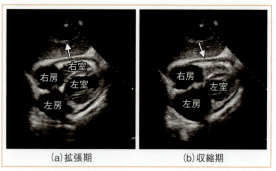

(a) 拡張期　　(b) 収縮期

図1.3.30　心膜の癒着サイン
心膜に癒着がない場合、右室の自由壁と心膜は心周期に合わせて長軸方向に滑るように動くが、癒着がある場合には長軸方向へは滑らず、心膜は短軸方向へと移動する（矢印）。

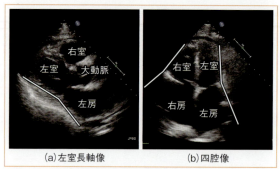

(a) 左室長軸像　　(b) 四腔像

図1.3.31　症例18：心室と心房のアンバランス
拡張が制限され心室は狭小化し、心房が拡大しており、心基部がくびれたような形態を呈している。

症例18：収縮性心膜炎

- 70歳台、女性。

主　訴：胸腹水、両下肢浮腫。　　既往歴：2型糖尿病、発作性心房細動。
現病歴：発作性心房細動に対してカテーテルアブレーションによる肺静脈隔離術が施行された。アブレーション施行後に心タンポナーデが発覚し心嚢ドレナージが施行された。1年後の経過観察時に肝機能障害および胸腹水の貯留を認めたため精査となった。

超音波検査所見：
- 全周性にごく少量の心嚢液を認めるが、自由壁の虚脱は認めなかった。
- 心窩部アプローチで、右室自由壁で心膜癒着サインを疑う所見を認めた（図1.3.30）。
- 心尖部左室長軸像にて後壁側の心膜の肥厚およびエコー輝度の上昇を認めた（図1.3.33）。
- 下大静脈は拡張し、呼吸性変動も減弱していた（図1.3.34）。
- 左室流入血流速波形は偽正常化パターンを呈しており、E波は吸気時に減高し呼気時に増高していた（図1.3.35、1.3.36.a）。
- 右室流入のE波は吸気時に増高し、呼気時に減高していた（図1.3.36.b）。
- 組織ドプラe'の低下はみられなかった（図1.3.37.a）。

その他の所見：
- 心臓カテーテル検査で、両心室の圧波形でdip and plateauパターンを認め、両心室の拡張期圧がほぼ一致していたことから収縮性心膜炎と確定された（図1.3.38）。

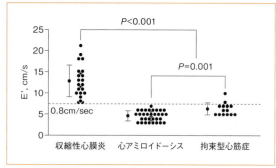

図1.3.32　組織ドプラ法による収縮性心膜炎と拘束型心筋症との鑑別
収縮性心膜炎では、硬くなった心膜による拡張障害が主たる原因であるため、心筋自体の機能は保たれ、左室弛緩能は正常であることが多い。また、左室の外側方向の運動が制限されるため、代償的に長軸方向の動きが増大するともいわれている。一方、拘束型心筋症では心筋そのものが障害されているため、e'は低値となる。e'が8cm/secをカットオフとすると感度95%、特異度96%で拘束型心筋症との鑑別が可能である。
(Ha JW et al：Differentiation of constrictive pericarditis from restrictive cardiomyopathy using mitral annular velocity by tissue Doppler echocardiography. Am J Cardiol 94, 2004より引用)

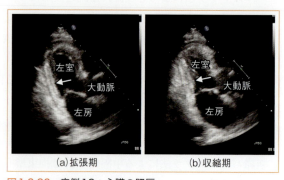

(a) 拡張期　　(b) 収縮期

図1.3.33　症例18：心膜の肥厚
左室後壁に心膜の肥厚とエコー輝度の上昇を認める。

1.3 | 心筋心膜疾患

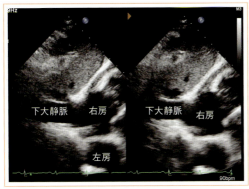

図1.3.34 症例18：下大静脈の拡大と呼吸性変動の消失
右房圧の上昇に伴い，下大静脈が拡大し，呼吸性の変動も消失している。

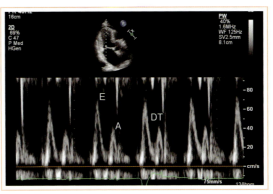

図1.3.35 症例18：左室流入血流速波形
拡張早期急速流入波（E）は増高し，急速な減速（deceleration time (DT)）の短縮，心房収縮波（A）の減高を認める。

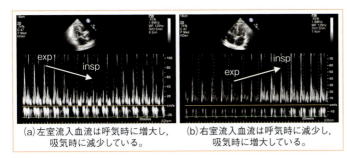

(a) 左室流入血流は呼気時に増大し，吸気時に減少している。
(b) 右室流入血流は呼気時に減少し，吸気時に増大している。

図1.3.36 症例18：左室流入血流速波形と右室流入血流速波形の呼吸性変動
exp：呼気，insp：吸気

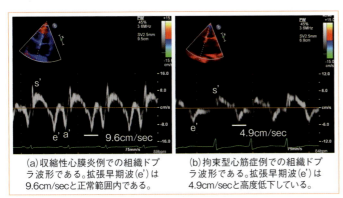

(a) 収縮性心膜炎例での組織ドプラ波形である。拡張早期波（e'）は9.6cm/secと正常範囲内である。
(b) 拘束型心筋症例での組織ドプラ波形である。拡張早期波（e'）は4.9cm/secと高度低下している。

図1.3.37 症例18：収縮性心膜炎と拘束型心筋症での組織ドプラ

図1.3.38 症例18：左室圧と右室圧の同時測定
両心室でdip and plateauパターンを認め，両心室の拡張期圧が上昇し，ほぼ一致している。

 MEMO

- 心エコー図検査は，本症の診断に最も有用な検査とされており，形態的異常所見のみならず，機能的異常をとらえることが可能である。しかし，すべての症例で上記のような所見がみられるわけではなく，総合的に判断しなければならない。
- 軽症例や利尿薬投与などにより心不全が改善傾向にある場合では，本症の特徴的な所見が得られない場合も多く診断が困難になる。したがって，本症は心不全が増悪しているときに診断する必要がある。

［杉本邦彦］

参考文献

1) Haley JH et al：Transient constrictive pericarditis：causes and natural history. J Am Coll Cardiol 43：271–275, 2004
2) Oh JK et al：Diagnostic role of Doppler echocardiography in constrictive pericarditis. J Am Coll Cardiol 23：154–162, 1994
3) Ha JW et al：Differentiation of constrictive pericarditis from restrictive cardiomyopathy using mitral annular velocity by tissue Doppler echocardiography. Am J Cardiol 94：316–319, 2004

1.4 先天性心疾患

1.4.1 心房中隔欠損症

● 1. 病　態

- 心房中隔に欠損孔を有する先天性心疾患であり，先天性心疾患の10〜15%を占める。乳幼児期に見逃されて成長することが多いため，成人では最も多く遭遇する先天性心疾患で，約2：1で女性に多いとされる。
- 欠損孔を介しての短絡量および短絡方向は，主に欠損孔の大きさ，左右心房の圧較差，左右心室のコンプライアンス，肺血管抵抗によるところが大きい。
- 基本病態は，欠損孔を介しての左房から右房への短絡による右心系の容量負荷のため右心拡大が生じる（図1.4.1）。
- 新生児期は右室壁が厚いためコンプライアンスが低く，左房から右房への短絡は生じにくいが，成長に伴って右室壁が薄くなると，右室コンプライアンスが左室を上回り，左房から右房を介して右室へ流入するようになる。
- 加齢により左室弛緩性能が低下してくると，左室コンプライアンスの低下により，左→右短絡が増加し，それまで症状に乏しかった症例でも有意な症状を呈するようになることも，本症が成人になって発見されることが多い1つの理由である。
- 本症の根治治療には，外科的閉鎖術とカテーテル治療（AMPLATZER Septal Occluder）があり，一般的には肺体血流量比（Qp/Qs）1.5以上が適応とされる。
- カテーテル治療は，径38mm未満の二次孔欠損で，前縁を除く欠損孔周囲縁が5mm以上あることが条件で，この評価には経胸壁および経食道心エコーが用いられる。

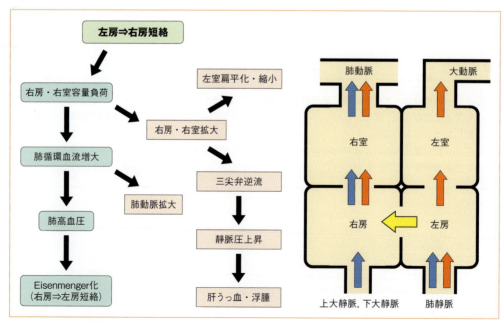

図1.4.1　ASDの病態生理

用語　心房中隔欠損 (atrial septal defect；ASD)

2. 病型分類

心房中隔欠損は，欠損孔の部位により次の5つに分類される（図1.4.2）。

(1) 二次孔欠損型
卵円窩を含む心房中隔の中央に欠損孔が存在する。胎生期の心房中隔形成課程の形成異常である。

(2) 一次孔欠損型
房室弁直上に欠損孔が存在し，房室中隔欠損（心内膜床欠損）でみられる。一次中隔と心内膜床の融合不全である。

(3) 上位静脈洞型
上大静脈流入部に欠損孔が存在し，部分肺静脈異常を伴うことが多い。静脈洞の右房への吸収不全，二次中隔の発生異常である。

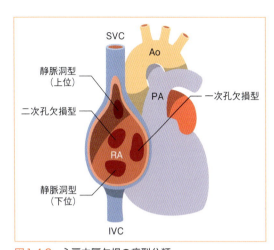

図1.4.2　心房中隔欠損の病型分類
心房中隔欠損は，欠損孔の位置により二次孔欠損，一次孔欠損，静脈洞型欠損（上位，下位），冠静脈洞型に分類される。

(4) 下位静脈洞型
下大静脈流入部に欠損孔が存在する。静脈洞の右房への吸収不全，二次中隔の発生異常である。

(5) 冠静脈洞型
冠静脈洞に欠損孔が存在し，unroofed coronary sinusともよばれる。左上大静脈遺残を伴うことがある。

MEMO

心エコー検査での欠損孔の検出
- 二次孔欠損は，左胸壁アプローチによる四腔断面で超音波ビームに対して心房中隔を斜めに描出することで欠損孔を明瞭に描出することが可能で，欠損孔を通過する短絡血流の検出も容易である。
- 心尖部四腔像では二次孔位の心房中隔が超音波ビームと平行になるため，欠落（ドロップアウト）との鑑別が必要である。
- 一次孔欠損は，心尖部または左胸壁アプローチの四腔断面で欠損孔を明瞭に描出することが可能である。
- 静脈洞型欠損は患者を右側臥位にして右胸壁からのアプローチが有用で，左胸壁四腔断面では捉えられないことが多い。小児では心窩部からのアプローチも有用である。
- 冠静脈洞型欠損は，左房から冠静脈洞を介して右房に流入する短絡血流を確認する。
- 本症を疑っているにもかかわらず，左胸壁四腔断面で欠損孔や明らかな短絡血流が検出されない場合は，二次孔，一次孔以外を考えて検査を進める。
- 多方向からアプローチしても右心系拡大に見合った心房中隔の欠損孔を見つからなかった場合には，部分肺静脈還流異常が考えられ，経食道心エコー検査による精査も考慮する。

症例19：心房中隔欠損症

- 20歳台，男性。

主　訴：生来健康であったが，最近になって労作時の息切れを自覚するようになり，当院の外来を受診した。
生理検査所見：聴診にてⅡ音の分裂と胸骨左縁第2肋間に最強点を有するLevineⅡ度の収縮期駆出性雑音を聴取した。安静12誘導心電図で不完全右脚ブロック，右軸偏移（図1.4.3），胸部レントゲンで右房および肺動脈の拡大を認めた（図1.4.4）。精査のため心エコー検査が依頼された。
超音波所見：図1.4.5〜1.4.10

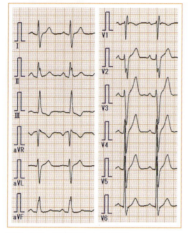

図1.4.3　症例19：心電図
不完全右脚ブロックおよび軽度の右軸偏位を認める。

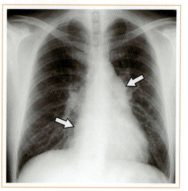

図1.4.4　症例19：胸部レントゲン写真
肺動脈および右房の拡大を認め，肺血管陰影もやや増強する。

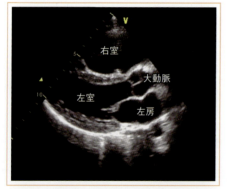

図1.4.5　症例19：傍胸骨左室長軸像
右室の拡大を認める。

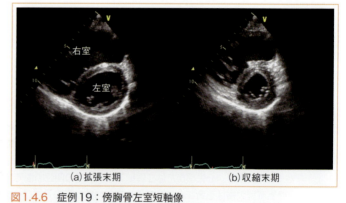

(a) 拡張末期　　　(b) 収縮末期

図1.4.6　症例19：傍胸骨左室短軸像
右室の拡大を認め，拡張末期には左室は扁平している。

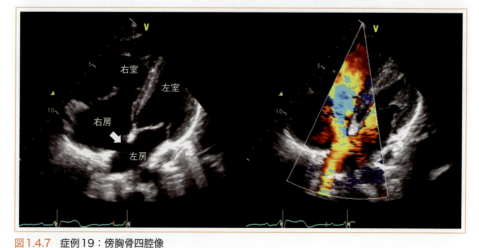

図1.4.7　症例19：傍胸骨四腔像
心房中隔に約20mmの欠損孔（矢印）が確認され，カラードプラ像で同部を通過する左房から右房への短絡血流が観察される。

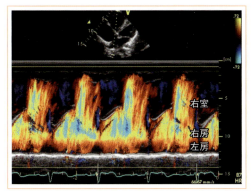

図1.4.8 症例19：短絡血流のカラーMモード像
短絡血流は心周期を通じて観察され，拡張期には右室にも流入する。

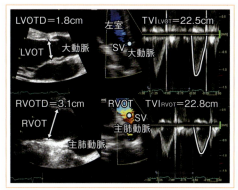

図1.4.9 症例19：肺体血流量比（Qp/Qs）の計測
LVOTDおよびRVOTDよりCSA$_{LVOT}$＝2.54cm^2，CSA$_{RVOT}$＝7.54cm^{2}が算出され，Qs＝57.2mL，Qp＝171.9mL，Qp/Qs＝3.01が求められる。LVOT：左室流出路，RVOT：右室流出路，SV：パルスドプラ法のサンプルボリューム。

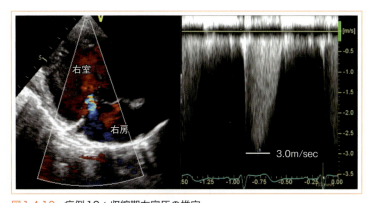

図1.4.10 症例19：収縮期右室圧の推定
連続波ドプラ法により計測した三尖弁逆流の最大速度は3.0m/secを示し，簡易ベルヌーイ式により右室-右房圧較差は36mmHgが算出された。本症例は下大静脈の情報から平均右房圧を3mmHgと推定し，よって収縮期右室圧は39mmHgと推定された。

MEMO

心エコーによる肺体血流量比の計測

- 肺体血流量比（Qp/Qs）は，肺血流量（右室駆出血流量）を体血流量（左室駆出血流量）で除したもので，短絡がなければ1.0である。
- 心房中隔欠損で左房から右房への短絡があると，右室駆出血流量（肺血流量）が増加し肺体血流量比は上昇する。
- 右室駆出血流量（肺血流量）は，肺動脈弁直下の右室流出路径（RVOTD）から同部の断面を円と仮定して算出した右室流出路断面積（CSA$_{RVOT}$）とパルスドプラ法で記録した右室駆出血流速度波形の時間速度積分値（TVI$_{RVOT}$）の積として求める。
- 左室駆出血流量（体血流量）は，大動脈弁直下の右室流出路径（LVOTD）から同部の断面を円と仮定して算出した左室流出路断面積（CSA$_{LVOT}$）とパルスドプラ法で記録した左室駆出血流速度波形の時間速度積分値（TVI$_{LVOT}$）の積として求める。
- CSA$_{RVOT}$およびCSA$_{LVOT}$は，計測した径から断面を円と仮定して算出する。

$$Qp = CSA_{RVOT} \times TVI_{RVOT} \quad Qs = CSA_{LVOT} \times TVI_{LVOT} \quad 肺体血流量比 = Qp/Qs$$

［戸出浩之］

参考文献

1) 循環器病の診断と治療に関するガイドライン（2007-2008年度合同研究班報告），先天性心疾患の診断，病態把握，治療選択のための検査法の選択ガイドライン，http://www.j-circ.or.jp/guideline/pdf/JCS2010_hamaoka_h.pdf
2) 戸出浩之；心房中隔欠損，心エコーハンドブック先天性心疾患，金芳堂，京都，8-16，2013．
3) 高梨 昇，他；先天性心疾患診断のポイント，心臓超音波テキスト第2版，医歯薬出版，東京，211-214，2009．
4) 中澤 誠 編；先天性心疾患，メジカルビュー社，東京，280-293，2005．

1.4.2 心室中隔欠損症

● 1. 病態

- 心室中隔に欠損孔を有する先天性心疾患。発生頻度は最も高く，1,000出生あたりおよそ3人に生じ，男女差はない。小欠損の場合，小児期に高率で自然閉鎖するが，中〜大欠損や他の奇形を合併している場合には，小児期に外科的修復を受けていることが多く，成人期でみられるのは小欠損の残存あるいはEisenmenger症候群のどちらかがほとんどである。
- 左室から右室への短絡血流は，主に収縮期に生じ，右室に留まることなく肺動脈へと流入するため，右心系の容量負荷は生じない。一方，増加した肺血流は拡張期に左心系へと流れることとなり，左房・左室の容量負荷を来す。
- 負荷の程度は，欠損孔の大きさと肺体循環の血管抵抗により規定される。小欠損の場合，左→右短絡血流は少なく無症状に経過する。大欠損の場合，左→右短絡血流は多く肺血流量の増加により肺高血圧を生じる。進行すると肺血管床の閉鎖性病変を来し，肺血管抵抗が体血管抵抗を上回ると右→左短絡を呈する（Eisenmenger症候群）。
- 肺体血流比1.5以上や大動脈弁逸脱・逆流の合併，感染性心内膜炎の既往がある場合には手術を考慮する。

● 2. 病型分類と心エコーによる欠損孔の部位診断

- 欠損孔の位置により室上稜部欠損（Ⅰ型），膜性周囲部欠損（Ⅱ型），流入部欠損（Ⅲ型），筋性部欠損（Ⅳ型）の4型に分類される（図1.4.11.a）。Ⅰ型は右室流出路の肺動脈弁直下に，Ⅱ型は心室中隔膜性部およびその周辺に欠損孔が存在する。Ⅲ型は三尖弁中隔尖の下方に欠損孔を認め，房室中隔欠損症にみられる。Ⅳ型は筋性部心室中隔（多くは心尖部より）に欠損孔を認め，多孔性であることも少なくない。
- 心エコーでは断層法にて欠損孔を描出し，カラードプラ法を用いて欠損孔を通過する短絡血流シグナルを検出する（図1.4.11.b）。

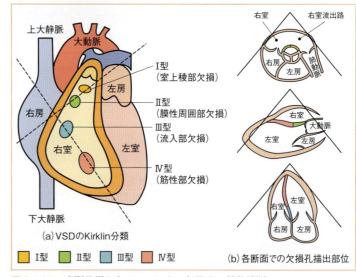

図1.4.11 病型分類と心エコーによる欠損孔の部位診断

症例20：心室中隔欠損症

- 40歳台，女性。

主訴：とくになし。腹痛にて近医受診時に心雑音が聴取されたため，精査目的にて当院を紹介受診した。

生理学的検査所見：聴診にて胸骨左縁第3肋間を最強点とするLevineⅣ度の全収縮期逆流性雑音を聴取した。安静12誘導心電図は正常洞調律（心拍72回/分）で，明らかな異常所見なし。胸部レントゲンも肺野に明らかな異常陰影などはなく，心拡大も認めなかった。

超音波検査所見：図1.4.12〜1.4.14

1.4 | 先天性心疾患

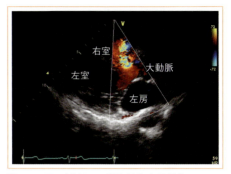

図1.4.12 症例20：傍胸骨左室長軸像
（カラードプラ法）
傍胸骨左室長軸像からプローブをやや外側に傾け、超音波ビームを内側に向けると、大動脈弁直下に左室から右室へと向かう短絡血流シグナルが観察される。

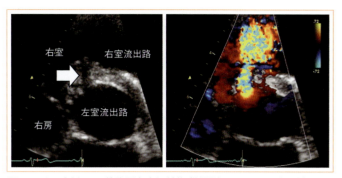

図1.4.13 症例20：傍胸骨左室短軸像（断層法，カラードプラ法）
大動脈弁の直下で三尖弁に近接した心室中隔に約5mmの欠損孔（矢印）を認める。カラードプラ法にて同部を通過する左室から右室への短絡血流シグナルが観察される。

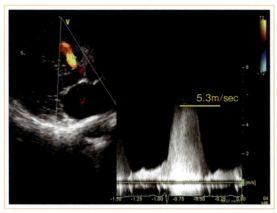

図1.4.14 症例20：収縮期右室圧（肺動脈圧）の推定
本症例の短絡血流の最高血流速度は5.3m/secを示し、簡易ベルヌーイ式から左室−右室圧較差は112mmHgと算出された。収縮期血圧は129mmHgであったため、収縮期右室圧（肺動脈圧）は 129−112＝17mmHgと計算できる。

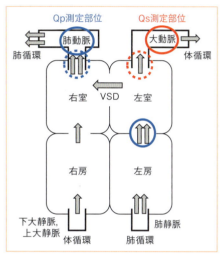

図1.4.15 Qp/Qsの測定部位

MEMO

心エコーによる肺体血流量比（Qp/Qs）計測の注意事項

心室中隔欠損症では流出路血流シグナルと短絡血流シグナルの位置が近く、血流パターンに影響を与える可能性があるため、Qp/Qs計測の際には注意を要する。短絡血流の影響を避けるため、体血流量は大動脈において、肺血流量は肺動脈あるいは僧帽弁輪部において記録した血流波形の時間速度積分値と断面積との積で求めるのが望ましい（図1.4.15）。しかしながら、動脈遠位の描出は不明瞭なことも多く、正確性の面から計測が困難な症例も少なくない。

収縮期右室圧推定の注意事項

短絡血流の収縮期最大流速を計測し、簡易ベルヌーイ式から左室−右室間の圧較差を求め、体血圧（収縮期）から差し引くことで収縮期右室圧（肺動脈圧）を推定できる。しかしながら、瞬時最大圧較差を求める簡易ベルヌーイ式では、脚ブロックなど左右の心室圧が最大となる時相にずれがある場合に心室間圧較差を過大評価する。また、欠損孔の形態によっては、簡易ベルヌーイ式が成り立たないこともある。三尖弁逆流より求めた収縮期右室圧との間に乖離が生じた場合には、ビーム方向などの測定精度に加え、これらの点にも注意を払う必要がある。

［吉住聖子］

参考文献

1) 瀧聞浄宏：心室中隔欠損，心エコーハンドブック 先天性心疾患，26–34，金芳堂，京都，2013.
2) 高梨 昇，他：先天性心疾患診断のポイント，心臓超音波テキスト第2版，208–211，医歯薬出版，東京，2009.
3) 山村健一郎：心室中隔欠損，成人先天性心疾患の心エコー，ベクトル・コア，東京，36–49，2014.
4) 岡庭裕貴，他：心内圧の計測法，心エコー計測法のすべて，37–40，医歯薬出版，東京，2011.
5) 山浦泰子：心室中隔欠損，臨床心エコー図学 第3版，720–726，文光堂，東京，2008.

1.4.3 動脈管開存症

1. 病　態

- 肺動脈と大動脈とを結ぶ胎生期の血管である動脈管が，出生後閉鎖せず新生児期以降も開存している状態。女性に多く，2〜3：1とされる。また，妊娠中の風疹ウィルスへの感染（先天性風疹症候群）や出生後に続く低酸素状態は，高率で動脈開存をもたらす。
- 心雑音のない無症候性の動脈管開存（silent PDA）から心雑音を伴う有徴候の動脈管開存まで，動脈管の径・大動脈と肺動脈の圧関係・流量の程度と方向により重症度が異なる。
- 細い径の動脈管開存は，血行動態の変化はほとんどなく小児期，成人期を通じて心不全を起こすことなく経過する。太い径の動脈管開存は，肺高血圧から心不全を生じ，小児期に閉鎖術を受けていることが多く，成人期で診断されるのは稀である。一方，中等度の径の動脈管開存では，左右短絡の増加による肺高血圧や左房拡大に起因する心房細動の合併により，呼吸困難，動悸といった症状がきっかけとなり，成人期に診断される例も少なくない。
- 心雑音を伴い左右短絡を有する症例は，外科手術あるいはカテーテル治療による閉鎖術の適応となる。

2. 血行動態（図1.4.16）

- 動脈管を介して，動脈血が下行大動脈から肺動脈へと収縮期・拡張期ともに流入する連続性の左右短絡を生じる。これにより肺血流量が増加し，左房と左室の容量負荷を来す。
- 短絡量と負荷の程度は，動脈管径および肺体循環の血管抵抗により規定される。新生児期は肺血管抵抗が高く，左→右短絡血流は少ないが，肺血管抵抗の低下に伴い左→右短絡血流が増加すると，肺血流の増量により肺高血圧を生じる。進行すると肺血管床の閉鎖性病変を来し，肺血管抵抗が体血管抵抗を上回ると右→左短絡を呈する（Eisenmenger症候群）。

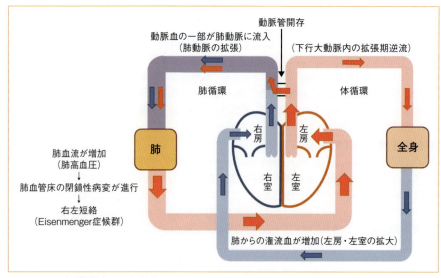

図1.4.16　動脈管開存の血行動態
動脈管を介して，動脈血の一部が肺動脈へと流入する。左右短絡により肺血流が増加，左房，左室の容量負荷を生じる。肺血管病変が進行すると肺高血圧→Eisenmenger化し，右左短絡を呈する。（ ）内は心エコー検査で観察し得る所見。

症例21：動脈管開存症

- 60歳台，女性。

主　訴：以前より心雑音を指摘されていたものの自覚症状なく放置していた．最近になって，動悸を自覚するようになり当院を受診した．

生理学的検査所見：聴診にて胸骨左縁第2肋間を最強点とする連続性雑音を聴取した．安静12誘導心電図は正常洞調律（心拍60回/分）で，左房負荷，左室肥大所見を認めた．胸部レントゲンでは，心拡大を認め，肺血管陰影は増強していた．

超音波検査所見：図1.4.17，1.4.18

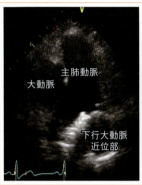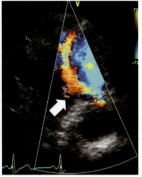

図1.4.17　症例21：動脈管開存の検出（断層法，カラードプラ法）
主肺動脈の拡張を認め，カラードプラ法により下行大動脈より主肺動脈内に流入する短絡血流が描出される（矢印）．

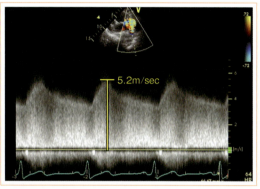

図1.4.18　症例21：連続波ドプラで記録した動脈管血流波形
連続波ドプラ法により主肺動脈内へと流入する連続性の血流波形が観察される．本症例の短絡血流の収縮期最高血流速度は5.2m/secを示し，簡易ベルヌーイ式から大動脈-肺動脈間圧較差は108mmHgと算出された．収縮期血圧は132mmHgであったため，肺動脈圧は132-108＝24mmHgと計算できる．

 MEMO

心エコーによる肺体血流量比（Qp/Qs）
計測の注意事項
- 動脈管開存では，短絡部が心外に存在するため，肺血流量は左室流出路における拍出量，体血流量は右室流出路における拍出量としてQp/Qsを算出する（図1.4.19）．
- PDA Qp/Qs＝［LVOT面積（cm^2）・LVOT VTI（cm）］／［RVOT面積（cm^2）・RVOT VTI（cm）］

肺動脈圧推定の注意事項
　短絡血流の収縮期最大流速を計測し，簡易ベルヌーイ式から大動脈-肺動脈間の圧較差を求め，体血圧（収縮期）から差し引くことで肺動脈圧（≒収縮期右室圧）を推定できる．しかしながら，簡易ベルヌーイ式では，動脈管の形態によっては動脈管通過収縮期圧較差を過大評価することがあるので注意が必要である．

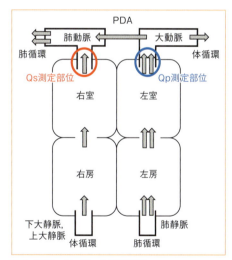

図1.4.19　Qp/Qsの測定部位

［吉住聖子］

参考文献

1) 増谷 聡；動脈管開存，心エコーハンドブック 先天性心疾患，43-51，金芳堂，京都，2013
2) 高梨 昇，他；先天性心疾患診断のポイント，心臓超音波テキスト第2版，215，医歯薬出版，東京，2009
3) 建部俊介，他；動脈管開存，成人先天性心疾患，140-145，メジカルビュー社，東京，2015
4) 岡庭裕貴，他；心内圧の計測法，心エコー計測法のすべて，37-40，医歯薬出版，東京，2011
5) 戸出浩之，他；手術を受けていない成人先天性心疾患に対する心エコー，心エコー2012；13(3)：225-227．

1.5 大動脈疾患

1.5.1　大動脈解離（Stanford A型）

● 1. 病　態

- 大動脈解離とは「大動脈壁が中膜のレベルで二層に剥離し，動脈走行に沿ってある長さを持ち二腔になった状態」で，大動脈内に血流もしくは血腫が存在する動的な病態である[1]。
- 解離の好発部位は上行大動脈近部，腕頭動脈起始部対側（近位弓部），左鎖骨下動脈起始部末梢（遠位弓部）である。解離による出血や虚血などでさまざまな合併症が引き起こされ，致命的な合併症には急性冠症候群や大動脈弁閉鎖不全症，心タンポナーデなどがある。
- 大動脈解離の原因疾患としては，高血圧症が約8割と最も多く，その他には大動脈二尖弁，Marfan症候群，Ehlers-Danlos症候群などの先天性結合織異常や大動脈炎症候群，ベーチェット病といった炎症性疾患などがある。

● 2. 分　類

- 一般的に用いられているStanford分類，DeBakey分類を図1.5.1に示す。Stanford分類は解離の範囲のみ（内膜亀裂部位は関係なし）で分類したもので，DeBakey分類は内膜亀裂位置と解離の範囲で分類されている。
- 本項のStanford分類A型は上行大動脈に解離がみられるもので，上述した致命的な合併症を生ずる可能性があり，症状の発症から1時間あたり1～2%の致死率があるとの報告がある[2]極めて予後不良な疾患である。本症は日本循環器学会ガイドライン[1]でも示されているように緊急手術の適応とされている。

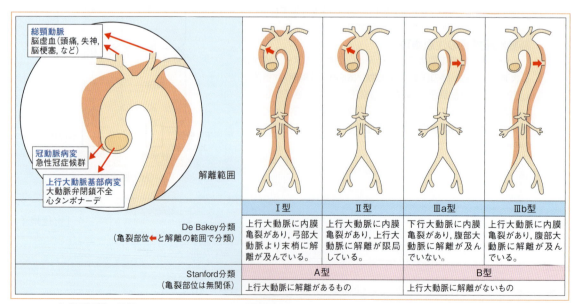

図1.5.1　大動脈解離の分類

● 3. 心エコー図検査

超音波検査は，日本循環器学会ガイドライン[1]の急性大動脈解離診断・治療のフローチャートで示されているように心嚢液・大動脈弁逆流およびflapの検出において重要な検査である。大動脈解離が疑われる場合，経胸壁心エコー図検査ではflap（内中膜隔壁）の存在や合併症の有無を積極的に検出する必要がある。

(1) 上行大動脈拡大の有無

左室長軸断面およびその上位肋間から上行大動脈を観察，評価を行う。Stanford A型偽腔閉塞型では，上行大動脈に明らかな潰瘍様突出像（ULP）を有する例，または大動脈径が50mm以上あるいは血腫径が11mm以上を手術適応としている[1]。

(2) flapの検出

flapは可動性の線状エコーとして観察される。上行大動脈にflapが認められた場合，真腔・偽腔の同定，偽腔内の血流の存在（偽腔開存型），また解離の範囲などを迅速に評価する。一般的に真腔は，偽腔より小さく，収縮期に内腔径が増大する。

(3) 心タンポナーデ

心タンポナーデは急性大動脈解離の死因で最も頻度が高い。心嚢液およびcollapseの存在の有無を確認する。右房・左房は収縮早期，右室は拡張早期の内方運動として観察される。collapseの評価にはMモードが有用である。

(4) 大動脈弁逆流

解離に伴う大動脈弁逆流は急性心不全の原因となる。Stanford A型における大動脈弁逆流の発生機序は，STJ拡大による大動脈弁のtethering，解離による大動脈弁逸脱，flapの嵌頓による大動脈弁の接合不全がある。

(5) 急性冠動脈症候群

解離が冠動脈に波及した場合，冠動脈虚血が起こり得る。右冠動脈に生じることが多い。

用語 潰瘍様突出像（Ulcer-like projection：ULP），sino-tubular junction（STJ）

症例22：大動脈解離（Stanford A型）

- 60歳台，男性。

主　訴：労作時息切れ。　　既往歴：高血圧，末期腎不全。
現病歴：3週間ほど前より労作時息切れを自覚，数日前から労作時の呼吸苦著明となったため当院を受診。
身体所見：頸静脈怒張（＋）　胸部レントゲン CTR 67％ うっ血（＋）両側胸水（＋）
　　　　　心電図　洞調律　HR 96bpm
　　　　　心音　収縮期雑音 Levine Ⅱ/Ⅵ（2RIS）　拡張期雑音 Levine Ⅱ/Ⅵ（apex）
超音波検査所見：図1.5.2～1.5.6
【検査目的】心雑音認めたため弁膜症による心不全の可能性あり，心機能および弁膜症精査で心エコー依頼となった。

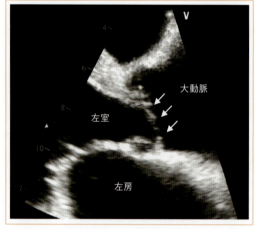

図1.5.2　症例22：バルサルバ洞に flap（矢印）が認められる

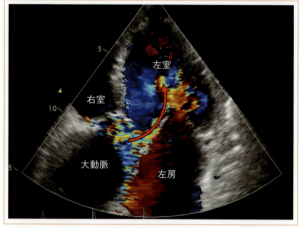

図1.5.3　症例22：心尖部左室五腔断層カラードプラ像
解離による大動脈弁への影響により偏位した大動脈弁逆流 jet となっている。
➡：大動脈弁逆流

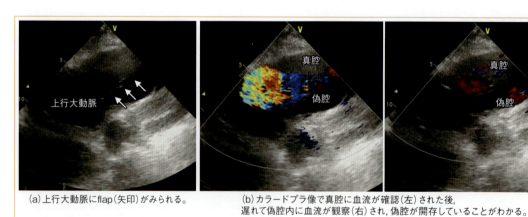

(a) 上行大動脈に flap（矢印）がみられる。　　(b) カラードプラ像で真腔に血流が確認（左）された後，遅れて偽腔内に血流が観察（右）され，偽腔が開存していることがわかる。

図1.5.4　症例22：高位肋間アプローチによる上行大動脈

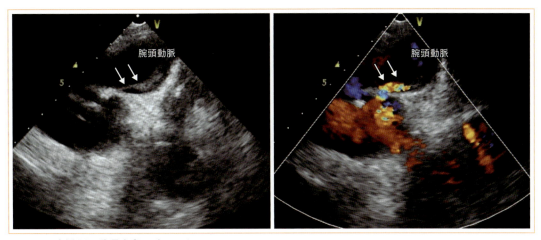

図1.5.5　症例22：胸骨上窩アプローチ
腕頭動脈に解離（矢印）が観察され，カラードプラ像にて同部位の偽腔に血流を確認。偽腔開存型であることがわかる。

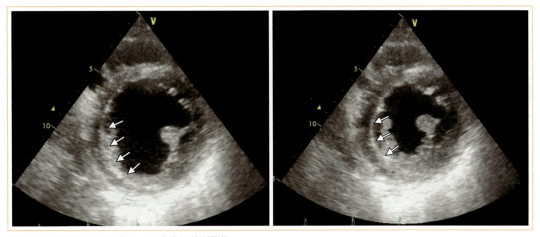

図1.5.6　症例22：乳頭筋レベル左室短軸断層像
下壁（矢印）に壁運動低下を認め，大動脈解離による右冠動脈血流障害が疑われる。

> **MEMO**
>
> **超音波検査時の留意事項**
> ・flapの存在を確認する際は，サイドローブやグレーティングローブ，多重反射といったアーチファクトとの鑑別が重要である。
> ・大動脈弁の性状，大動脈弁逆流の評価を行う。弁の逸脱などにより偏位した逆流jetとなることもあるため過小評価しないよう留意する必要がある。
> ・急性冠症候群を念頭において，冠動脈の走行を考えながら左室壁運動評価を行う必要がある。
> ・心嚢液の有無，心タンポナーデの有無の確認を行う。急速な貯留では少量の心嚢液でも心タンポナーデとなるのでcollapseの存在を確認することが重要である。
> ・胸痛や背部痛といった典型的な症状でない場合もある。

［梅田　ひろみ］

参考文献

1) 大動脈瘤・大動脈解離診療ガイドライン（2011年改訂版）2016年2月29日，日本循環器学会HP閲覧，http://www.j-circ.or.jp/guideline/pdf/JCS2011_takamoto_h.pdf
2) Hagan PG, Nienaber CA, Isselbacher EM, et al. The International Registry of Acute Aortic Dissection (IRAD)：new insights into an old disease. JAMA 2000；283：897-903.
3) 寺園結貴，西上和宏：「胸痛疾患 大動脈解離での救急エコー」，心エコー　2015；16(8)：804-811.

1.6 その他

1.6.1 左房粘液腫

● 1. 病態・エコーの特徴

- 心臓原発性腫瘍は剖検例では一般に0.02％と報告され，良性腫瘍が75％を占め，粘液腫（Myxoma）はその50％を占める。成人の心臓腫瘍で遭遇する機会が最も多い腫瘍である[1]。
- 心臓粘液腫の80％が左房に，10％は右房に発生し，そのほとんどは心房中隔卵円窩付近に発生し茎を有する（図1.6.1）。左房内腫瘤を認めた際に粘液腫と血栓の鑑別は難渋することもあるが，発生部位は鑑別ポイントになる。
- 心臓原発性腫瘍が発生しやすい心疾患はなく，通常は正常な心臓に発生することが多い。腫瘍発見の契機は，塞栓症の原因検索，腫瘍産生サイトカイン（IL-6）によると考えられる微熱，体重減少などの原因検索，術前のCT，MRI，心エコーにおいて偶発的に発見されることが多い。大きくなった腫瘍は血行動態を破綻させ，心不全や失神などの症状を自覚し発見されることもある。
- 粘液腫の形状は被膜に覆われた円形のものや多房性となるものがある。多房性の粘液腫では血栓塞栓症を合併しやすいことが知られている。腫瘤は充実性で内部は均質なもの，嚢胞，石灰化を伴うStrong echoを呈するものなど，内部性状は多様性に富んでいる（図1.6.2）。腫瘤に可動性を有する点が特徴で左房から左室まで脱出するなどダイナミックな動きを呈する例もある[2]。

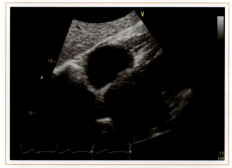

図1.6.1　心房中隔卵円窩付近に発生した茎
心房中隔卵円窩に接して腫瘤を認める。茎が短い場合は本例のように広基性に接しているように観察される。

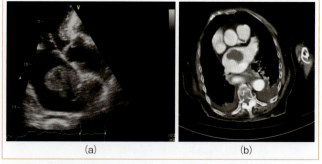

図1.6.2　粘液腫の形状
(a) 左房内の腫瘤表面は平滑で内部エコーは充実性，一部に嚢胞性変性を疑う低エコー領域や高エコー部も呈している。
(b) 心房中隔に接し，ほぼ類円形の腫瘤。辺縁に一部，CT値の低い部位がみられ腫瘤の不均一性がうかがえる。

症例23：左房粘液腫

- 40歳台，女性。
  - 主　訴：発熱，呼吸困難，全身倦怠感。
  - 現病歴：37～38℃の発熱，全身倦怠感を自覚，肺炎の疑いにて入院。呼吸困難が増悪し，胸部X-Pにて心胸郭比の拡大（左3弓突出）を認めた。心音は僧房弁解放音（Opening Snap）を聴取した。
  - 血液生化学検査：表1.6.1。胆道系酵素の上昇と炎症反応を認めた（IL-6は未検）。

📝 **用語**　左房粘液腫（Left atrial Myxoma）

超音波検査所見：図1.6.3
- 左房は拡大，心房中隔卵円窩に茎をもつ腫瘤（拡張期に最大64×33mm）を認め，性状は円形で表面は平滑，内部は充実性であるが一部，低エコーを認めた．
- 収縮期には左房内，拡張期に左室に脱出していた．
- 茎の付着部位や形状の変化と可動性から左房粘液腫を疑った．拡張期に左室へ脱出した腫瘤による僧房弁狭窄を原因とした心不全，僧房弁での腫瘤陥頓を考慮し準緊急手術が行われた（図1.6.4）．

病理組織診断：左房内粘液腫．

表1.6.1 症例23：血液生化学検査

AST（U/L）	22
ALT（U/L）	41
LDH（U/L）	113
ALP（U/L）	757
γGT（U/L）	113
TB（mg/dL）	0.3
TP（mg/dL）	7.1
CRP（mg/dL）	15.7
WBC（×10³/μL）	10.7（Stab 13%, Seg 58%, Lym 24%, Mono 5%）

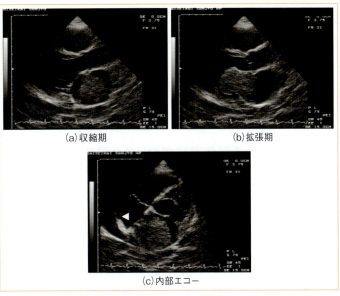

(a) 収縮期　　(b) 拡張期

(c) 内部エコー

図1.6.3 症例23：超音波画像
腫瘤は収縮期（a）には左房内で円形，拡張期（b）には僧房弁を越え，左室まで脱出，僧房弁で圧迫され変形している様子が観察できる．内部エコーは無エコー部を一部認めるものの，ほぼ均質で心房中隔卵円窩に一部，高エコー部がみられる（c矢頭）．

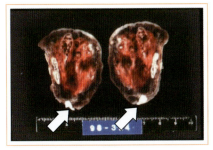

図1.6.4 症例23：腫瘤マクロ像
摘出した腫瘤は52×43mm，52gの巨大腫瘤で心房中隔卵円窩に茎（矢印）を持ち，僧房弁に陥頓していた．腫瘤表面は被膜に覆われ，内部はゼラチン状であった．
病理組織診断：左房内粘液腫

 MEMO

Carney Complex〜Familial Myxoma〜[3]

特　徴
- 若年性の心臓粘液腫や家族性の心臓粘液腫
- 皮膚の色素沈着（淡褐色から黒色の多発性色素斑が特徴）
- 皮膚，乳房，口腔咽頭部等の粘液腫や繊維腫の合併

　原因としてPRKAR1A遺伝子の変異が原因で常染色体優性遺伝することが判明している．全体での変異検出率は50%であり，今後の遺伝子検索が待たれる．若年者の心臓粘液腫症例では家族内のスクリーニング検査を行う意義があると考えられる．

［桑原　喜久男］

参考文献
1) 西尾 進，山田博胤：「粘液腫」，心エコー 2015；16(2)：108–116.
2) 石塚尚子：「心臓腫瘍」，心エコー　2008；12(9)：1112–1121.
3) 羽田勝征：新心エコーの読み方，考え方　改訂2版　353–366, 中外医学社，東京，2012.

1.6.2 左房内血栓

1. 病態

- 心房細動（AF）により心房収縮が失われることで，心房内に血液がうっ滞，血栓が形成され塞栓の原因となる。脳血管疾患の6〜23%がAFであり，AFによる血栓塞栓は脳梗塞発症の重要な危険因子である。
- AFにより両房に血液のうっ滞が生じるが，血栓の大部分は左房に生じる。これは右室と左室のコンプライアンスの違いによると考えられる。
- 左房内血栓の高発部位は左心耳である。非弁膜症性心房細動で左房内血栓を認めた222例中，91%が左心耳に存在した[1]との報告がある。
- 左心耳を経胸壁心エコー（TTE）で観察すると，くし状筋などの構造物を血栓と見誤ることがあり注意が必要である。血栓の存在が疑われる場合は経食道心エコー（TEE）による確認が必要である。TEEで認めた血栓をTTEが検出できる率は10%前後[2]といわれ，その検出感度を常に意識することが肝要である。

2. AFにおける脳梗塞発症のリスク評価〜CHADS₂スコア〜

非弁膜症性心房細動による血栓塞栓性脳梗塞は危険因子が重なると発生頻度が上昇する。そのため，危険因子をスコア化し評価することが推奨されている（表1.6.2，1.6.3）[3]。

3. 左房内血栓の特徴[3]

（1）描出方法
TTEでは確認が難しいが左心耳を必ず確認する。その際，後壁だけなく多断面での評価が必要である。1cm以下の血栓は評価が困難なため，疑いがある場合はTEEで精査する。

（2）疑わしい形状
心筋のエコー輝度よりやや高めのエコー輝度を呈し，かたまりで認められることが多く，くし状筋を埋めるように認められる。アーチファクト，正常構造物との鑑別が必要で，過去のデータと比較することで判別の一助になる。通常は無茎で壁表面に付着し大きな血栓ではエコー輝度の不均質を観察できる（図1.6.5）。

（3）塞栓を起こしやすい血栓の特徴
形状：多房性，大きさ：10mm以上，表面：隆起性，内部エコー：低エコー，血栓に可動性のあるもの。

表1.6.2 CHADS₂スコア

	危険因子		スコア
C	Congestive heart failure/LV dysfunction	心不全 左室機能不全	1
H	Hypertension	高血圧	1
A	Age ≧ 75	75歳以上	1
D	Diabetes mellitus	糖尿病	1
S₂	Stroke/TIA	脳梗塞／TIAの既往	2

CHADS₂スコア2点以上はワルファリン療法，新規経口抗凝固療法が「推奨」され，1点では「考慮可」にとどまる。

表1.6.3 CHADS₂スコアと脳梗塞発症頻度

CHADS₂	脳梗塞年間発症率（%）
0	1.9
1	2.8
2	4.0
3	5.9
4	8.5
5	12.5
6	18.2

症例24：左房内血栓

- 70歳台，男性。　主訴：体動時めまい。
- 現病歴：50歳台より不整脈を指摘され近医より投薬を受けていた。60歳台より，当院にてAFに対しワルファリン，抗血小板薬が投与され経過観察していた。外出時，突然のめまいが出現。

用語 心房細動（atrial fibrillation；AF），経胸壁心エコー（transthoracic echocardiography；TTE），経食道心エコー（transesophageal echocardiography；TEE）

来院時所見：体温36.2℃，血圧154/79mmHg，SPO₂ 96％（酸素2L投与），心拍数70-80/分前後のAF
神経学的所見：麻痺を認めず，体動時のめまいを訴えた。
頭部CT所見：図1.6.6
　右小脳に低吸収域（△）を認め，右小脳梗塞と診断された。
心エコー所見：図1.6.7
- 左房は拡大し，左房心耳部にMassエコーを認めた。
- 大きさは20×14mmで円形，エコー輝度は心房筋と同等，一部に低エコーを認め細動がみられた。

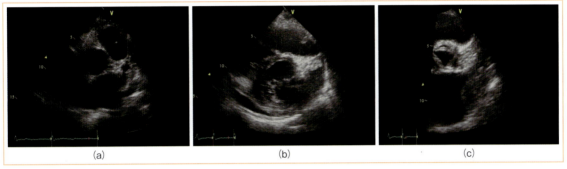

図1.6.5　エコー輝度の不均質
(a) 左心耳前壁，後壁に心房筋と同じエコー輝度を呈する構造物を確認。CTなど他のモダリティにて血栓は否定された。
(b) 左心耳前壁に心房筋より高いエコー輝度を呈し，均質な球形構造物を確認できる。
(c) 僧房弁狭窄症に合併した左心耳血栓。左心耳後壁に広基性に付着したMassエコーを認め，表面のエコー輝度は心房筋と比べ等エコー，内部は低エコーを呈する。

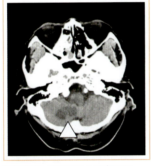 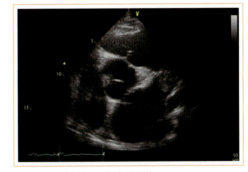

図1.6.6　症例24：頭部CT　　図1.6.7　症例24：超音波画像

> **MEMO**
>
> **左心耳の描出**
> 　TTEで観察する際，左心耳は左室大動脈短軸断面の左房の左前方，大動脈の左後方に位置する。心房拡大が乏しい例で観察は困難である。大動脈短軸断面から少し時計回転させ，上方を覗くようにプローブを走査，より心耳部を広く観察できる断面とする。心尖部二腔断面では左房の左側方に観察でき，左心耳を中心に少し外側へ走査すると大きく描出できる。可能な限り多断面を描出して観察すべきである。TEEで血栓を疑う所見（心耳壁の肥厚，心耳内のモヤモヤエコーなど）や血液検査で凝固・線溶系の亢進が認められる場合は積極的に血栓を疑い，TEEや他のモダリティでの評価を進めるべきである。

［桑原　喜久男］

参考文献

1) Blackshear, JL et al : Appendage obliteration to reduce strokes in cardiac surgical patients with atrial fibrillation. Ann Thorac Surg 61 : 755-759, 1996
2) 山本昌良：心房細動．心エコー 16 (5) : 492-500，2015
3) 循環器病の診断と治療に関するガイドライン（2012年度合同研究班報告）心房細動治療（薬物）ガイドライン（2013年改訂版）．http://www.j-circ.or.jp/guideline/pdf/JCS2013_inoue_h.pdf
4) 太田剛弘：心臓の中にあってはいけないエコー血栓．心エコー 9 (12) : 1122-1137，2008

1.6.3 肺高血圧症

1. 病態

- 肺高血圧とは何らかの原因により肺の小動脈での血流が悪くなり、肺動脈の血圧が上昇した状態。
- 安静時に右心カテーテル検査を用いて実測した平均肺動脈圧（mean PAP）が25mmHg以上。
- 肺動脈性肺高血圧症（PAH）は、mean PAP≧25mmHgに加えて肺動脈楔入圧が15mmHg以下、および肺血管抵抗が3WU以上であることが診断の条件。
- 多彩な病因により発症する（表1.6.4）。
- 肺動脈圧の上昇は、肺血管床の2/3程度が障害された時点より生じる。

表1.6.4 肺高血圧症の分類

第1群	肺動脈性肺高血圧症（PAH）
第2群	左心性心疾患に伴う肺高血圧症
第3群	肺疾患・低酸素血症に伴う高血圧症
第4群	慢性血栓塞栓性肺高血圧症（CTEPH）
第5群	詳細不明・多因子による肺高血圧症

(2015 ESC/ERS Guidelines for the diagnosis and treatment of pulmonary hypertension European Heart Journal Advance Access published October 21, 2015 より引用)

2. 臨床症状

- 全身への酸素供給が低下することに伴い、労作時息切れや呼吸困難が出現。
- 病状が進行すると、易疲労感、動悸、胸痛、失神、肺出血、喀血などが出現することもある（図1.6.8）。

3. 肺高血圧症の臨床分類

- 現在、肺高血圧症の臨床分類は、2013年にニースで開催された第5回肺高血圧症ワールド・シンポジウムにおいて、それまで使用していたダナポイント分類に小改訂が加えられたものが世界標準となっている。
- 肺高血圧症を理解するためには、肺高血圧症の臨床分類を理解することが重要である。

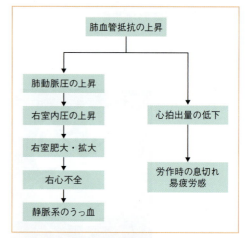

図1.6.8 肺高血圧症の進展過程

用語 平均肺動脈圧（mean pulmonary arterial pressure；mean PAP）、肺動脈性肺高血圧症（pulmonary arterial hypertension；PAH）

4. 各疾患群における肺高血圧症の機序

(1) 肺動脈性肺高血圧症
　肺動脈に障害を来す疾患において生じる。まず，肺の細動脈において血管内皮障害が起こる。次いで，細胞増殖因子が活発になり，血管内膜の増殖を来す。また，血管平滑筋不全が生じ，さらに進行すると血管平滑筋の増殖・肥厚が進行し，血管内腔は狭小化する。狭小化した血管内腔に血栓が形成され，微小血管に狭窄や閉塞が起こる。これにより肺血管抵抗は上昇し，肺高血圧となる。

(2) 左心性心疾患に伴う肺高血圧症
　左心不全や弁膜症などの左房圧が上昇する疾患において生じる。左房圧の上昇は，肺静脈圧の上昇を来し，肺毛細血管を介して肺動脈系に伝搬され，肺動脈圧が上昇し肺高血圧が起こる。肺高血圧の中では最も多いとされており，肺動脈自体に病変を持つPAHとは異なり，肺血管抵抗の著しい上昇はみられない場合が多い。また，肺動脈楔入圧は有意に上昇している。早期に左房圧を下げる治療が開始されると肺動脈圧も低下するが，慢性的に肺静脈圧が高い状態が持続すると，肺動脈にリモデリングが生じ不可逆性の肺高血圧となる。

(3) 肺疾患および／または低酸素血症による肺高血圧症
　肺疾患に由来する肺高血圧である。肺実質障害などにより低酸素血症が生じることにより，肺動脈の攣縮を来し肺血管抵抗が上昇する。一般的に，肺実質障害による肺高血圧症では，高度の肺高血圧は少ないとされている。

(4) 慢性血栓塞栓性肺高血圧症
　器質化した血栓により肺動脈が閉塞し，肺血流分布ならびに肺循環動態の異常が6カ月以上にわたり持続している状態。深部静脈血栓症による肺血栓塞栓症に起因することがほとんどである。

(5) 詳細不明な多因子のメカニズムに伴う肺高血圧症
　詳細不明で機序も明らかでない。

MEMO

肺高血圧症の治療
　肺高血圧症の治療は，肺高血圧症の臨床分類により異なる。

①肺動脈性肺高血圧症
　現在，エンドセリン経路，一酸化窒素経路，プロスタサイクリン経路の3つの経路にはたらく薬剤により肺血管拡張を促す治療が主流。1剤では効果が乏しい場合も多く，2剤または3剤の組み合わせによるコンビネーションセラピーを行う。

②左心性心疾患に伴う肺高血圧症
　左房圧を下げる治療が中心。左心不全に伴う左房圧上昇の場合は，左心不全に対する治療を，僧帽弁狭窄症などの弁膜症による場合は外科的治療が選択される。

③肺疾患および／または低酸素血症による肺高血圧症
　酸素吸入が中心。併せて基礎疾患に対する治療も行う。場合によっては肺血管拡張薬も使用するが，PAHと比べ効果が不十分な場合が多い。

④慢性血栓塞栓性肺高血圧症
　抗凝固療法が中心。一酸化窒素経路にはたらく肺血管拡張薬も用いる。また，近年ではカテーテルによる肺動脈拡張術や，外科的に肺動脈内の血栓を除去する手術も行われている。

症例25：肺動脈性肺高血圧症

- 60歳台，女性。　主　訴：労作時息切れ。
- 現病歴：10年前に強皮症と診断され，ステロイドの内服治療を受けていたが，最近になって労作時の息切れを自覚するようになり，当院を紹介受診した。
- 心電図所見：図1.6.9
  - 正常洞調律，右軸偏位，右脚ブロック，V_{1-5}でT波の陰転化あり。
- 超音波検査所見：図1.6.10～1.6.13
  - 右室は著明に拡大しており，収縮期に心房中隔は右室により圧排され，左室は扁平化を来している。
  - 全周性に少量の心膜液貯留あり。三尖弁逆流速波形より推定肺動脈収縮期圧は約80mmHgで，高度の肺高血圧を認める。

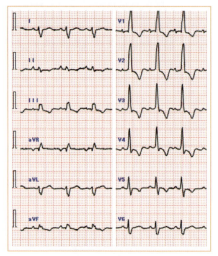

図1.6.9　症例25：心電図
正常洞調律，軽度の右軸偏位，右房負荷，右脚ブロック，V_{1-5}でT波の陰転化を認める。

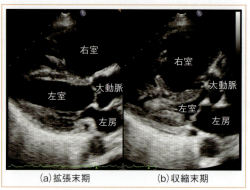

図1.6.10　症例25：傍胸骨左室長軸像
右室は著明に拡大しており，収縮期に心室中隔は圧排されている。

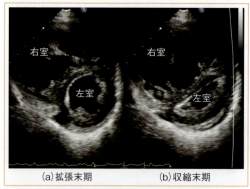

図1.6.11　症例25：傍胸骨左室短軸像
左室長軸像と同様に右室は著明に拡大し，心室中隔は圧排されており，左室は収縮末期に扁平化を来している。

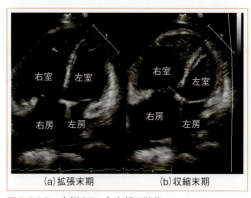

図1.6.12　症例25：心尖部四腔像
右室・右房は著明に拡大しており，収縮期に左室・左房を圧排している。

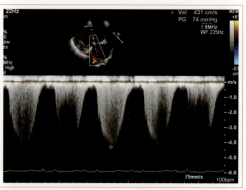

図1.6.13　症例25：三尖弁逆流速波形
連続波ドプラ法により記録した三尖弁逆流速波形である。簡易ベルヌーイ式より求めた右室-右房間圧較差は74mmHgであり高度の肺高血圧と診断できる（右室流出路から肺動脈にかけて狭窄性病変は認めない）。

MEMO

心エコー検査による肺高血圧の評価

- 心エコー検査による肺高血圧の評価は，肺動脈収縮期圧を推定することにより行う。
- 肺動脈収縮期圧の推定は，簡易ベルヌーイ式を用い三尖弁逆流速波形から右室-右房間圧較差を算出し，これに推定右房圧を加えることで求めることができる。

  推定肺動脈収縮期圧＝右室-右房間圧較差＋右房圧

- 右房圧は，下大静脈径と50％以上の呼吸性変動の有無により推定する[4]（表1.6.5）。
- この式は，右室流出路や肺動脈に狭窄がないという前提のもとに成り立っているため，必ず右室流出路および肺動脈は観察する必要がある。
- 三尖弁逆流速波形が記録できない場合は，右室流出路血流速波形や左室の扁平化の程度から肺動脈圧を定性的に評価する（図1.6.14，1.6.15）[2,3]。
- 「肺動脈圧＝肺血流量×肺血管抵抗」というオームの法則が成り立つ。
- 臨床的に肺血管抵抗[5]を算出することは有用であるが，心エコー検査で肺血管抵抗（PVR）を求める式はいくつかあり，どれを用いるかは施設で統一する必要がある（図1.6.16）。

表1.6.5 アメリカ心エコー図学会（ASE）推奨の推定平均右房圧

下大静脈径 (mm)	Sniffing による虚脱	推定平均右房圧 (mmHg)	
≦21	＞50％	3	(0-5)
	＜50％	8	(5-10)
＞21	＞50％	8	(5-10)
	＜50％	15	(10-20)

(Lawrence G et al.: Guidelines for the Echocardiographic Assessment of the Right Heart in Adults: A Report from the American Society of Echocardiography. J Am Soc Echocardiogr 2010 を参考に作成)

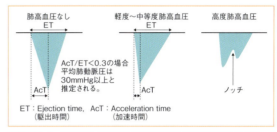

図1.6.14 肺高血圧に伴う右室流出路血流速波形の変化
肺高血圧の重症度に応じて右室流出路血流速波形の加速時間は短くなる[2]。AcT/ET＜0.3の場合，平均肺動脈圧は30mmHg以上と推定される。

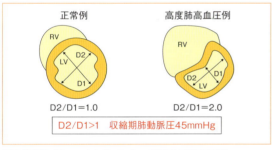

図1.6.15 Eccentricity index（時相は収縮末期）
肺高血圧などにより右室圧が上昇すると，心室中隔は右室により圧排され左室は扁平化を来す。

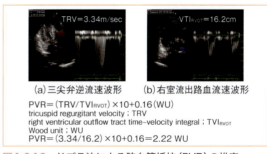

図1.6.16 ドプラ法による肺血管抵抗（PVR）の推定（症例25とは異なる）
PVRの算出方法を示す。PVRの計算式はいくつかあるが，今回は文献5）の式よりPVRを算出した。PVRのカットオフ値は2WUである。

［西尾 進］

用語 肺血管抵抗（pulmonary ventricular resistance；PVR）

参考文献

1) 循環器病の診断と診療に関するガイドライン（2011年度合同研究班報告）．肺高血圧症治療ガイドライン（2012年改訂版）http://www.j-circ.or.jp/guideline/pdf/JCS2012_nakanishi_h.pdf
2) Kitabatake A et al.: Noninvasive evaluation of pulmonary hypertension by a pulsed Doppler technique. Circulation. 1983；68：302-9.
3) Ryan T et al.: An echocardiographic index for separation of right ventricular volume and pressure overload. J Am Coll Cardiol 1985；5：918-927.
4) Lawrence G et al.: Guidelines for the Echocardiographic Assessment of the Right Heart in Adults: A Report from the American Society of Echocardiography. J Am Soc Echocardiogr 2010；23：685-713.
5) Abbas AE et al.: A simple method for noninvasive estimation of pulmonary vascular resistance. J Am Coll Cardiol. 2003. 41：1021-7.

1.6.4 肺血栓塞栓症

● 1. 病　態

- 肺血栓塞栓症とは，肺動脈が血栓で閉塞した結果生じる肺循環障害を本態とする疾患である。急性肺血栓塞栓症と，肺高血圧症の項で述べた慢性肺血栓塞栓性肺高血圧症に分けられる。
- 急性肺血栓塞栓症の塞栓子となるのは，多くの場合下肢の深部静脈血栓である。
- 塞栓を起こした肺動脈の支配領域により症状は異なり，小さい血栓ではほぼ無症状なものから，大きい血栓では突然死を来すものまでさまざまである。
- 急性期の死亡率は14％と高く，そのうち発症1時間以内の死亡率は75％と非常に危険な疾患である[1,2]。
- 重症例では，急激な肺動脈圧の上昇に伴い，右室の拡大および三尖弁逆流の圧較差増大などがみられる。
- 急性肺血栓塞栓症では，通常右室壁の肥厚はみられない。

● 2. 臨床症状

- 呼吸困難，胸痛，頻呼吸，冷汗，失神，意識障害，動悸，発熱，咳嗽，血痰など多彩である。とくに呼吸困難，胸痛，頻呼吸のいずれかが97％の症例でみられたとする報告もある[3]。
- 胸痛を来す疾患として，急性冠症候群，大動脈解離，急性肺血栓塞栓症の循環器領域の3大疾患があげられるが，失神は急性肺血栓塞栓症で約3割にみられる特徴的な症状である。

症例26：急性肺血栓塞栓症

- **40歳台，男性。**　**主　訴**：呼吸困難，左下肢疼痛。
- **現病歴**：呼吸困難と左下肢疼痛のため近医を受診したところ，低酸素血症を指摘され精査・加療目的で当院に緊急搬送された。
- **心電図**：図1.6.17
    正常洞調律，軽度の右軸偏位，右脚ブロック，Ⅰ誘導でS波・Ⅲ誘導でQ波・V_{1-3}でR波の増高とT波の陰転化あり。
- **超音波検査所見**：図1.6.18～1.6.22
    右室の拡大あり。収縮期に心房中隔は右室により圧排されていた。三尖弁逆流速波形より求めた右房-右室間圧較差は約80mmHgと高度の肺高血圧を認めた。
- **造影CT検査**：図1.6.23
    左右肺動脈に大きな血栓像を認める。

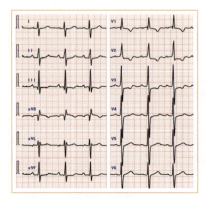

図1.6.17　症例26：心電図
正常洞調律，軽度の右軸偏位，右脚ブロック，Ⅰ誘導でS波・Ⅲ誘導でQ波・V_{1-3}でR波の増高とT波の陰転化を認める。

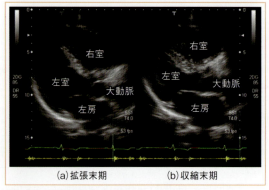

図1.6.18　症例26：傍胸骨左室長軸像
右室の拡大を認める。

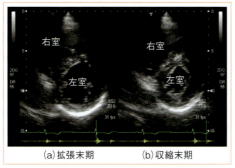

図1.6.19 症例26：傍胸骨左室短軸像
右室の拡大と，拡張末期の心室中隔の圧排像を認める。

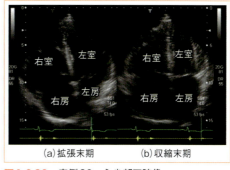

図1.6.20 症例26：心尖部四腔像
右室の拡大と，収縮末期の左心系の圧排像を認める。

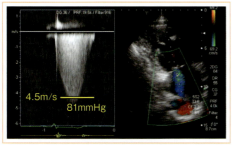

図1.6.21 症例26：三尖弁逆流速波形
最高流速4.5m/sで，最大圧較差81mmHgと高度の肺高血圧を認める（右室流出路から肺動脈にかけて狭窄性病変は認めない）。

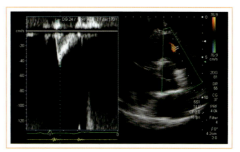

図1.6.22 症例26：右室流出路血流速波形
血流速度は低下し，加速時間の短縮がみられる。

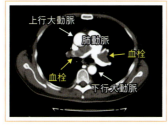

図1.6.23 症例26：胸部造影CT
肺動脈は拡大し，主肺動脈から左右肺動脈にかけて血栓像を認める。

MEMO

急性肺血栓塞栓症の診断

- 心電図でⅠ誘導のS波，Ⅲ誘導のQ波，前胸部誘導のT波陰転化などは特徴的な所見であるが，これらすべてを認める症例は少ない。また，右脚ブロック，右軸偏位などもみられることがある。
- D-ダイマー値は，急性肺血栓塞栓症に対して陰性的中率は極めて高く，本症を疑った場合，D-ダイマー値の上昇がなければ，急性肺血栓塞栓症は否定できる。
- 心エコー検査で本症を疑った場合，右心系の負荷の程度および肺動脈収縮期圧の上昇（肺高血圧）の有無を観察する。超急性期では，これらの所見がみられないこともあるので注意する。また，本症に特徴的な心エコー検査所見としてMcConnell徴候があげられる。これは，右室が拡大し心尖部の壁運動は保たれるが，右室自由壁の壁運動が低下した状態である。
- 造影CTは本症の診断のために必要。肺動脈内に血栓像を確認すれば本症と診断できる。
- 本症の原因として最も多いのは，下肢の深部静脈血栓症である。本症と診断できれば，下肢静脈にプローブをあてて血栓の有無も確認する。救急室で行う場合は，大腿静脈から膝窩静脈まで観察すれば十分である。

［西尾 進］

参考文献

1) Nakamura M et al.：Clinical characteristics of acute pulmonary thromboembolism in Japan：results of a multicenter registry in the Japanese Society of Pulmonary Embolism Research. Clin Cardiol 2001；24：132-138.
2) Poe ND et al.：Fatal pulmonary embolism. J Nucl Med 1969；10：28-33
3) Palla A et al.：The role of suspicion in the diagnosis of pulmonary embolism. Chest 1995；107（1 Suppl）：21S-24S.

2章 血管超音波検査

章目次

- 2.1：頸動脈 …… 78
  - 2.1.1　内頸動脈狭窄症
  - 2.1.2　内頸動脈狭窄ステント留置後再狭窄
  - 2.1.3　内頸動脈閉塞症
  - 2.1.4　高安動脈炎
  - 2.1.5　鎖骨下動脈盗血現象

- 2.2：下肢静脈 …… 88
  - 2.2.1　深部静脈血栓症（腸骨静脈）
  - 2.2.2　深部静脈血栓症（膝窩，下腿静脈）
  - 2.2.3　大伏在静脈瘤（弁不全）
  - 2.2.4　大伏在静脈瘤（不全穿通枝）
  - 2.2.5　小伏在静脈瘤
  - 2.2.6　血栓性静脈炎

- 2.3：下肢動脈・上肢血管 …… 102
  - 2.3.1　閉塞性動脈硬化症
  - 2.3.2　胸郭出口症候群
  - 2.3.3　内シャント狭窄
  - 2.3.4　内シャント狭窄（人工血管）
  - 2.3.5　医原性仮性動脈瘤

- 2.4：大動脈 …… 114
  - 2.4.1　腹部大動脈瘤ステントグラフト内挿術後エンドリーク
  - 2.4.2　大動脈解離
  - 2.4.3　慢性動脈周囲炎

- 2.5：腎動脈・腎静脈 …… 124
  - 2.5.1　腎動脈狭窄症
  - 2.5.2　腎動脈瘤
  - 2.5.3　ナットクラッカー症候群（左腎静脈捕捉症候群）

SUMMARY

　本書の基礎編にあたる『超音波検査技術教本』の第3章においては，血管超音波検査のスクリーニング方法や評価方法，計測方法など血管超音波検査の検査精度を高めるためのテクニックについて解説した。本書2章では，頸動脈，下肢静脈，上肢血管，下肢動脈，大動脈，腎動脈，腎静脈について，それぞれ日常検査時に遭遇する頻度の高い疾患や知っておきたい特徴的な疾患を取り上げ，病態や超音波検査所見を簡潔にわかりやすくまとめた。超音波検査の精度向上のためには，良質な画像の記録だけではなく，正確に有用な情報が伝えられるレポートの記載も重要である。このため，実際の検査から適正なレポート記載が行えるように疾患ごとに症例を提示して，ポイントや注意点についても解説する。

2.1 頸動脈

2.1.1 内頸動脈狭窄症

1. 病態

- 頸動脈は冠動脈や下肢動脈とならび動脈硬化の好発部位であり，近年動脈硬化性頸部動脈狭窄症が増加している。
- 内頸動脈狭窄症は脳梗塞発症の原因となり，早急な発見，適切な診断・治療が重要である。
- 主な症状は，病側内頸動脈領域の虚血症状，片麻痺，構音障害，知覚障害，失語症，重篤な場合には意識障害などが出現する。これらの症状が24時間以内に消失する一過性脳虚血発作は，脳梗塞の前兆として注意が必要である。

2. 狭窄率の算出

頸動脈内膜剥離術（CEA）(図2.1.1)の有効性を検証するため欧米で実施された，NASCETとECSTという2つの試験が，現在の頸動脈超音波検査における内頸動脈狭窄率の算出[1]に用いられている(図2.1.2)。また，面積狭窄率と組み合わせ，各方法により狭窄率の報告を行うのが一般的となっている。

狭窄の有無，正確な狭窄率の算出は外科的治療の必要性を決定するうえで外科医が最も知りたい検査所見である。しかし実際の計測値はかなりばらつきがあり，治療を進めていく中で誤差の少ない検査結果が求められている。狭窄率の計測はBモード画像が基本であるが，石灰化病変などで血管内腔が不鮮明な際，誤差を含むため無理に計測せず，ドプラ法を用いて評価をするとよい。

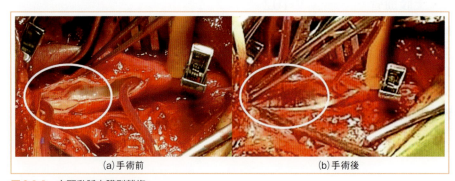

(a) 手術前　　　(b) 手術後

図2.1.1 内頸動脈内膜剥離術
内頸動脈に高度狭窄を認め（白丸部位），内頸動脈内膜剥離術を施行した症例。

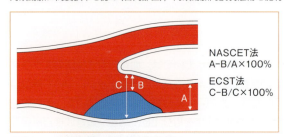

NASCET法
A−B/A×100%

ECST法
C−B/C×100%

図2.1.2 内頸動脈狭窄率算出法の違い

用語 頸動脈内膜剥離術（carotid endarterectomy；CEA），North American Symptomatic Carotid Endarterectomy Trial（NASCET），European Carotid Surgery Trial（ECST）

症例27：内頸動脈狭窄症

- 80歳，男性。

主訴：右脳梗塞，高血圧，糖尿病にて検査を施行。
超音波検査所見：図2.1.3
- 左内頸動脈起始部に狭窄（面積狭窄率78％，ECST法68％，NASCET法47％）を認めた。狭窄部における収縮期最大血流速度（PSV）は130cm/secであった。

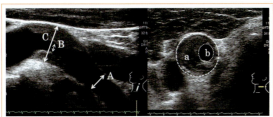

（a）左内頸動脈長軸断層像　　（b）左内頸動脈短軸断層像
A：5.7mm, B：3.0mm, C：9.5mm　　a：7.9cm², b：1.7cm²

図2.1.3　症例27：超音波画像
NASCET法にて狭窄率を算出するうえで，できる限り血管径の安定した末梢部位まで描出するようこころがける。
さらに末梢側の描出には，プローブの変更なども有用である。短軸像においては，最狭小部に対し斜めに超音波ビームを入射することで過小評価につながるため，注意が必要となる。

 MEMO

正確な狭窄率算出のポイント
①最狭小部を描出する
　最狭小部は必ずしも正円とは限らず，長軸像のみでは過大評価となりやすい。よって長軸，短軸を含めた多断面より最狭小部を把握する。短軸断面においても，ビーム入射角度によって誤差が生じるため，垂直にビームを入射する必要がある（図2.1.4）。計測値は描出断面の影響がたいへん大きいことを念頭に検査を進める。
②ドプラ所見から推測する
　狭窄の有無を評価するうえで，カラードプラが有用であり，Bモードのみでは見落としやすい低輝度プラークなどの検出にたいへん優れている。しかし狭窄部位にカラードプラを用いると，血管外へシグナルがはみ出して描出されること（ブルーミング現象）により過小評価につながることがあるので注意が必要となる。
　図2.1.5は分岐部の石灰化により血管内腔がまったく描出されないため，Bモードでは狭窄の有無が評価できないが，末梢側の血流を計測することで有意狭窄は否定された。このようにドプラを使い分けていくことが診断の近道となる。PSVが150cm/secである場合NASCET狭窄率50％以上の狭窄，PSVが200cm/sec以上で70％以上の高度狭窄[2]が示唆され，描出困難な例においてドプラによるPSVの計測はたいへん有用である。

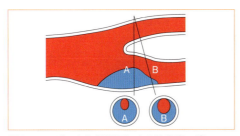 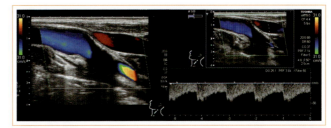

図2.1.4　ビーム入射断面による狭窄率の違い
ビームの入射角度が少しずれたことにより，大きな誤差を生じる結果となる。
長軸，短軸ともに正確な断面の描出が必要となる。

図2.1.5　分岐部の石灰化
血管内腔が石灰化によりまったく描出されず，狭窄の有無は不明確であったが，末梢側の血流を計測することで有意狭窄は否定された。

［中野英貴］

用語　収縮期最大血流速度（peak systolic velocity；PSV）

参考文献

1) 日本超音波医学会 日本超音波医学用語・診断基準委員会：超音波による頸動脈病変の標準的評価法，Jpn J Med Ultrasonics　2008；35（2）．
2) Jahromi, AS. et al.：Sensitivity and specificity of color duplex ultrasound measurement in the estimation of internal carotid artery stenosis：A systematic review and meta-analysis. J VascSueg. 41, 2005, 962-72.

2.1.2 内頸動脈狭窄ステント留置後再狭窄

● 1. 病態

- 頸動脈ステント留置術（CAS）は，低侵襲な血行再建術として，日本においても2008年に保険適用となった。
- 脳卒中治療ガイドライン2009において，70%以上の症候性高度狭窄症例，60%以上の無症候性高度狭窄症例では，頸動脈内膜剝離術（CEA）を行い，CEAの危険因子をもつ症例では，CASを行うことが推奨[1]されている。
- CAS前の評価は，狭窄率はもちろんであるが，病変の長さ，血管径においてもバルーンやステントサイズの決定に必要な情報となる。また狭窄部位のプラーク性状はCAS術中における塞栓症のリスクとなるため，とくに不安定プラークなどの有無は必ず評価しなければならない。
- CAS後の評価はステント内腔の形態や，ステント内・ステント遠位部のPSVを計測する必要があり，CAS後の再狭窄の診断は，PSV≧300cm/secが≧70%狭窄，PSV≧175cm/secでは≧50%狭窄と報告[2]されている。

症例28：内頸動脈狭窄ステント留置後再狭窄

- 75歳，男性。

現病歴：2006年より両側内頸動脈狭窄を指摘，無症候性であったが2006年に左内頸動脈，2014年に右内頸動脈にステントが留置された。術後の経過観察にて徐々に右内頸動脈ステント内PSVの増加を認め，2014年12月ステント内PSV 422cm/secと著明な高速血流がサンプリングされた。ステント内70%以上の狭窄が示唆され，再度ステントが留置された（図2.1.6）。ステント留置後ステント内PSV 95cm/sec，遠位部PSV 102cm/secと，とくに血流の増加なく経過されている。

超音波検査所見：図2.1.7，2.1.8
- カラードプラにてステント内にモザイク血流を認め，ステント内PSV 422cm/secと著明な高速血流がサンプリングされ，ステント内有意狭窄が示唆された。
- 再ステントが挿入され，再ステント留置後ステント内PSV 95cm/sec，遠位部PSV 102cm/secと血流の増加は改善された。

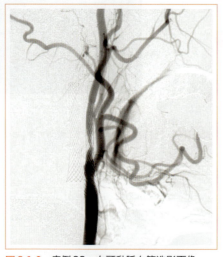

図2.1.6　症例28：右頸動脈血管造影画像
右内頸動脈ステント内に狭窄を認めた。

用語　頸動脈ステント留置術（carotid artery stenting；CAS），頸動脈内膜剝離術（carotid endarterectomy；CEA）

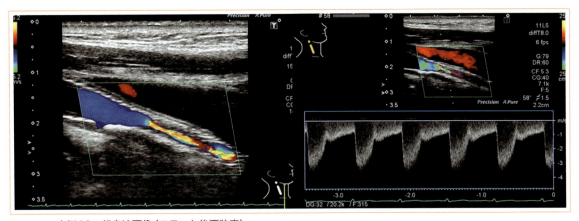

図2.1.7 症例28：超音波画像（ステント後再狭窄）
カラードプラにてステント内にモザイク血流を認め，ステント内PSV 422cm/secと著明な高速血流がサンプリングされ，ステント内有意狭窄が示唆された。

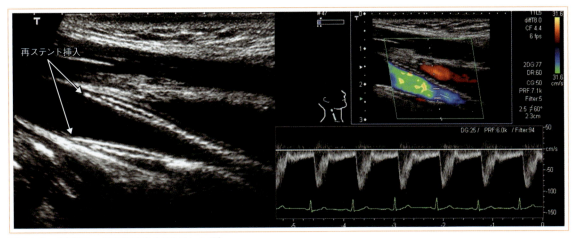

図2.1.8 症例28：超音波画像（再ステント後）
再ステントが挿入され，再ステント留置後ステント内PSV 95cm/sec，遠位部PSV 102cm/secと血流の増加は改善された。

> **MEMO**
>
> **評価ポイント**
> ・CAS後の再狭窄の診断は，PSV≧300cm/secにて≧70%狭窄，PSV≧175cm/secにて≧50%狭窄との報告があり，CAS前との評価の違いに十分留意しPSVを計測する。
> ・ステント内一箇所の評価では不十分であり，近位部，遠位部を含めた全長の評価が必要となる。とくにステント遠位部の描出は困難なこともあり，プローブの変更も遠位部の描出にたいへん有用である。

［中野英貴］

参考文献

1) 篠原幸人，小川 彰，他：脳卒中治療ガイドライン2009，協和企画，東京，2009.
2) etacci, C. et al. Grading carotid intrastent restenosis：a 6-year follow up study. Stroke. 39（4），2008, 1189-96.

2.1.3　内頸動脈閉塞症

1. 病　態

- 内頸動脈閉塞症は，粥状硬化や頸部血管のプラーク破綻，塞栓性閉塞により発症し，臨床像は対側の片麻痺が主な症状であり，感覚障害，同名半盲，大脳皮質徴候，および精神症状といった中大脳動脈領域における動脈閉塞と同様の症状を呈する。
- 発症急性期より意識障害を認める例では側副血行路の発達が不良であることが多く，予後は不良である。
- 側副血行路は，ウイリス動脈輪を介した一次側副血行路，頭蓋外や軟髄膜吻合を介した二次側副血行路があり，その発達の程度は症状の発症に大きく関与している。
- 脳卒中データバンク2009によると，ラクナ梗塞31.9％，アテローム血栓性脳梗塞33.9％，心原性脳塞栓症27％，その他の脳梗塞7.2％と，ラクナ梗塞の減少とアテローム血栓性脳梗塞，心原性脳塞栓症の増加がさらに顕著となっているとされており[1]，不安定プラークや塞栓源の検索はたいへん重要である。

> **症例29：内頸動脈慢性閉塞症**
>
> - 65歳，男性。
>
> **超音波検査所見**：図2.1.9
> - 検査時における臨床症状は認めないものの，右内頸動脈は起始部より完全閉塞していた。血管径においても内頸動脈3.9mm，外頸動脈5.5mmと明らかに内頸動脈が細い所見であった。閉塞部位において血栓などによる可動性はなく，慢性的な閉塞が考えられた。
>
> **画像検査所見**：図2.1.10
> - MRIにおいて，一次側副血行路であるウイリス動脈輪を介しての側副路が確認された。

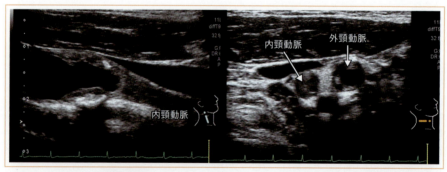

図2.1.9　症例29：超音波画像

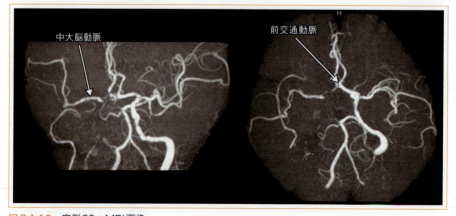

図2.1.10　症例29：MRI画像
右内頸動脈は閉塞していたが，右中大脳動脈は前交通動脈を介し（矢印部）血流が供給されていた。

症例30：内頸動脈急性閉塞症

- ①60歳，男性。②75歳，男性。

現病歴：①，②ともに急激な麻痺症状を認め救急搬送された。

超音波検査所見：図2.1.11，2.1.12

- ①は内頸動脈起始部にボール状の血栓を認め，心原性塞栓と考えられた。②は内頸動脈起始部に潰瘍型プラークを認め，プラーク破綻による急性塞栓と考えられた。

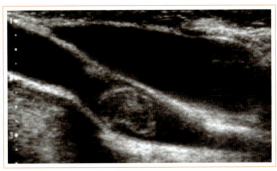

図2.1.11　症例30-①：超音波画像
ボール状の大きな血栓を認めた。

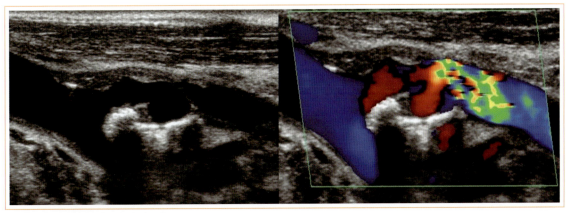

図2.1.12　症例30-②：超音波画像
内頸動脈起始部に潰瘍型のプラークを認め，カラードプラにてプラーク破綻による急性塞栓が考えられた。

MEMO

評価ポイント
- 重篤な症状を来す急性閉塞や塞栓を予防するうえで，原因疾患の検索が重要となる。
- 不安定プラークの検出や心腔内血栓の有無，胸部大動脈瘤や大動脈解離などの検索も必要となる。とくに塞栓源となる不安定プラークや，可動性を有するプラークは決して見落としてはならない。

［中野英貴］

参考文献

1) 荒木信夫，大櫛陽一，他：病型別・年代別頻度—欧米・アジアとの比較，小林祥泰（編），脳卒中データバンク2009，22-23，中山書店，東京，2004．

2.1.4 高安動脈炎

● 1. 病　態

- 高安動脈炎は大動脈およびその主要分枝や肺動脈，冠動脈に狭窄・閉塞性あるいは拡張性病変を来す原因不明の非特異的大型血管炎である。
- 本邦では大動脈弓ならびにその分枝血管に障害を引き起こすことが多い。本邦における患者数は約5,000人と推定され，男女比は1：9で女性に多く，発症年齢は20歳前後にピークがみられる。
- 病理学的には，活動期に栄養血管への細胞浸潤を伴う外膜および中膜への単核細胞浸潤がみられ，中膜にラングハンス型巨細胞と，中心性壊死からなる肉芽腫性変化を示すこともある。その後，中膜の変性と弾性線維の脱落，内膜および外膜の著明な線維性肥厚がみられる[1]。

● 2. 臨床所見

- 初期症状としては発熱，全身倦怠感，易疲労感といった感冒様の非特異的な症状を認め，頸部痛，背部痛，腰痛といった疼痛を伴うことがある。
- 炎症により血管に狭窄病変が生じると上肢乏血症状（脈なしや血圧の左右差，上肢の易疲労感や冷感），頭部乏血症状（めまいや失神発作，頭痛），心症状（動悸，息切れ）などの症状を呈する。
- 拡張病変では大動脈弁輪拡大に続発する大動脈弁閉鎖不全や大動脈瘤，大動脈解離を認める。

症例31：高安動脈炎

- 20歳台，女性。

主　訴：感冒様症状，頸部雑音。　　既往歴：特記すべきことなし。
現病歴：20●●年4月より感冒様症状が出現し，他院へ受診。症状改善ないため6月に当院へ紹介受診。受診時，聴診にて頸部雑音を認めた。
体　温：36.8℃
血液生化学検査所見：WBC 8.7×10³/μL　　赤沈 96mm（1時間値）　　CRP 9.44mg/dL
　　　　　　　　　　IgG 2,538mg/dL　　　IgA 4,330mg/dL　　　　 IgM 246mg/dL
超音波検査所見：図2.1.13

- 腕頭動脈から右総頸動脈近位部にかけて壁の肥厚を認める。壁の厚さは比較的均一でマカロニサインを呈している。超音波検査上は高安動脈炎が疑われる。
- 右総頸動脈の内腔は狭小化し，通過血流速度の高速化を認める。上甲状腺動脈は逆流し，外頸動脈から内頸動脈へ向かう血流シグナルを認める。

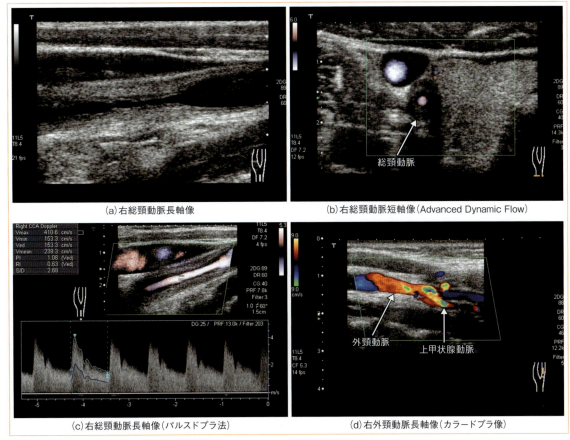

図2.1.13　症例31：超音波画像

MEMO

高安動脈炎における超音波検査のポイント

- 不明熱の原因検索で頸部エコー（リンパ節，甲状腺など）を依頼されたときは，高安動脈炎も鑑別疾患として考慮し，頸動脈の検索を行う。
- 高安動脈炎の典型例では，総頸動脈にマカロニサイン（びまん性の全周性壁肥厚）を認める。動脈硬化性の壁肥厚とは異なり，壁の厚さはほぼ均一で内膜面は平滑なのが特徴である。
- 通常，総頸動脈の壁肥厚は球部までで，内頸動脈にはみられない。これは高安動脈炎が主に弾性型動脈を障害することに起因している（頸動脈では総頸動脈が弾性型動脈であるが，球部より末梢は筋型動脈である）。
- 総頸動脈の壁肥厚は，両側性，片側性いずれの場合もある。また，総頸動脈には壁の肥厚はないが，腕頭動脈，鎖骨下動脈に肥厚を認めることがあるので，可能な限りこれらの血管も観察を行う。
- 総頸動脈が壁肥厚の進行や血栓形成により高度狭窄～閉塞を呈すると，脳への血流を維持するために上甲状腺動脈など外頸動脈の分枝が逆流し，内頸動脈への還流が認められるようになるので，分枝を含めた血流方向の確認を行う。

［山本真一］

参考文献

1) 村本容崇，植田初江：「病理から見た脈管」，Vascular Lab，7（増刊）；2010：46-51．
2) 尾崎承一，他：「循環器病の診断と治療に関するガイドライン（2006-2007年度合同研究班報告）血管炎症候群の診療ガイドライン」，Circulation Journal，72（Suppl IV）；2008：1319-1346．

2.1.5 鎖骨下動脈盗血現象

1. 病 態

- 鎖骨下動脈盗血現象とは，腕頭動脈もしくは鎖骨下動脈が椎骨動脈を分岐する前で狭窄，閉塞した場合，上肢への血流を供給するために患側の椎骨動脈血流が逆行する現象をいい，椎骨動脈の血流波形から，鎖骨下動脈病変の存在やその重症度をある程度推定することが可能である（図2.1.14，2.1.15）。
- 鎖骨下動脈盗血現象の結果，脳底動脈循環不全に起因するめまいや失神，患側上肢の脈拍低下や筋力低下などの症状が出現する。これを鎖骨下動脈盗血症候群という。

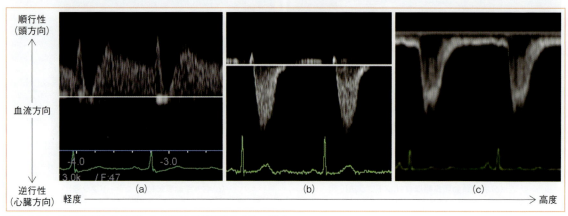

図2.1.14 椎骨動脈血流波形による鎖骨下動脈狭窄病変の推定
(a) 鎖骨下動脈狭窄病変は軽度：椎骨動脈血流波形は全周期順行性であるが，収縮中期に切れ込みを認める。
(b) 鎖骨下動脈狭窄病変は中等度：椎骨動脈血流波形は拡張期逆行性で収縮期順行性波形パターンを呈する。
(c) 鎖骨下動脈狭窄病変は高度：椎骨動脈血流波形は全周期で逆行性波形パターンを呈する。

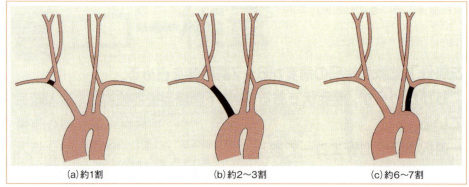

図2.1.15 鎖骨下動脈盗血症候群の病変分類

症例32：鎖骨下動脈盗血現象

- 71歳，男性。

主　訴：とくになし（左手しびれなし，めまいなし）。
現病歴：高血圧症で他院に通院中。受診時の血圧測定で左右差（臥位にて左上腕104/72mmHg，右上腕146/76mmHg）を認め精査目的で当院循環器内科紹介受診。
受診時身体所見：身長154cm，体重41kg，心拍数 66回/分，心電図 整，血圧（左）上腕106/66mmHg，（右）上腕162/90mmHg，橈骨動脈拍動　右＞左，心雑音（－），頸部血管雑音（－）
超音波検査所見：図2.1.16

- 左鎖骨下動脈は起始部より8～10mm間隔で完全閉塞。閉塞部位性状は淡い実質エコー像を呈する。
- 左鎖骨下動脈は盗血現象を呈し，左椎骨動脈の収縮期最高流速は71cm/sec。
- 上腕動脈血流波形は左腕で明らかに低下する。

【コメント】
①左鎖骨下動脈起始部完全閉塞
②左鎖骨下動脈盗血現象

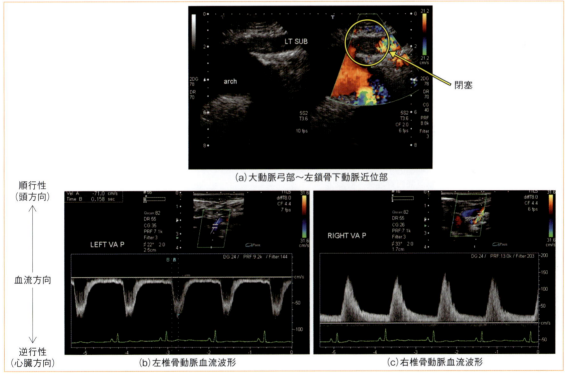

図2.1.16　症例32：超音波画像
(a) 左鎖骨下動脈起始部は血流表示なく閉塞病変を疑う。
(b) 左椎骨動脈血流は，全周期で逆行性を呈しており，左鎖骨下動脈盗血現象が認められる。左鎖骨下動脈近位部の狭窄病変は高度と推測される。
(c) 右椎骨動脈血流は順行性で正常波形パターンを呈する。

［高田裕之］

参考文献

1) 日本脳神経超音波学会・栓子検出と治療学会合同ガイドライン作成委員会：頸部血管超音波検査ガイドライン，neurosonology 2006；19(2)：49-69.
2) 小谷敦志：鎖骨下動脈盗血症候群と血管エコー検査 心エコー 2007；8(7)：602-615

2.2 下肢静脈

2.2.1 深部静脈血栓症（腸骨静脈）

● 1. 病　態

- 深部静脈血栓症（DVT）とは，何らかの原因により深部静脈に血栓が生じて，静脈閉塞を来した状態をいう。
- 血栓形成の原因は，①血液凝固の亢進，②血液停滞，③血管壁の障害があり，Virchowの3因子として分類されている（表2.2.1）。
- DVTは，血栓が中枢側に流れ，肺塞栓症（PE）や，卵円孔開存，心房中隔欠損により脳梗塞（奇異性脳塞栓症）を引き起こすことがある。
- 急性肺塞栓症では，塞栓範囲が狭ければ無症状であるが，広範囲であれば胸痛，呼吸困難，頻脈，チアノーゼなどの症状が出現し，命を落とすこともあるため，DVTを早期に見つけ出し抗凝固療法などを行うことが重要である。

表2.2.1　Virchowの3因子

1. 血液凝固の亢進　線溶能の低下
   脱水，凝固因子増加，凝固抑制因子現象，線溶能低下，自己免疫性疾患，悪性腫瘍，経口避妊薬，肝障害
2. 血液停滞
   長期臥床，外科手術，肥満，心不全，妊娠
3. 血管壁の障害
   手術による血管損傷，感染，炎症

症例33：深部静脈血栓症（腸骨静脈）

- 30歳台，女性。

既往歴：慢性腎不全，高血圧。
主　訴：自己血管使用皮下動静脈瘻（AVF）導入のため入院。AVF造設後，使用できるまでの期間，右鼠径部から一時的に透析用カテーテルを挿入し透析を行っていた。1週間後，右足の腫脹が強いため，下肢静脈エコー検査を施行した。
超音波検査所見：図2.2.1

- 右腸骨静脈内にカテーテル留置しており，周囲に血栓が付着し，内部エコーは低輝度（急性期血栓），総腸骨静脈（CIV）は閉塞している。
- 外腸骨静脈（EIV）からの血流は，内腸骨静脈（IIV）に逆行性に流れている。
- 呼吸性変動または下腹部圧迫，解除による血流変化（respiratory change）はあるが，吸気または圧迫時の血流が完全に消失せず，十分ではない。
- 右足皮下組織浮腫を呈している。その他の部位に静脈血栓は認めない。

用語　深部静脈血栓症（deep vein thrombosis；DVT），肺塞栓症（pulmonary embolism；PE），自己血管使用皮下動静脈瘻（arteriovenous fistula；AVF），総腸骨静脈（common iliac vein；CIV），外腸骨静脈（external iliac vein；EIV），内腸骨静脈（internal iliac vein；IIV）

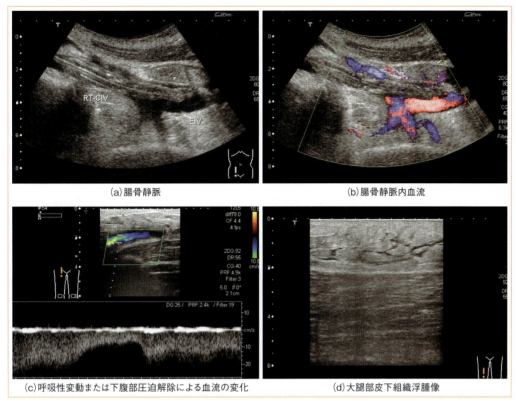

(a) 腸骨静脈　　(b) 腸骨静脈内血流

(c) 呼吸性変動または下腹部圧迫解除による血流の変化　　(d) 大腿部皮下組織浮腫像

図2.2.1　症例33：超音波画像

MEMO

DVTエコー検査時におけるポイントその1

- DVTの検索において静脈圧迫法が確実な所見である。圧迫時には長軸で行うと均一に圧迫することが困難であるため、短軸で確認する。深い部分での圧迫には、後ろに手を添えて行うと比較的圧迫しやすい。
- 深い部分で圧迫法が困難な場合は、カラードプラ法により欠損像の有無や血流方向などの確認をする。血流が確認しづらい場合は、ミルキング操作を行い、血流を増幅させる。
- 下腹部圧迫、解除による血流変化では、実際描出している部分より中枢側病変の推測に用いられる。健常例では圧迫時に血流がなくなるか少し逆行性に流れ、解除時は血流が戻るが、閉塞例は血流の変化がほとんどない(図2.2.2)。しかし、副側血行路が発達している場合や、狭窄はしているが閉塞していない場合、血流変化がみられるため注意が必要である。
- EIVと総大腿静脈（CFV）は鼠径靭帯部を境に区別するが、鼠径靭帯自体を確認することは困難である。しかし、基本的に大腿動静脈と腸骨動静脈は前後に走行しているが、鼠径靭帯部は狭いため左右に走行する。そのことが確認できれば鼠径靭帯部よりも中枢側はEIV、末梢側はCFVとなる。

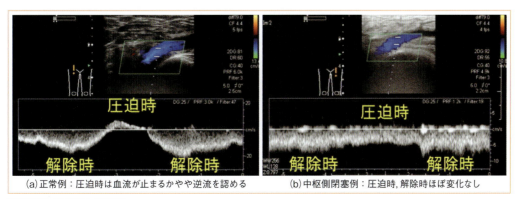

(a) 正常例：圧迫時は血流が止まるかやや逆流を認める　　(b) 中枢側閉塞例：圧迫時、解除時ほぼ変化なし

図2.2.2　正常例と閉塞例

［木下龍男］

 総大腿静脈（common femoral vein；CFV）

2.2.2 深部静脈血栓症（膝窩，下腿静脈）

● 1. 病　態

- 膝窩静脈以降の下腿部静脈は，筋ポンプ作用の機能低下や静脈弁不全により生じる血流うっ滞に伴って発症する血栓である。
- 膝窩静脈からのDVTは下腿部が腫脹するが，下腿部静脈のDVTでは，広範囲に血栓が存在しても臨床的に無症状なことが多い。
- 肺塞栓症の合併に関しては，大腿静脈血栓症が急性の重症肺塞栓症に，下腿の筋肉枝静脈血栓症が多発性肺塞栓症になる危険性が高い。

症例34：深部静脈血栓症（膝窩，下腿静脈）

- 40歳台，男性。

既往歴：高血圧。
主　訴：2週間前から，右下腿部に腫脹あり。今回息苦しい症状が出現し，来院。下肢静脈エコー検査を施行した。
超音波検査所見：図2.2.3

- 右膝窩静脈（PopV）より血栓閉塞を認める。内部エコーは，低輝度と高輝度部分が混在している。
- 右後脛骨静脈（PTV）の内側枝，右腓骨静脈（PeV）は，血栓閉塞を認め，PopVと同様に，低輝度と高輝度部分が混在している。
- 腓腹静脈（GV），ひらめ静脈（SV）は，血栓を認めない。
- 症状から肺塞栓の可能性があるため，心エコー施行する。左室は収縮期に右室に押され，扁平状を呈している。
- 三尖弁逆流から簡易ベルヌーイ式による右室収縮期圧が79mmHgと高値であり，下大静脈も拡張している。肺高血圧を示す所見である。

用語　右膝窩静脈（popliteal vein；PopV），右後脛骨静脈（posterior tibial vein；PTV），右腓骨静脈（peroneal vein；PeV），腓腹静脈（gastrocnemius vein；GV），ひらめ静脈（soleal vein；SV）

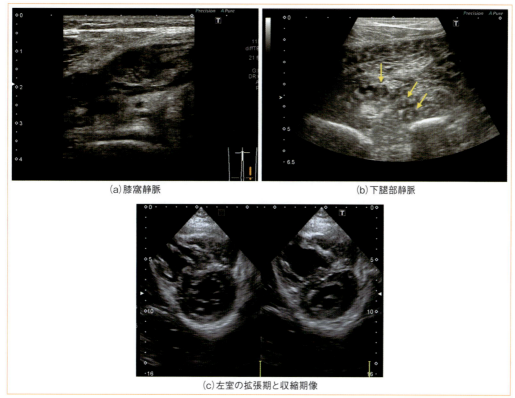

(a) 膝窩静脈　　(b) 下腿部静脈

(c) 左室の拡張期と収縮期像

図2.2.3　症例34：超音波画像

DVTエコー検査時におけるポイントその2

- 浅大腿静脈（SFV）とPopVは，内転筋管裂孔より中枢側がSFV，末梢側がPopVとなるが，内転筋管裂孔自体をエコーで確認することは困難である。しかしエコー画像で動静脈が内側広筋から離れていく部分が内転筋管裂孔部にあたるので，その部分を確認し鑑別する。
- 膝窩部以降の血管は，筋層（腓腹筋，ひらめ筋）と骨（脛骨，腓骨）を確認できれば，同定することができる（図2.2.4）。
- 血栓が存在した場合，急性期血栓であれば治療により改善することが期待できるため，急性期，慢性期の鑑別をすることが必要となる。急性期（発症から2週間以内）は，血管は拡張し内部は低輝度，血流は認めず，圧迫法では潰れない。慢性期（発症から4週間以上）は，血管は退縮し，内部は高輝度，血流は閉塞していないことが多く認められる。圧迫法では，ある程度は潰れるが完全には潰れない。急性期，慢性期両方の特徴を併せ持つ場合，亜急性期と判断する。

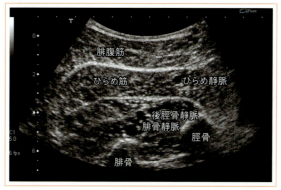

図2.2.4　腓骨と脛骨は脛骨のほうが太いことで鑑別できる

［木下龍男］

用語　　浅大腿静脈（superficial femoral vein；SFV）

2.2.3　大伏在静脈瘤（弁不全）

● 1. 病　態

- 下肢静脈瘤は表在静脈が弁不全を起こし，拡張し蛇行した状態をいう。
- 症状は倦怠感，重圧感，腓腹筋けいれん，かゆみなどであり，時間が経つと皮膚に色素沈着を起こし，さらにひどくなると難治性潰瘍を形成することもある。
- 下肢静脈瘤の種類は，大きく分けて一次性（明らかな原因のない静脈瘤），二次性（DVTや妊娠，骨盤内腫瘍などに伴う静脈瘤）に分けられる。主に遭遇するものは一次性であり，形態的には伏在型，側枝型，網目状，蜘蛛の巣状に分けられ，エコー検査は主に血管の拡張の有無や，弁逆流の有無を確認していく作業となる。

症例35：大伏在静脈瘤（弁不全）

- 50歳台，女性。

既往歴：糖尿病。

主　訴：半年前より足の表在に蛇行した血管があり，今回かゆみが出現したため来院。下肢静脈エコー検査を施行した。

超音波検査所見：図2.2.5

- 右大伏在静脈大腿静脈合流部（SFJ）から8mmと拡張しており，ミルキング法で弁逆流持続時間1.2秒ある。
- 大伏在静脈（GSV）は，大腿部平均的に5mmと拡張している。下腿上部で分枝血管（後弓状静脈）が拡張蛇行しており，0.5秒以上の逆流持続時間を認める。
- 分枝血管（後弓状静脈）以降のGSVは，拡張認めず，弁逆流も認めない。

用語　右大伏在静脈大腿静脈合流部（sapheno-femoral junction；SFJ），大伏在静脈（great saphenous vein；GSV）

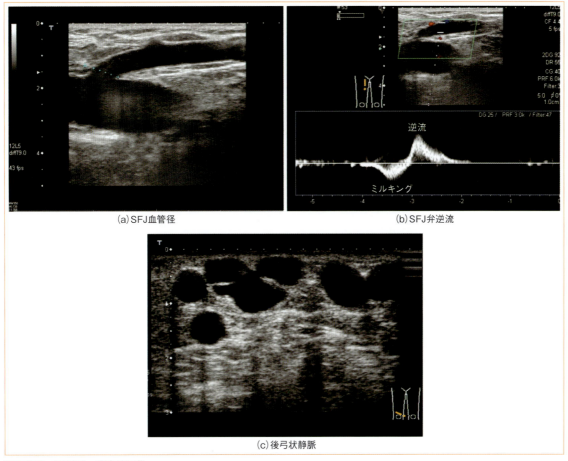

図2.2.5 症例35：超音波画像

MEMO

下肢静脈瘤エコー検査時におけるポイント
・下肢静脈瘤（とくにGSV）は，基本的に立位でないと評価は困難である。
・ミルキング法で逆流の持続時間が0.5秒以上を弁不全陽性とする。
・逆流を確認するときには，プローブを設置面に対して垂直でなく，傾けると血流を確認しやすくなる。
・検査所見には，分枝の血管は，拡張しているものや逆流があるものだけ記載すればよい。
・分枝血管や穿通枝を所見に記入するときには，位置がわかるように明記する（付録CD：「症例35：大伏在静脈瘤（弁不全）」参照）。
・レポート記入時，GSV，小伏在静脈（SSV）の血流方向を記載する。

［木下龍男］

 用語　小伏在静脈（small saphenous vein；SSV）

2.2.4 大伏在静脈瘤（不全穿通枝）

● 1. 病　態

・大伏在静脈の弁不全による静脈瘤は，SFJ の弁不全由来の病態が多いが，Dodd の穿通枝などが弁不全となり大伏在静脈に合流することで，大伏在静脈弁不全が生じ，静脈瘤が発生する場合などがある。
・Dodd の穿通枝が弁不全を来したことによる大伏在静脈由来の静脈瘤の場合，血管内レーザー焼灼術（EVLA）の治療対象となり得る病態である。

● 2. 超音波検査所見

・拡張した穿通枝（φ3mm 以上のことが多い）。
・拡張した穿通枝が大伏在静脈に連続する。
・穿通枝を，カラードプラによるミルキング法にて弁不全を確認すると，ミルキング圧迫解除時に 0.5 秒以上の逆流による血流シグナルを認める。
・大伏在静脈において，穿通枝合流部より中枢側では認めていなかったミルキングによる弁逆流血流シグナルが，穿通枝合流以下の大伏在静脈には認めるようになる（Dodd の穿通枝が主な逆流源である場合が多い）。
・大伏在静脈から連続する表在静脈で静脈瘤を認める。

症例36：Dodd 穿通枝の不全による大伏在静脈弁不全および静脈瘤

● 70 歳台，女性。

主　訴：左下腿の倦怠感，浮腫。　　既往歴：特記すべきことなし。
現病歴：20●●年 6 月に左下腿の倦怠感，浮腫，搔痒感出現。以前から下肢に静脈瘤を認めており，静脈瘤付近で皮膚の発赤を認めていた。
超音波検査所見：図 2.2.6
【検査目的】左下肢静脈瘤の原因検索，静脈瘤治療適応の是非。

・左大腿静脈において，Dodd の穿通枝の口径は φ6mm と太く，不全穿通枝の可能性が示唆される。
・Dodd の穿通枝に対するカラードプラによるミルキング法では，ミルキング圧解除時に逆行性のカラードプラ血流シグナルが得られ，不全穿通枝であることが確認された。
・Dodd の穿通枝に対するミルキング法によるパルスドプラ血流波形では，ミルキング圧解除時に，逆流シグナルを 9 秒以上認める。
・Dodd の穿通枝合流後，大伏在静脈は口径拡大しており，ミルキング後のカラードプラ血流シグナルにて逆行性血流を呈し，弁逆流を認める。
・大伏在静脈遠位部のミルキング圧解除時のカラードプラ血流シグナル所見では，弁逆流の血流シグナルは静脈瘤分枝部で終端となる。なお，大伏在静脈弁不全部分の平均血管径は φ6.0mm であった。
・左下腿内果付近で，後脛骨静脈と表在静脈をつなぐ穿通枝（cockett の穿通枝）にも，ミルキングによる弁逆流を認め，不全穿通枝を認めた。

用語　血管内レーザー焼灼術（endovenous laser ablation；EVLA）

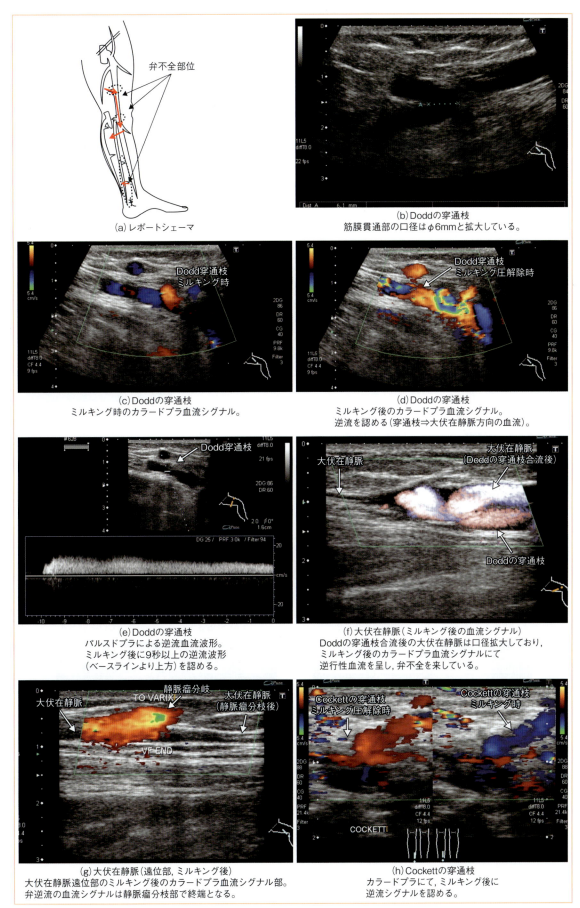

図 2.2.6　症例 36：超音波画像

MEMO

不全穿通枝における静脈瘤治療適応の是非について

- 不全穿通枝由来の静脈瘤においては，レーザー焼灼術治療のよい適応となるものとして，Doddの穿通枝不全による大伏在静脈瘤があげられる（図2.2.7）。また，大伏在静脈弁不全における平均血管径はφ4mm以上，φ10mm以下がレーザー焼灼術治療には良い適応例であり，本例は平均血管径φ6.0mmであり，患者背景も含めて，レーザー焼灼術治療が施行された。
- レーザー焼灼術後は焼却部血管内腔は虚脱し閉塞する（図2.2.8）。しかしながら，治療不十分な場合や血栓形成を来す場合があり，とくに伏在大腿静脈接合部側に進展する血栓はEHITとよばれる。EHITのクラス分類において，血栓先進部が深部静脈の内腔50％以上に至るようなクラス3〜4の血栓は，肺血栓塞栓症のリスクも考えられるため，注意深い観察が必要である（図2.2.9）。レーザー焼灼術後は，超音波検査にて術後72時間以内および術後1〜3カ月以内の超音波検査にて治療効果およびEHITの有無を確認することが推奨されている。
- 不全穿通枝に関しては，レーザー焼灼術などの伏在静脈治療に加えて，穿通枝の結紮術を行う場合や，不全穿通枝が静脈瘤の主原因となっている場合は，不全穿通枝の結紮が主な手術目的の場合もある。

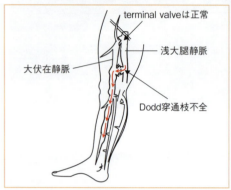

図2.2.7 Doddの穿通枝不全による大伏在静脈瘤
レーザー焼灼術の治療適応となる。

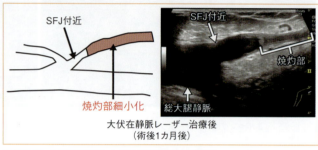

図2.2.8 大伏在静脈レーザー焼灼術後の評価
SFJから10〜20mmの範囲は焼灼しない領域なので，SFJ付近の血管内腔は開存している。
焼灼部は，血管内腔が虚脱し閉塞している。

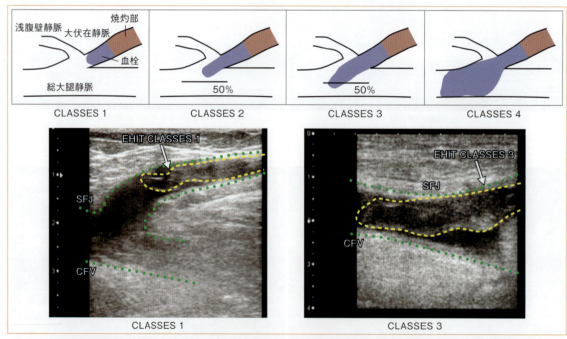

図2.2.9 EHITの模式図と超音波像
（Kabnick LS, Ombrellino M, Agis H, et al : Endovenous heat induced thrombus (EHIT) at the superficial-deep venous junction : a new post-treatment clinical entity, classification and potential treatment strategies. 18th Annual Meeting of the American Venous Forum, Miami, Florida, 2006 より）

用語 endovenous heat-induced thrombus (EHIT)

MEMO

不全穿通枝を捉えるコツ
・とくに静脈瘤が目立つ部分の周囲をスキャンし，筋膜を貫く太い穿通枝を探す。
・口径φ3mm以上の穿通枝に関しては，基本的にカラードプラによるミルキング法にて弁逆流の有無を確認してみる。
・弁不全が明らかでなくとも，口径φ4mm以上の穿通枝は不全穿通枝の可能性が高く，結紮術の対象になる血管なので，レポートに記載しておく。

［八鍬恒芳］

参考文献

1) 佐戸川 弘之，他：下肢静脈瘤に対する血管内治療のガイドライン 2009–2010年小委員会報告，静脈学 2010；21（4）：289–309.

2.2.5　小伏在静脈瘤

● 1. 病　態

- 小伏在静脈の弁不全による静脈瘤は，伏在膝窩静脈接合部（SPJ）の弁不全由来の病態が多い。
- 小伏在静脈にて，SPJ弁不全由来の静脈瘤はEVLAの治療対象となり得る病態である。
- 小伏在静脈では膝窩静脈の合流位置にバリエーションが多く，通常の膝裏合流部より高位であることがとくに多い。
- 大伏在静脈との交通枝であるGiacomini veinが接合部付近より認められる場合，静脈瘤再発の原因となることがあり，確認後，結紮することが勧められる（図2.2.10）。

● 2. 超音波検査所見

- 拡張した小伏在静脈（φ4mm以上のことが多い）。
- 小伏在静脈に，カラードプラによるミルキング法にてミルキング圧迫解除時に，0.5秒以上の逆流による血流シグナルを認める。

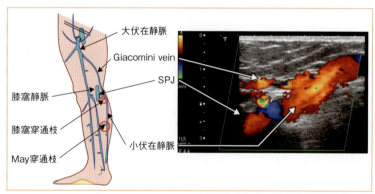

図2.2.10　小伏在静脈とGiacomini vein周囲のシェーマと超音波画像

症例37：小伏在静脈弁不全による静脈瘤

- 60歳台，女性。

主　訴：右下腿メインの静脈瘤，右下腿の倦怠感および掻痒感。
既往歴：特記すべきことなし。
現病歴：20●●年9月から，右下腿の倦怠感，静脈瘤付近の掻痒感が出現した。静脈瘤付近で皮膚の発赤を認めていた。
超音波検査所見：図2.2.11
【検査目的】右下腿静脈瘤の原因検索，静脈瘤治療適応の是非。

- 右小伏在静脈において，SPJからカラードプラによるミルキング法にて，弁不全による逆流血流シグナルを認める。この逆流血流は踝付近まで続く。
- パルスドプラによるミルキング法で得られた小伏在静脈の弁不全による逆流血流波形では，逆流時間は6秒ほどである。
- 小伏在静脈の口径は拡大しており，平均口径はφ6.4mmであった（本症例は左小伏在静脈にも弁不全を認めた）。

用語　伏在膝窩静脈接合部（saphenopopliteal junction；SPJ）

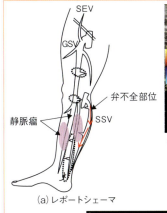
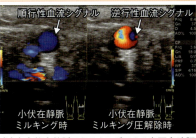
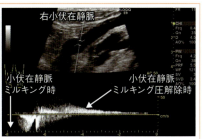
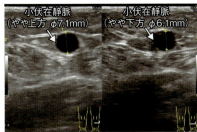
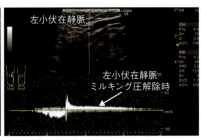

図2.2.11 症例37：超音波画像

 MEMO

小伏在静脈での弁不全確認手技について
- 弁不全の確認手技の1つとして，カラードプラによるミルキング法での弁逆流確認法がある．短軸像で確認する場合，プローブを血管走行に直交させるのではなく，血管走行に対しやや斜めに描出し，ドプラ効果を得やすくすると，より弁不全の診断が容易になる（図2.2.12）．
- パルスドプラによるミルキング逆流波形では，必要に応じて逆流時間や，逆流最大流速を計測する．ただし，これらの指標は，静脈瘤の重症度とは直接関連するものではない．

小伏在静脈弁不全による静脈瘤の治療適応の是非について
『下肢静脈瘤に対する血管内治療のガイドライン』[1]によると，レーザー焼灼術などの血管内治療の適応として，「伏在膝窩静脈接合部（SPJ）より5〜10cm遠位側の伏在静脈の平均的な径が4mm以上あること．また平均的な径が10mm以下を推奨する」としている．本例は小伏在静脈の弁不全由来の静脈瘤であり，小伏在静脈の平均血管径は6.4mmで，治療適応基準を満たしている．そのほかにも，適応基準として「深部静脈が開存している」，適応除外基準として「深部静脈血栓症の合併」などがある．

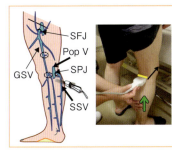
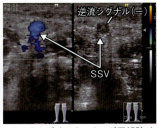

図2.2.12 小伏在静脈：カラードプラによるミルキング法での弁不全確認法
プローブを血管走行に対し斜めにし，短軸像を描出している．
カラードプラによるミルキング法にてミルキング圧解除時に，小伏在静脈弁不全による逆流シグナルを認めない．
小伏在静脈（small saphenous vein；SSV）
伏在膝窩静脈接合部（sapheno-popliteal junction；SPJ）
大伏在静脈（great saphenous vein；GSV）
伏在大腿静脈接合部（sapheno-femoral junction；SFJ）
膝窩静脈（popliteal vein；Pop. V）

［八鍬恒芳］

参考文献
1) 佐戸川弘之, 他：下肢静脈瘤に対する血管内治療のガイドライン 2009-2010年小委員会報告, 静脈学 2010；21（4）：289-309.

2.2.6 血栓性静脈炎

● 1. 病　態

- 表在静脈に炎症が生じ二次的に血栓が形成される。
- 原因としては静脈瘤が最も多く，外傷やカテーテル留置などの医原性が原因の場合や，原因不明の場合もある。
- 症状として，表在静脈瘤が原因の場合，静脈瘤付近の皮膚の発赤，疼痛があげられる。
- 表在静脈内の血栓は肺塞栓の原因になる可能性は一般的に低い。ただし，表在静脈の血栓が，合流する深部静脈に進展すると肺血栓塞栓症を発症する場合がある。

● 2. 超音波検査所見

- 皮膚発赤を生じた部分に一致した表在静脈（静脈瘤の場合が多い）内に血栓を認める。
- 静脈瘤を合併していることが多く，表在静脈に弁不全を来している。
- 原因がカテーテル刺入による炎症の場合はカテーテル刺入部分付近に一致して血栓を認める。

症例38：血栓性静脈炎

- 60歳台，男性。

主　訴：右大腿部内側皮下の腫瘤性病変。腫瘤性病変付近の皮膚発赤。右大腿部から下腿にかけての伏在静脈瘤，静脈瘤部分は触診にて硬結として触知される。
既往歴：特記すべきことなし。
現病歴：20●●年1月から，右大腿部に腫瘤触知。さらに発赤と疼痛を腫瘤部分付近と静脈瘤部に認めるようになった。
超音波検査所見：図2.2.13
【検査目的】右大腿部静脈瘤および血栓性静脈炎の評価。

- 右大伏在静脈は，SFJからカラードプラによるミルキング法にて，弁不全による逆流血流シグナルを認める。この逆流血流は踝付近まで続く。
- 大腿部の腫瘤触知部分に一致して，大伏在静脈と連続して瘤状拡大を認め，内部は血栓と思われる充実性成分で充満している。
- さらに下腿の硬結として触れる静脈瘤部分を観察すると，静脈瘤内に充実性成分を認め，血栓閉塞を来している。

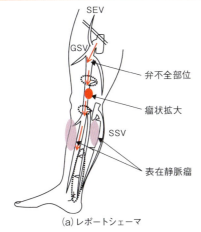
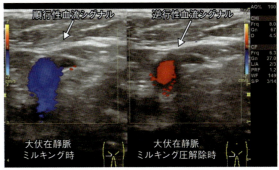

(a) レポートシェーマ

(b) 右大伏在静脈のミルキングによる弁不全確認
プローブを上方向斜めに傾けた大伏在静脈短軸像にて，ミルキング時に順行性の血流シグナルが得られ（この場合は青色），ミルキング解除時に逆行性血流シグナル（この場合は赤色）を呈し，弁不全が疑われる。

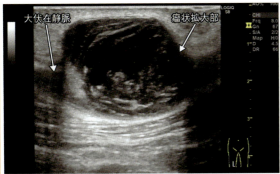
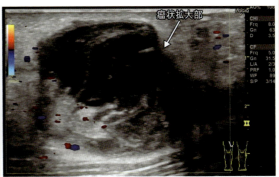

(c) 右大伏在静脈の瘤状拡大部
内部は血栓と思われる充実性成分で閉塞している。

(d) 右大伏在静脈の瘤状拡大部（カラードプラ）
瘤状拡大部の充実性成分には血流シグナルを認めず血栓閉塞を来しているのが確認できる。

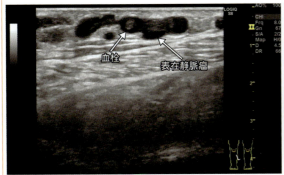
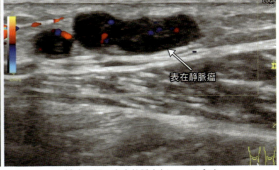

(e) 右下腿の表在静脈瘤
下腿の静脈瘤を観察すると，瘤の硬結化部分に一致して，瘤内に充実性成分を認め血栓形成を来しているのがわかる。

(f) 右下腿の表在静脈瘤（カラードプラ）
血栓部に血流シグナルはほとんど認めず，静脈瘤内は血栓閉塞している。

図2.2.13 症例38：超音波画像

MEMO

表在静脈瘤に発生する血栓について

　通常，血栓性静脈炎など表在静脈内で発生した血栓は，深部静脈血栓と違い，血栓が遊離し肺血栓塞栓症を引き起こすようなリスクは少ない。しかしながら，表在静脈の血栓が中枢に進展し，深部静脈に至れば，肺血栓塞栓症を引き起こす可能性は高くなる。表在静脈内の血栓といえども，必ず血栓の先進部（中枢端）は確認しておくことが重要である。

［八鍬恒芳］

2.3 下肢動脈・上肢血管

2.3.1 閉塞性動脈硬化症

● 1. 病　態

- 閉塞性動脈硬化症（ASO）とは，動脈硬化（粥状硬化）により主にコレステロールが動脈壁内膜に沈着し，動脈の内腔が狭くなり狭窄や閉塞を来し循環障害を来した病態である。
- 日本では高齢化社会の進展や食生活の欧米化による生活環境の変化による生活習慣病の増加を背景にASOが急増し，末梢動脈疾患（PAD）の95％以上を占めるようになり，ASOはPADともよばれるようになってきた（表2.3.1）。
- 動脈硬化には比較的太い動脈に生じる粥状硬化，小動脈での中膜硬化，細動脈硬化がある。これらの病変評価にはABI，超音波検査，CT検査，血管造影などで検査確認していくが，症状に応じて，薬物療法，運動療法，経皮的血管形成術，バイパスなど外科的治療も含め症状にあった適切な治療が必要である（表2.3.2）。治療は患者のQOL低下を防ぎ，環境を整えるためにも積極的に取り入れる必要がある。

表2.3.1　動脈硬化の危険因子

環境	生活習慣病
60歳以上 男性 喫煙 肥満 ストレス 運動不足	糖尿病 高血圧 高脂血症 高尿酸血症

表2.3.2　Rutherfordの分類

度	群	臨床症状	治療法
0	0	無症状	薬物療法
	1	軽度跛行	薬物療法・歩行指導
Ⅰ	2	中等度跛行	薬物療法・血管再建術
	3	高度跛行	血管再建術
Ⅱ	4	虚血性安静時痛	血管再建術
Ⅲ	5	限局性壊死	血管再建術
	6	広範囲な組織壊死	切断

症例39：閉塞性動脈硬化症（TASC-C病変）

- 60歳台，男性。

主　訴：最近500mほど歩くと痛みが出るようになった。
現病歴：2型糖尿病，高脂血症，高血圧，閉塞性動脈硬化症にて投薬中。
生理検査所見：ABI 0.94/0.62　※左下肢低下
超音波検査所見：
- 左浅大腿動脈は分岐下2cmのところから19cm長の閉塞を認める。
- 病変内部は石灰化混在を認める。
- 両側後脛骨動脈は全域に閉塞を認める。
  主なCT・超音波画像を図2.3.1～2.3.4に示す。

治療・経過：この患者の血管内治療は石灰化混在する硬い病変であったためエコーガイド下で治療を行ったが，カテーテルは一方向からのみでは貫通せず膝窩部穿刺も行いステントを留置した。半年後の経過観察では再狭窄は起きていない。下肢動脈は他の末梢動脈に比べ血管にかかるストレスが多いため再狭窄を来しやすいので，治療後もABIやエコー検査の経過観察が重要である。

📝 **用語**　閉塞性動脈硬化症（arteriosclerosis obliterans；ASO），末梢動脈疾患（peripheral arterial disease；PAD）

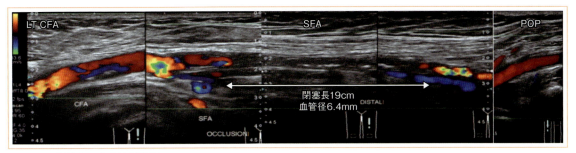

図2.3.1　症例39：超音波画像①

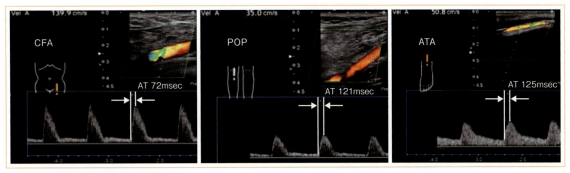

図2.3.2　症例39：超音波画像②

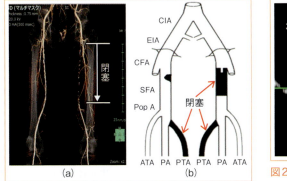

図2.3.3　症例39：CT画像・シェーマ

図2.3.4　症例39：血流波形による重症度評価

 MEMO

検査時およびレポート時の注意点

- 下肢動脈を評価するためには他領域血管の超音波検査と比べ血管深度が変化に富んでいるため絶えずフォーカスやカラーゲイン，流速レンジなど設定条件の変更が要求される。また，石灰化や腸管ガスなどのアーチファクトにもよく遭遇するので，条件設定の変更だけでなくプローブを使い分けることが大切である。
- 下肢動脈では狭窄の評価は狭窄率ではなくPSVR（狭窄部PSV／直前のPSV比）で表す（付録CD：「参考：閉塞性動脈硬化症」参照）。
- 末梢動脈の評価は血管を見て評価するだけでなく，血流波形の変化を評価することが大切である。中枢側で狭窄や閉塞が生じるとその末梢側では血流障害が起き血流量が低下するため，波形が重症度に比例して変化していく。末梢側で波形を評価することが中枢側病変の見落としをなくすことにつながる。とくに石灰化で血管が評価不能のときは波形による評価がとても重要になる。

［中野明子］

参考文献

1) TASC II Working Group, 日本脈管学会 訳：下肢閉塞性動脈硬化症の診断・治療指針II，日本脈管学会（編），メディカルトリビューン，東京，2007.

2.3.2　胸郭出口症候群

● 1. 病　態

- 神経血管束（鎖骨下〜腋窩動・静脈，腕神経叢）が，前・中斜角筋，第一肋骨，鎖骨，小胸筋，大胸筋などで構成される空間を通過する際に解剖学的な異常によって過度に圧迫されて神経症状，血行障害を認める疾患である（図2.3.5）。
- 圧迫される部位や形態によって，斜角筋症候群，肋鎖症候群，小胸筋症候群などに分類される。
- なで肩の女性や上肢を酷使する人，頸から肩の筋肉が発達した人に好発する。圧迫は上肢の動きや，姿勢に伴って生じるため安静状態では異常所見を得にくく診断に難渋する。症状が現れる器官によって神経性・動脈性・静脈性に分類される。
- 静脈性の胸郭出口症候群は約15％にみられ，自覚症状は鎖骨下静脈の血栓閉塞による上肢腫脹，疼痛などである。

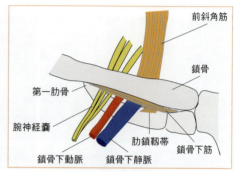

図2.3.5　第一肋骨・鎖骨間間隙（costoclavicular space）の解剖
鎖骨下静脈は周囲の組織（第一肋骨，鎖骨，肋鎖靱帯，鎖骨下筋，前斜角筋）に取り囲まれた狭い間隙を通過する。

- 鎖骨下静脈のカテーテル留置や，ペースメーカーリード挿入などの明らかな原因がなく発生した鎖骨下静脈の血栓閉塞は，原発性鎖骨下静脈塞栓症（Paget-Schroetter症候群）と称され，静脈性胸郭出口症候群の一部として考えられており，鎖骨下–腋窩静脈血栓症の原因の約25％を占めるとされる。

● 2. 超音波検査所見

- 静脈性の胸郭出口症候群の場合，主に鎖骨より末梢側で血栓閉塞を生じる。
- 鎖骨より中枢側に血栓が存在する場合は血栓先進部に可動性を有する場合があり，肺血栓塞栓症発症のリスクがより高い所見となる。

症例40：胸郭出口症候群（Paget-Schroetter症候群）

- 30歳台，男性。

主　訴：右手の色調変化（チアノーゼ様），右上肢の腫脹および可動制限，疼痛。
既往歴：特記すべきことなし。
現病歴：20●●年4月，仕事中（精肉業）に右手の色調変化に気づく。その後急激に右上肢の腫脹および可動制限認め，疼痛も徐々に増し，精査加療のため救急外来受診。
血液生化学所見：D-dimer 3.7μg/mL　FDP 9.1μg/mL　CRP 0.3mg/dL
超音波検査所見：図2.3.6
【検査目的】右上肢静脈の血栓閉塞疑い。鎖骨下静脈血栓閉塞の有無を確認。

- 右鎖骨下静脈近位部の血管内腔は血栓と思われる充実性の低エコー成分により充満している。また低エコー成分を認めない鎖骨下静脈遠位部では，血管内がもやもやエコーで満たされており，上肢静脈血流のうっ滞が考えられる。
- カラードプラにて，血栓部に血流シグナルは認めず，閉塞している。
- 右鎖骨下静脈と合流する，右内頸静脈および右腕頭静脈には血流シグナルを認め，血栓閉塞は来していない。
- 右腕頭静脈は血栓閉塞を来していないが，右鎖骨下静脈の血栓は右腕頭静脈まで進展しており，腕頭静脈内の血栓先進部は可動性を有している。

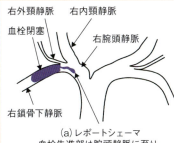
(a) レポートシェーマ
血栓先進部は腕頭静脈に至り、可動性を有する。

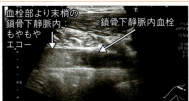
(b) 右鎖骨下静脈像
右鎖骨下静脈内に血栓と思われる充満型の低エコー充実成分を認める。血栓部末梢端より末梢側の右鎖骨下静脈内は，もやもやエコーを認め，静脈のうっ滞による像と考える。

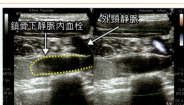
(c) 右鎖骨下静脈像
（左：断層像，右：カラードプラ）
右鎖骨下静脈内の血栓部に血流シグナルは認めず完全閉塞している。合流する右外頸静脈の血流シグナルは認める。

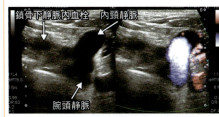
(d) 右鎖骨下静脈－内頸静脈－腕頭静脈
（左：断層像，右：カラードプラ）
右鎖骨下静脈は血栓により閉塞しているが，右内頸静脈内に血栓は認めず，血流シグナルの欠損像は認めない。さらに右腕頭静脈の血流シグナルも認めるため，右腕頭静脈の閉塞は来していないことがわかる。

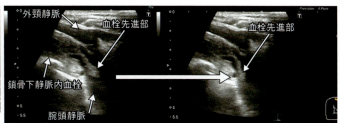
(e) 右鎖骨下静脈－腕頭静脈の血栓像
（左右は連続的に観察した像）
右鎖骨下静脈の血栓は，右腕頭静脈まで進展している。右腕頭静脈は血栓による閉塞は来していないが，血栓の中枢側先進部は，図左と図右では血栓の位置が変化しており，可動性を有しているのがわかる。

図2.3.6 症例40：超音波画像

 MEMO

上肢静脈の血栓による肺血栓塞栓症合併について
　Paget-Schroetter症候群による上肢静脈の血栓症のみならず，内頸静脈や鎖骨下静脈のカテーテル留置による血栓形成や，上大静脈症候群などによる上肢静脈の血栓形成が，肺血栓塞栓症の原因となる場合がある。下肢深部静脈血栓症と同様に血栓の中枢端（血栓先進部）に可動性を有する場合は特に肺血栓塞栓症のリスクは高いと考えられる。提示症例も肺血栓塞栓症を合併していた。なお，提示症例の鎖骨下静脈血栓は，カテーテルによる血栓吸引術およびバルーンカテーテルによる経皮的血管形成術が施行され，閉塞は解除された。

胸郭出口症候群の理学的検査について
　胸郭出口症候群を確認する手段としてAdsonテストやRoosテストがある。Adsonテストは，前斜角筋が緊張する頸椎の姿勢（患側に頭部を頸椎伸展位で回旋）で深呼吸を行わせ，鎖骨下動脈が圧迫され橈骨動脈の脈拍が減弱するのを確認する方法である。頸部を後屈させ上肢を外転させるとさらに所見が明瞭になる場合がある。脈波やドプラ法と組み合わせて確認してもよい。提示症例はAdsonテスト陽性の症例であった。

［八鍬恒芳］

参考文献

1) Kommareddy A, Zaroukian MH, Hassouna Hl. Upper extremity deep venous thrombosis. Semin Thromb Hemost. 2002 Feb；28（1）：89–99
2) Sanders RJ, Hammond SL. Venous thoracic outlet syndrome. Hand Clin. 2004 Feb；20（1）：113–8, viii

2.3.3 内シャント狭窄

● 1. 病　態

- バスキュラーアクセス (VA) の種類には，自己血管内シャント (AVF)，人工血管内シャント (AVG)，動脈表在化，長期留置カテーテルなどがある。
- VA は作製後，永久的に維持できるわけではなく，症例によっては血流を障害する病変が発現する場合がある。
- 病変の大部分は狭窄である。高度になるとシャント機能不全となり，良好な透析が施行できなくなる。さらに進行すると閉塞を来す。
- VA 超音波検査の役割は，病変が進行しシャント不全に至る前に的確に診断することにある。それにより適切な時期に治療介入することによって，二次開存期間を延長させることができる[1]。
- 狭窄や閉塞病変の存在で併発する合併症はさまざまであり，病態を正しく理解し血行動態を把握することが重要である。
- VA 超音波検査は，主に機能評価と形態評価に分類される。
- 機能評価は血流の程度を評価するものであり，AVF では上腕動脈の血流量 (FV) と末梢血管抵抗指数 (RI) を計測する。
- 形態評価においては機能評価を反映した狭窄病変や閉塞病変を検索する。ただし，側副血行路を伴う場合は，血流量の値が反映されないため注意が必要である。
- 最後に機能および形態を総合的に評価し，VA の良否を判断する。
- ガイドラインでは VA に関連する合併症として，表 2.3.3 のように記載されている[2] が，そのうち④，⑧以外が狭窄および閉塞病変が関与して発現する合併症である。
- 病変と血行動態の関係および出現する症状を図 2.3.7 に示す。狭窄病変の部位や程度によってさまざまな合併症が発生することを理解しておく。

表 2.3.3　VA に関連する合併症

①血流量不足
②狭窄（動脈／静脈の内腔狭小化）
③血栓形成 (VA の閉塞)
④穿刺部の感染症
⑤瘤形成
⑥静脈高血圧症 (sore thumb or sore thumb syndrome)
⑦スチール症候群（虚血障害）
⑧血流量過剰 (high output cardiac failure)
⑨血液再循環
⑩穿刺困難および穿刺部限局
⑪その他

（日本透析医学会：2011 年版慢性血液透析用バスキュラーアクセスの作製および修復に関するガイドライン，日本透析医学会誌，44(9), 2011 より引用）

用語　バスキュラーアクセス (vascular access ; VA)，自己血管内シャント (arteriovenous fistula ; AVF)，人工血管内シャント (arteriovenous graft ; AVG)，血流量 (flow volume ; FV)，末梢血管抵抗指数 (resistance index ; RI)

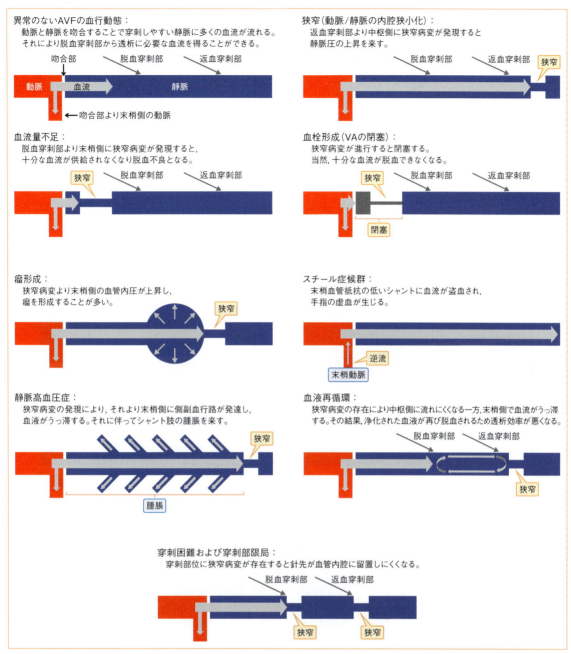

図2.3.7 病変と血行動態の関係および出現する症状

> **MEMO**
>
> VAエコーは主に上肢の皮静脈を検査する。したがって他の領域と比べて血管は非常に浅い部位を走行するのが特徴である。つまり理学所見（視診，触診，聴診など）で得られる情報が非常に多い。これをマスターすることで，検査時間の大幅な短縮が期待できる。

症例41：内シャント狭窄

- 61歳，女性。

主　訴：脱血不良のため透析困難，加療目的で当院受診となった。
現病歴：慢性腎不全。左AVFの症例。7カ月前に他院にてAVFを作製，4カ月前に血液透析導入となる。以降は良好に経過していた。

超音波検査所見：図2.3.8
理学所見：図2.3.9

- 左前腕末梢側の橈骨動脈と橈側皮静脈で吻合したAVFである。前腕中央部付近から脱血し，肘部橈側皮静脈に返血している。
- 吻合部直上から強いスリルを触れるが，その中枢ではスリルが減弱していた。
- 血流低下の原因となっている高度の狭窄病変が吻合部直上に存在すると考え，超音波検査を施行した。

血管造影検査所見：図2.3.10

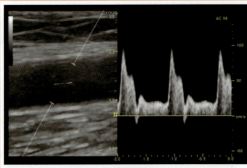

(a) 機能評価
上腕動脈血流量は196mL/min，RIは0.79で血流は不良であった。何らかの病変が存在すると考え，引き続き形態評価を行う。

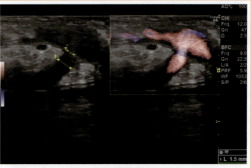

(b) 吻合部
上腕中央部の上腕動脈から末梢側に向けて走査するも，血流を低下させるほどの狭窄病変は認めなかった。動脈系においては吻合部近傍の動脈に1.5mmの軽度狭窄病変を認めるのみであった。

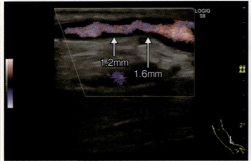

(c) 吻合部直上①
内膜肥厚を伴う1.2〜1.6mmの高度狭窄病変を認めた。

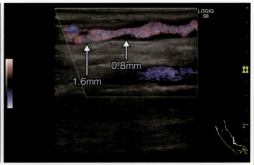

(d) 吻合部直上②
さらに中枢側においても0.8〜1.6mmの比較的広範囲の高度狭窄病変を認めた。

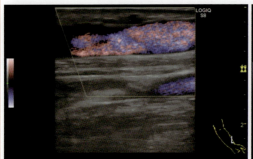

(e) 前腕中央部
脱血穿刺部位やや末梢側から血管径は保たれていた。以降中枢側に狭窄病変は認めなかった。

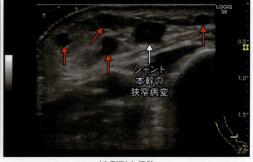

(f) 側副血行路
狭窄部位近傍に多数の分枝（側副血行路）(↑)を認めた。脱血不良の原因は，吻合部直上の高度狭窄病変であると考えられた。

図2.3.8　症例41：超音波画像

2.3 下肢動脈・上肢血管

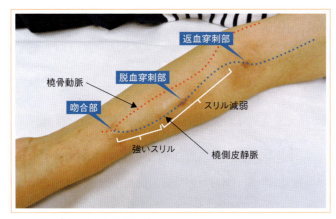

図2.3.9 症例41：シャント肢
吻合部直上を触れると血管はやや硬く細く触れる。
脱血穿刺部近傍から中枢側は，内腔は保たれているように触れるが血管の張りが弱い。

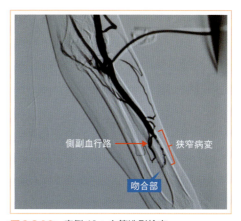

図2.3.10 症例41：血管造影検査
超音波検査所見に一致して吻合部直上に広範囲の高度狭窄病変を認めた。これらの病変に対して経皮的血管形成術（PTA）を施行し，血流は改善した。

MEMO

VA超音波検査は必ず機能評価と形態評価を行う

- まず血流の状態を把握し，低下していればその原因となる病変が存在する。Bモード断層法とカラードプラ法を駆使して病変を検索する。最後に，なぜその臨床症状が出現しているのかを説明できる所見を得てから検査を終了するよう心がける。
- 脱血不良を呈する症例では上腕動脈血流量が350mL/min以下になると症状が出現するという報告がある。また，約350mL/minで約1.3mmの狭窄病変を伴っているとされる[3]。ただし，発達した側副血行路を伴わない症例に適応となるため注意が必要である。
- AVFは患者個々によって吻合部位や血管走行が異なる。これが本領域のエコーをやや難しくしている要因の1つではあるが，エコー所見と血管造影所見を比較したり，症例を数多く経験することで，血行動態が理解できるようになってくる。

［小林大樹］

参考文献

1) 小林大樹，他：アクセス血流量によるグラフト内シャントのsurveillance. 腎と透析 2004；57（別冊アクセス）：118–120.
2) 日本透析医学会：2011年版慢性血液透析用バスキュラーアクセスの作製および修復に関するガイドライン 2011年版, 透析会誌 2011；44：855–937.
3) 山本裕也，他：自己血管内シャントにおける脱血不良発生と超音波検査における機能評価および形態評価の関連性, 透析会誌 201；45：1021–1026.

2.3.4 内シャント狭窄（人工血管）

● **1. 病　態**

- AVGはAVFに比べて閉塞しやすい。また理学所見もAVFほど情報は多くない。したがって，超音波検査による管理が極めて有用である。
- AVG閉塞の原因はAVFと同様であり，大部分が流出路静脈狭窄の進行によるものである。
- AVGの血流量測定は，これまで人工血管内での測定が主流であったが，近年はAVFと同様に上腕動脈血流量での評価に変わりつつある。

> **症例42：内シャント狭窄（人工血管）**
>
> ● 75歳，女性。
>
> 主　訴：静脈圧の上昇。
> 理学所見：図2.3.11
> - 左橈骨動脈起始部と人工血管を吻合，人工血管は前腕部にループ状に移植されている。静脈側は上腕部の尺側皮静脈に吻合した症例である。人工血管の材質は流入部が径4mmで次第に径6mmに拡大していくテーパー型のe-PTFEである。触診では人工血管は全体的に拍動を呈する。また静脈側吻合部は強いスリルを触れ，以降中枢側はスリルを触れない。
>
> 超音波検査所見：図2.3.12

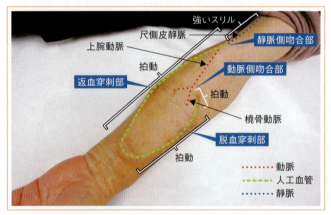

図2.3.11　症例42：シャント肢

✎ **用語**　expanded polytetrafluoroethylene (e-PTFE)

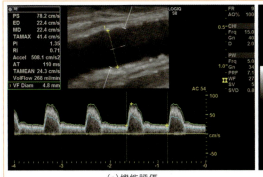
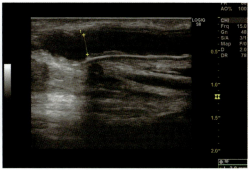

(a) 機能評価
上腕動脈血流量は268mL/min，
RIは0.71で血流は不良であった。

(b) 動脈側吻合部
動脈側吻合部の人工血管は内径で3.0mm，
ごく軽度の狭窄病変を認めた。

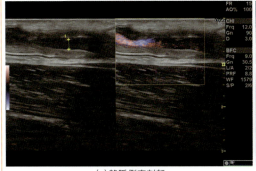
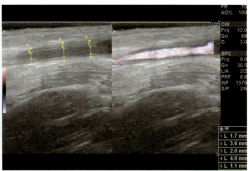

(c) 静脈側穿刺部
内膜肥厚を伴う径2.2mmの狭窄病変を認めた。
針先がこの病変に当たることで静脈圧が
上昇していることも否定できない。

(d) 静脈側吻合部
径1.1～1.7mmの高度狭窄病変を認めた。

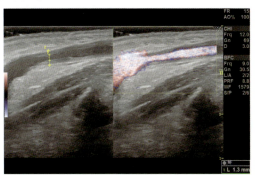

(e) 尺側皮静脈
さらに中枢側では1.3mmの高度狭窄病変を認めた。
これらの広範囲の病変が静脈圧上昇の原因と考えられた。

図2.3.12　症例42：超音波画像

MEMO

VAとして使用される人工血管は現在3種類ある
①e-PTFE：術後約3日から血管内腔の観察が可能となる。
②ポリウレタン：人工血管内の観察が極めて困難である。ただし，透析における穿刺を繰り返すことによって穿刺部位が観察可能になってくる。
③PEP：e-PTFEとポリウレタンの両方の特徴をもつ人工血管である。術直後から人工血管の内腔が観察可能である。

［小林大樹］

用語　polyolefin–elastomer–polyester (PEP)

2.3.5 医原性仮性動脈瘤

1. 病態

- 医原性とは，患者の治療のために行われた医療行為が新たな疾患を引き起こした場合に表現され，血管内治療，主に血管造影，血管手術など侵襲的に治療を行った場合，血管外へ出血した血液で被包化が生じ，血流が残った状態のことを医原性仮性動脈瘤という。
- この病態は漏れた血流の出入口が同じなため，パルスウェーブにおいてto and fro（図2.3.13.d）という特殊な波形になり，エコーでの鑑別は比較的容易である。また，仮性動脈瘤は血流がなくなると血腫という表現に変わる。
- 生活習慣病の増加に伴い，その合併症である動脈硬化によって引き起こされる血管疾患患者が近年増加傾向にある。その治療法として血管内治療が広く普及している。これはTASC II 分類からも推測ができ，近年，わが国でも浅大腿動脈の治療デバイスが複数承認され血管内治療の拡大が推測される。
- 血管内治療はカテーテルを血管内に挿入するため，外界から血管内への通路としてシースを挿入するが，治療が終了しシースを抜去した際，止血不良により生じる内出血が気づかず放置された場合，局所的嚢状に血液が貯留され仮性動脈瘤となる。これを放置すると時間とともに大きくなり，さらなる破裂を引き起こすことがあり，いち早く見つけることが大切である。このことから医原性仮性動脈瘤は緊急治療の1つとして考えられている。
- カテーテル検査後の医原性仮性動脈瘤の頻度は0.05～0.5%と報告[1]されており，抗血小板治療や抗凝固療法が行われている場合は2～8%[2]と高くなる。この仮性瘤はワイヤー操作上での血管穿通など穿刺部位だけとは限らない。
- 仮性瘤は一般的に体外から確認できるものではないが，皮膚の変色，膨らみなどから推測することも重要であり，緊急性のある病態であることを忘れてはならない。

2. 超音波検査，治療

- 超音波検査は体内をエコーで透視することができるだけではなく血流をみることができ，仮性瘤，血腫の鑑別まで速やかに評価することができる。
- 医原性仮性動脈瘤が発生したときの対処法としては，圧迫，エコーガイド下圧迫，トロンビン注入，稀に外科手術などがあり，一般的には圧迫法が選択されることが多い。

用語 TransAtlanticInte-Society Consensus II（TASC II）

2.3 下肢動脈・上肢血管

症例43：医原性仮性動脈瘤

- 60歳台，女性。

主　訴：PCI治療後穿刺部に腫脹を認める。仮性動脈瘤の除外目的。

超音波検査所見：図2.3.13
- 右上腕動脈穿刺部皮下直下に上腕動脈と接する囊胞状拍動性を伴った動脈瘤を認める。
- 動脈瘤には上腕動脈からの流入出血流（to and fro）が認められ仮性動脈瘤が疑われる。
- 穿刺部前後の上腕動脈，尺骨動脈・橈骨動脈に閉塞は認めない。
- 圧迫止血により翌日仮性瘤内の血流シグナルは消失，血腫を確認した。

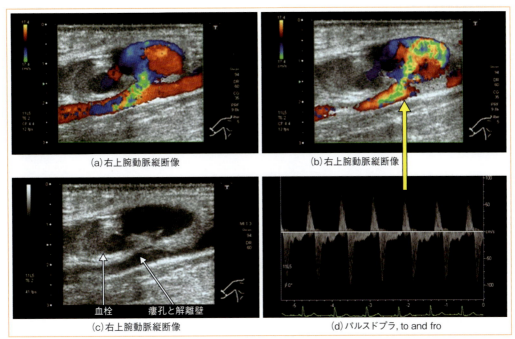

(a) 右上腕動脈縦断像　　(b) 右上腕動脈縦断像
(c) 右上腕動脈縦断像　　(d) パルスドプラ, to and fro

図2.3.13　症例43：超音波画像

MEMO

超音波検査時の注意点
- 瘤内に出入りする血流波形パターン（to and fro）を観測する。
- 穿孔部位が骨盤内へ潜りこんできている場合は止血がしにくく仮性瘤ができることが多々ある。
- 仮性動脈瘤は止血後も再発することがあるので注意する。
- 止血は極力圧迫し瘤の容積を小さくすることが治癒を早めることにつながる。
- 仮性動脈瘤はガイドワイヤーの操作により血管を穿通し仮性瘤を形成することがある。
- トロンビン注入においては注意しないと仮性瘤内だけでなく血管内に血栓を形成することがある。
- 仮性動脈瘤は動脈近傍にあるとは限らない。穿刺痕を確認し，その周囲もよく観察しなければならない。
- 穿刺部位は周囲が炎症することがあり敷石状エコー像（浮腫像）をみることがある。
- 稀ではあるが，穿刺部以外にも仮性瘤を形成することがあり周囲を観察することが重要である。
- 血流がなくなると血腫となる。

［中野明子］

参考文献

1) Kresowik. TF. et. Aprospective study of theincidence and natural history of femoral vascular complications after percutaneous transluminal coronary aqngiography. J Vasc Surg. 13, 1991, 328–36.
2) Lumesuden, AB. et al. A prospectiv evaluation of surgically treated groin complications following percutaneous cardiac procedure. Am Surg, 60, 1944, 132–7.

2.4 大動脈

2.4.1 腹部大動脈瘤ステントグラフト内挿術後エンドリーク

● 1. 腹部大動脈瘤（AAA）の病態

- 大動脈瘤は大動脈壁一部の全周，または局所が拡張した状態である。
- 動脈瘤の定義は，壁の一部が局所的に拡張し，嚢状に突出して「こぶ」を形成する場合，または直径が正常径の1.5倍（胸部で4.5cm，腹部で3cm）を超え，紡錘状に拡大した場合とする。
- 形状が紡錘状であれば紡錘状大動脈瘤，嚢状であれば嚢状大動脈瘤（図2.4.1）[1,2]。

● 2. 治療法

腹部大動脈瘤の外科的治療法として，人工血管置換術とステントグラフト内挿術とがある。

● 3. ステントグラフト内挿術の適応[3]

ステントグラフト内挿術を施行するためには，一定の解剖学的条件を満たす必要がある。

(1) 解剖学的適応
- 中枢neckの長さが長く，比較的まっすぐ，かつ直径が28ないし32mm以下。
- アクセスルートとして腸骨動脈が太く，極端な屈曲蛇行，石灰化がみられない。
- 末梢neckが10mm以上。
- とくに中枢neckの長さ，性状は留置後の成績に強く影響を及ぼすため適応を遵守すべきである。

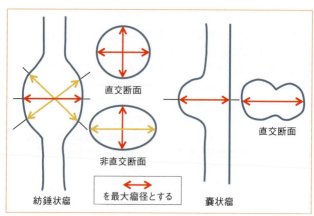

図2.4.1 瘤径の計測法

（Jpn J Med Ultrasonics 2014；41 (3) を参考に作成）

用語 腹部大動脈瘤（abdominal aortic aneurysm；AAA）

4. エンドリークの病態（図2.4.2）[2]

- エンドリークは大動脈瘤に対するステントグラフト治療における最も大きい合併症である。
- エンドリークとは，ステントグラフト内挿後に，何らかの原因により大動脈瘤内の血栓化が十分に得られないか，あるいは瘤壁に血圧のかかる状態が継続する現象である。
- その発生原因よりtypeⅠ～Ⅴに分類されている。TypeⅡおよびTypeⅣは予後に大きな影響をもたらさないとの報告が多いが，TypeⅠおよびTypeⅢは明らかに予後不良であり，これらのエンドリークについては適切な処置が必要とされる。
- TypeⅤはendotensionともよばれ，画像診断上，明らかなエンドリークは指摘できないが，徐々に拡大傾向を来すもので，破裂の報告もあり，治療が必要となるtypeといわれている。
- 腹部大動脈瘤治療初期のエンドリークは10％前後にみられ，TypeⅡがその半数以上を占める。
- 遠隔期における新たなエンドリークの発生は，腹部で2～10％／年であり，経過観察が必須であるとガイドラインでも示されている。

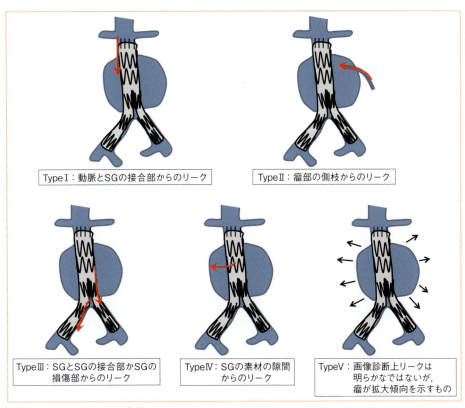

図2.4.2　エンドリークの分類

症例44：AAAステントグラフト内挿術後エンドリーク

- 80歳台，男性。

主　訴：背部痛。
現病歴：1年前に健診の腹部エコーで最大径43mmの腹部大動脈瘤を指摘され，その後心臓血管外科で経過観察中に背部痛が出現し，動脈瘤の最大径が45mmと増大傾向を認めた。
造影CT・超音波検査所見：図2.4.3～2.4.5

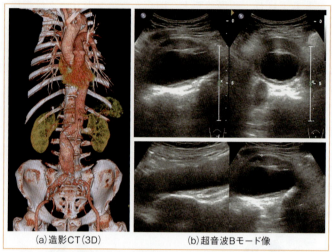

(a) 造影CT（3D）　　　(b) 超音波Bモード像

図2.4.3　症例44：瘤径（最大短径）45mm（紡錘状）

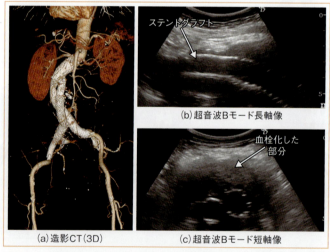

(a) 造影CT（3D）　　　(b) 超音波Bモード長軸像
　　　　　　　　　　　(c) 超音波Bモード短軸像

図2.4.4　症例44：ステントグラフト内挿術後

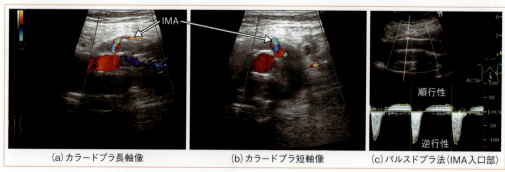

(a) カラードプラ長軸像　(b) カラードプラ短軸像　(c) パルスドプラ法（IMA入口部）

図2.4.5　症例44：ステントグラフト内挿術後（超音波像）
下腸間膜動脈（inferior mesentoric artery；IMA）

症例45：AAA最大短径58mm

- 70歳台，男性。

現病歴：糖尿病，慢性腎不全で内科通院中，肝機能異常精査目的で施行した腹部エコーで最大径58mmの腹部大動脈瘤を認めた。

造影CT・超音波検査所見：図2.4.6～2.4.8

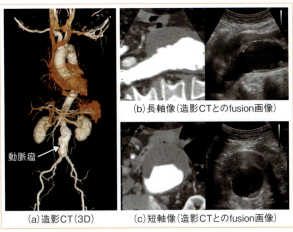

図2.4.6　症例45：ステントグラフト内挿術後（超音波像）
(a) 造影CT（3D）　(b) 長軸像（造影CTとのfusion画像）　(c) 短軸像（造影CTとのfusion画像）

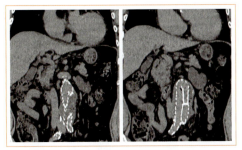

図2.4.7　症例45：ステントグラフト内挿術後（単純CT冠状断像）

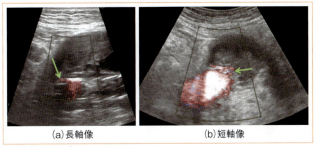

図2.4.8　症例45：ステントグラフト内挿術後（Fine Flow）
(a) 長軸像　(b) 短軸像
ステントグラフトの辺縁の隙間から瘤内へのわずかな血流信号を認める。瘤径の拡大はなく，2カ月後に瘤内への血流は消失した。

MEMO

ステントグラフト内挿術後の超音波検査におけるチェックポイント

- 術後の経過観察では瘤径増大の有無を評価するため，瘤径は術前と同一部で測定する。
- ステントグラフト外の瘤内の血流の有無をカラードプラなどで評価する。
- ステントグラフトは瘤の内部に挿入され，瘤内への血流が遮断されるため，瘤内は血栓化されるので，術後問題なければ血栓内はカラードプラなどで血流シグナルは認められない。
- TypeⅠやⅢの有無を評価するには，ステントグラフトのランディング部や脚側との接合部を，カラードプラなど使用し，注意深く観察する。
- TypeⅡは残存する下腸間膜動脈からの逆行性血流によるものが多く，超音波検査でも比較的検出可能である。腰動脈やその他の血管からの瘤内への流入血流は，超音波検査では検出が困難な場合がある。

［渡邊亮司］

参考文献

1) 超音波による大動脈・末梢動脈病変の標準的評価法　Jpn J Med Ultrasonics Vol. 41 No. 3（2014）
2) 日本循環器学会：大動脈瘤・大動脈解離診療ガイドライン（2006年改訂版）；循環器病の診断と治療に関するガイドライン（2004–2005年度合同研究班報告）Circulation Journal Vol. 70, Suppl. IV, 2006
3) 日本循環器学会：大動脈瘤・大動脈解離診療ガイドライン（2011年改訂版）；循環器病の診断と治療に関するガイドライン（2011年度合同研究班報告）

2.4.2 大動脈解離

● 1. 病　態

- 大動脈壁が中膜のレベルで二層に剥離し，動脈走行に沿って二腔になった状態である。
- 本来の動脈内腔である真腔と解離により生じた偽腔からなり，両者は剥離した内膜と中膜の一部からなる隔壁であるフラップ（flap）により隔てられる。
- フラップは，通常1〜数個の内膜亀裂（tear）をもち，内膜亀裂の中で真腔から偽腔へ血液が流入する主な内膜亀裂を入口部（エントリー）といい，再流入する内膜亀裂を再入口部（リエントリー）という（図2.4.9）。
- 大動脈壁内に血流もしくは血腫（血流があるものがほとんどであるが，血流のないもの，血栓化したものも一部含まれる）が存在する動的な病態である。
- 大動脈解離は，解離の範囲による分類と偽腔の血流動脈による分類，病期による分類がある（図2.4.10）。

● 2. 症　状

- 急激な背部痛。
- 末梢循環障害（虚血性心疾患，脳虚血，上肢虚血，対麻痺，腸管虚血，腎不全，下肢虚血）。
- その他の病態：DIC，胸水貯留，全身の炎症所見[1]。

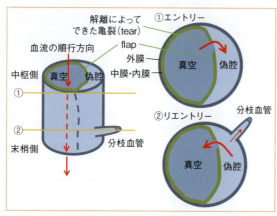

図2.4.9　大動脈解離の模式図

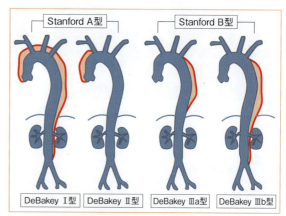

図2.4.10　大動脈解離の分類

症例46：Stanford A型　偽腔開存型解離性動脈瘤

- 70歳台，女性。

主　訴：胸背部痛。　　現病歴：3日前より胸背部痛あり，改善しないため，循環器内科へ受診。
画像検査所見：図2.4.11
造影CT：上行大動脈に解離を認める（Stanford A型，Debakey Ⅱ型）。
超音波検査：セクター型プローブを使用し，経胸壁心尖部アプローチで5腔像を描出すると，上行大動脈にflapを認め，カラードプラでは中等度以上の大動脈弁逆流を認めた。

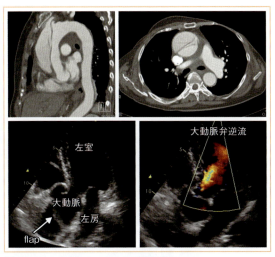

図2.4.11　症例46：CT・超音波画像

症例47：Stanford A型　偽腔血栓閉塞型解離

- 70歳台，女性。

主　訴：背部痛。　　現病歴：今朝トイレで排尿時に背部全体の疼痛が出現し，歩行困難となった。
画像検査所見：図2.4.12
造影CT：上行から下行大動脈にかけて解離を認めるが（Stanford A型，Debakey Ⅰ型），偽腔の内腔は血栓化して閉塞している。
超音波検査：セクター型プローブを使用し，経胸壁より上行大動脈を描出した像。遠位側の偽腔の血栓化した偽腔が壁の厚みとして描出され，カラードプラで偽腔内腔に血流は認めない。

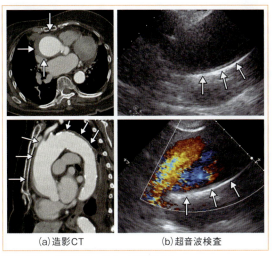

図2.4.12　症例47：CT・超音波画像
血栓化し，閉塞した偽腔。

2章　血管超音波検査

症例48：Stanford B型　偽腔開存型解離性動脈瘤

- ①70歳台，男性。

主　訴：朝食中に心窩部痛，嘔吐。

- ②60歳台，男性。

主　訴：心窩部痛，背部痛。
現病歴：突然の心窩部痛，背部痛出現で近医受診。急性心筋梗塞疑いで救急搬送された。

画像検査所見：図2.4.13，2.4.14
造影CT：左鎖骨下動脈下の下行大動脈に解離を認める（Stanford B型，Debakey Ⅲb型）。腹腔動脈にも解離が及んでいる。
超音波検査：①，②ともにコンベックス型プローブを使用し，腹部大動脈長軸像で解離によるflapを認める。②ではカラードプラなどで血流を評価すると真腔と偽腔ともに血流信号を認める。パルスドプラでは，本症例については，真腔，偽腔ともに順行性の血流波形であった。

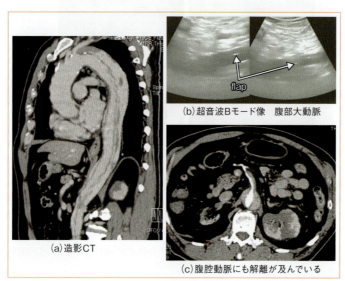

図2.4.13　症例48-①：CT・超音波画像

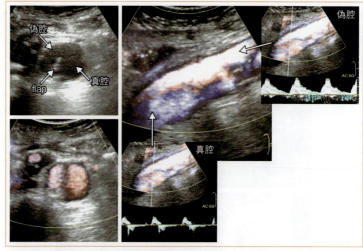

図2.4.14　症例48-②：超音波画像

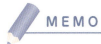

超音波検査におけるチェックポイント
・Stanford A型では，破裂に至ると起こる心タンポナーデも想定し，心嚢液貯留などの評価も必要である。
・Stanford A型を疑う場合は，経胸壁心エコーでバルサルバ洞に解離が及んでいるか，大動脈弁逆流の有無や程度の評価が必要である。また，解離が冠動脈に及んだ場合も考慮し，左室壁運動異常の有無などの評価が必要である。
・腹部大動脈における解離腔の評価では，真腔，偽腔の鑑別も必要であるが，分岐血管が開存しているか，いずれの腔から分岐しているかなど評価を行うが同定困難な場合もある。
・腸骨動脈領域や頸動脈，鎖骨下動脈など末梢側への解離の範囲を評価する。

［渡邊亮司］

参考文献

1) 日本循環器学会：大動脈瘤・大動脈解離診療ガイドライン（2011年改訂版）；循環器病の診断と治療に関するガイドライン（2010年度合同研究班報告）
2) 超音波による大動脈・末梢動脈病変の標準的評価法，Jpn J Med Ultrasonics，41（3）；2014.

2.4.3 慢性動脈周囲炎

1. 病態[1]

- 大動脈周囲に慢性の炎症性線維増生を生じる疾患である。
- 動脈硬化などが背景に生じるといわれており，炎症性大動脈瘤，特発性後腹膜線維症がある。また，薬剤や悪性腫瘍に伴う二次性慢性動脈周囲炎などがある。
- 疾患概念としては特発性後腹膜線維症や炎症性動脈瘤が主体であるが，これらの疾患の発症機序が同様のものかは明らかではない。
- 発症率は100,000人あたり1.35人。

2. 臨床症状

- 主症状として腹痛，腰背部痛を呈する。
- 合併症としては，動脈周囲の線維組織の肥厚により，尿管など周囲組織を巻き込み，水腎症を起こすことがある。
- 心外膜や胸膜，腹膜などに波及する場合があり，心不全や呼吸困難，腹満の原因となる。
- 炎症性大動脈瘤や特発性後腹膜線維症は，IgG4関連疾患の病態を呈しているといわれており，冠動脈など小径の動脈周囲への炎症性線維増生が合併する場合がある[2]。

症例49：慢性動脈周囲炎

- 50歳台，男性。

主　訴：腹痛，腰背部痛。　　既往歴：糖尿病，高脂血症。
現病歴：腹痛，腰背部痛出現で近医受診。WBC，CRPに上昇あり，CTで腹部大動脈・腎動脈下に，拡張と動脈周囲の脂肪織濃度上昇を認めた。
血液・生化学・細菌検査：表2.4.1
CT・超音波検査所見：図2.4.15，2.4.16

表2.4.1　症例49：血液・生化学・細菌検査所見

WBC (×10³/μL)	11.2	LD (U/L)	188
RBC (×10⁶/μL)	4.81	CK (U/L)	173
Hb (g/dL)	15.5	AMY (U/L)	30
Ht (%)	41.6	BUN (mg/dL)	13
PLT (×10³/μL)	230	CRE (mg/dL)	0.79
ALT (U/L)	22	CRP (mg/dL)	9.36
AST (U/L)	31	血液培養	陰性
γ-GT (U/L)	102		

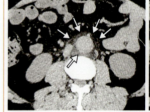
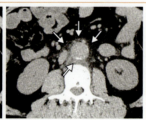

図2.4.15　症例49：単純CT

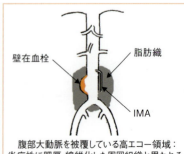

腹部大動脈を被覆している高エコー領域：炎症性に肥厚，線維化した周囲組織と思われる。

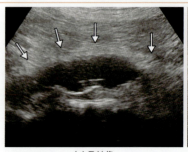

(a) 長軸像

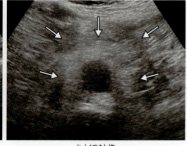

(b) 短軸像

図2.4.16　症例49：超音波画像

症例50：炎症性大動脈瘤

- 60歳台，男性。

主　訴：持続する下痢，食欲不振。　　既往歴：高脂血症，高血圧。
現病歴：寝冷え，1週間持続する下痢で当院内科受診となり，CTで最大径43mmの腹部大動脈瘤を認め心臓血管外科紹介となった。

血液・生化学・細菌検査：表2.4.2
CT・超音波検査所見：図2.4.17〜2.4.19

- 最大短径45mmの大動脈瘤を認めた。
- 単純CT，造影CTともに腹部大動脈瘤周囲脂肪織の濃度上昇がみられ，炎症を伴っている所見を認めた。
- 超音波検査では，腹部大動脈瘤周囲組織に取り巻く高エコー領域を認めた。

表2.4.2　症例50：血液・生化学・細菌検査所見

WBC (×10³/μL)	12.5	LDH (U/L)	169	
RBC (×10⁶/μL)	4.54	AMY (U/L)	42	
Hb (g/dL)	13.4	BUN (mg/dL)	12	
Ht (%)	41.2	CRE (mg/dL)	0.95	
PLT (×10⁹/L)	288	CRP (mg/dL)	11.6	
ALT (U/L)	23	抗核抗体	(−)	
AST (U/L)	18	IgG (mg/dL)	686	
γ-GT (U/L)	22	IgG4 (mg/dL)	32	

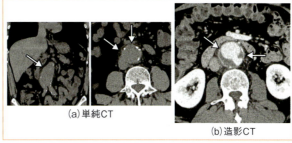

図2.4.17　症例50：CT画像　(a) 単純CT　(b) 造影CT

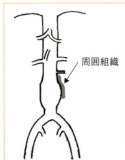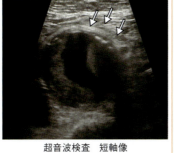

図2.4.18　症例50：超音波画像①

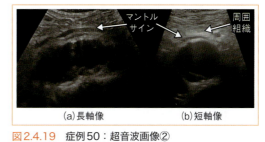

図2.4.19　症例50：超音波画像②
大動脈瘤の周囲には肥厚した周囲組織（高エコー域）。動脈壁は炎症と動脈硬化，線維化により肥厚するが，それ以上に外膜の著明な線維化，肥厚を認め，炎症細胞の浸潤や線維化を反映していると思われる低エコー部分がマントルサインとして描出される（低エコー）。

MEMO

超音波検査におけるチェックポイント
・腹部大動脈瘤を伴っていることが多く，瘤径や瘤の性状を評価する。
・大動脈周囲を注意深く観察する必要がある。大動脈周囲の炎症による周囲組織の腫脹や脂肪織の肥厚は高エコー領域として描出されることがある。
・炎症性大動脈瘤は，外膜の炎症により外膜の肥厚，線維化，リンパ球浸潤を反映しているといわれているマントルサインが低エコーとして描出される。
・特発性後腹膜線維症でも同様に大動脈周囲の脂肪織肥厚や線維化の所見がみられるが，動脈瘤は伴わない。
・腹部大動脈周囲の炎症，線維化により周囲臓器への合併症を起こす。尿管を巻き込んだ場合，水腎症を発症するため，腹部大動脈周囲の炎症所見を認めた場合，腎臓の観察も必要である[1]。

［渡邊亮司］

参考文献

1) 難病情報センターホームページ
2) 慢性動脈周囲炎，冠動脈周囲炎とIgG4関連疾患　HEART's Selesction 血管炎 up to date
3) 日本循環器学会：大動脈瘤・大動脈解離診療ガイドライン（2011年改訂版）循環器病の診断と治療に関するガイドライン（2010年度合同研究班報告）

2.5 腎動脈・腎静脈

2.5.1 腎動脈狭窄症

● 1. 病　態

- 腎動脈狭窄症（RAS）は，腎内還流圧の低下によって腎血管性高血圧症（RVH）を来す二次性高血圧症の1つである。主な原因は動脈硬化による腎動脈起始部の狭窄であるが，次に多い原因として線維筋性異形成（FMD）があげられる。FMDは腎動脈の中部から遠位，もしくは腎内の分枝血管に狭窄が認められ，若年の女性に多い疾患とされている。
- RASは進行性であり，糖尿病性腎症など他の疾患と鑑別されないまま放置されていると無症状のままに腎萎縮を引き起こしていることもある。薬剤抵抗性の高血圧患者および冠動脈疾患など動脈硬化のリスクファクターを有する場合は，積極的に腎動脈エコー検査を施行することが重要と考えられる。

● 2. 腎動脈狭窄を疑う臨床所見[1]

- 30歳以下発症の高血圧，または55歳以上発症の重症高血圧。
- 増悪する高血圧，利尿剤を含む3剤以上を投与しても抵抗性の高血圧，悪性高血圧。
- ACE阻害薬またはARB開始後の腎機能の増悪。
- 説明のつかない腎萎縮または腎サイズの左右差（1.5cm以上）。
- 突然の，説明のつかない肺水腫。
- 腎代替療法患者を含む説明のつかない腎機能障害。
- 腹部の血管雑音。
- 末梢動脈疾患などの他の血管疾患。
- 低K血症。

● 3. 超音波検査所見

主な超音波検査所見を表2.5.1に示す。

表2.5.1　腎動脈狭窄の超音波検査所見

＜直接所見＞	＜間接所見＞　腎内の動脈血流
PSV（Peak systolic velocity）＞180cm/s RAR（腎動脈PSV／大動脈PSV）＞3.5 狭窄後乱流	収縮早期ピーク波（ESP）の欠如 ＊AT（収縮期加速時間）＞70（100）msec 平坦な血流波形 RIの左右差　0.15＜

＊AT：腎内の血流波形でのATは，通常は70msec未満。100msec（120msec）以上は異常で，観察部位の中枢側の狭窄病変を疑う。バラつきの多い指標なので，これのみにとらわれず，全体的に判断する。

（Guidelines for the Reporting of Renal Artery Revascularization in Clinical Trials
Circulation. 2002；106：1572〜1585を参考に作成）

用語　腎動脈狭窄症（renal artery stenosis；RAS），腎血管性高血圧症（renovascular hypertension；RVH），線維筋性異形成（fibromuscular dysplasia；FMD）

症例51：腎動脈狭窄症

- 60歳台，女性。

現病歴：数年前に人間ドックで高血圧を指摘され，近医にて降圧薬を処方されていたがコントロール不良のため精査目的にて受診。外来採血において，レニン高値，超音波，CTによる画像検査でも左腎動脈狭窄が認められた。血管造影検査にて，狭窄部に平均圧較差が10mmHgあったことから，腎動脈ステントを留置した。ステント留置後もエコーで経過観察している。

超音波検査所見：図2.5.1
- 左腎動脈起始部にモザイク血流を認め，同部位の最大血流速度は268cm/secであったことから，有意な狭窄が考えられた。
- 腎臓のサイズに左右差なし。腎内の血流波形パターンは正常で左右差なし。

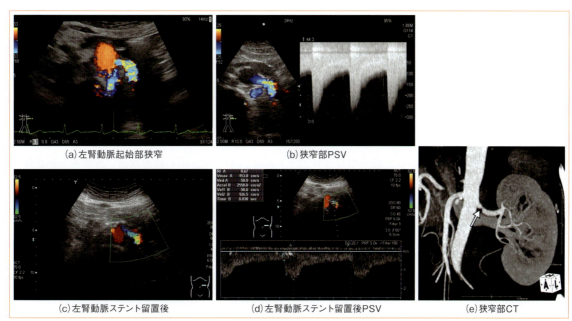

(a) 左腎動脈起始部狭窄　　(b) 狭窄部PSV
(c) 左腎動脈ステント留置後　(d) 左腎動脈ステント留置後PSV　(e) 狭窄部CT

図2.5.1　症例51：超音波画像・CT

MEMO

超音波検査時の注意事項

①角度補正の問題
　腎動脈を描出する際，可能な限り角度補正が少なくなるよう注意する。描出の際工夫をしないと過大評価してしまう可能性があるので，できれば45度以内が望ましい。

②腎動脈の描出
　腎動脈起始部を同定する際，呼気位で圧迫すると腹部大動脈までの距離が少なくなり，描出能があがる。また，Tilting scanや回転走査を駆使することで複数腎動脈の描出や中部〜遠位部の腎動脈を描出することができる。

③治療後のフォローアップ
　ステント留置後は，再狭窄の有無を経過観察する。ステント留置後のPSVは＞220cm/secを有意狭窄の目安とする。ステント留置直後に検査をしておくと，経時的変化がわかりやすい。

［三木未佳］

参考文献

1) 日本高血圧学会：高血圧治療ガイドライン2014，日本高血圧学会高血圧治療ガイドライン作成委員会 編，2014.

2.5.2 腎動脈瘤

1. 病態

- 内臓動脈の真性動脈瘤の頻度は0.001〜0.2％とされ，脾動脈に最も多く，次いで腎動脈，肝動脈，上腸間膜動脈，腹腔動脈に好発する[1]。原因は先天性の動脈中膜欠損，後天性の動脈硬化，炎症などがある。
- 腎動脈瘤は腎門部に生じることが多いとされているが，腎動脈本幹，腎門部，腎内動脈と腎動脈全体を観察する。限局性の血管拡張（嚢胞状腫瘤）やリング状の石灰化など動脈瘤が疑わしい場合は，低流速のカラードプラで観察する。
- 腎動脈瘤は，直径2cm以下で全周性に石灰化があり，無症状かつ正常血圧の症例では基本的に治療不要とされ，サイズの変化などを定期的にフォローアップする[2]。直径が1.5〜2.0cm以上で石灰化がないもの，妊娠・出産の可能性がある女性，動脈瘤の拡大傾向があるもの，血栓による遠位側の閉塞が認められる場合などは動脈瘤のサイズに関わりなく外科的治療を考慮する。
- 解離性動脈瘤の新しい概念として分節性動脈中膜融解（SAM）がある。SAMは原因不明で，発症の平均年齢は60歳程度，男性に多いとされている[3]。

2. 臨床所見

- 無症状で超音波やCTの検査にて偶然発見されることが多いが，高血圧や側腹部痛，血尿などの症状があり見つかることもある。腎動脈瘤の破裂の確率は低いが，破裂によりショック状態に陥ることもある。
- 腹腔鏡下腎部分切除術後の仮性動脈瘤は，術後の合併症の1つとして注意すべきものの1つである。

症例52：腎動脈瘤（石灰化症例）

- 70歳台，女性。

現病歴：腰痛の精査にてCT検査をしたところ，偶然右腎動脈瘤を指摘された。
超音波検査所見：図2.5.2
- 腎門部に15mmのリング状の石灰化あり，内部の血流は確認できず。
- リング状の石灰化に沿うように動脈の描出あり。

CT所見：図2.5.3
- 右腎動脈瘤，サイズは14mm。辺縁に石灰化あり。内部の造影効果は明らかではなく，血栓化が考えられる。

超音波とCTの結果より，破裂の危険は低いと診断され，年に1回の画像検査でのフォロー中である。

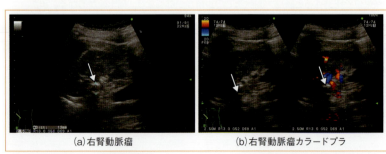

(a) 右腎動脈瘤　　(b) 右腎動脈瘤カラードプラ

図2.5.2　症例52：超音波画像

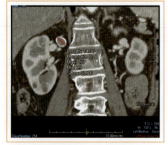

図2.5.3　症例52：CT画像

用語　分節性動脈中膜融解（segmental arterial mediolysis；SAM）

症例53：腎動脈瘤（多発内臓動脈瘤）

- 30歳台，男性。

現病歴：上腹部痛を機に高血圧を指摘され，降圧薬服用。自主休薬していたところ，血尿出現。再度病院受診し，高血圧を指摘される。CT検査にて多発内臓動脈瘤が発見された。

超音波検査所見：図2.5.4
- 腎動脈瘤，腹腔動脈拡張，上腸間膜動脈拡張，左腎萎縮，左腎結石指摘。

CT所見：図2.5.5
- 両側腎動脈に多発動脈瘤と狭窄病変あり。腹腔動脈，上腸間膜動脈瘤あり。
- 血管炎の所見は乏しく，分節性動脈中膜融解（SAM）疑いとして経過観察している。

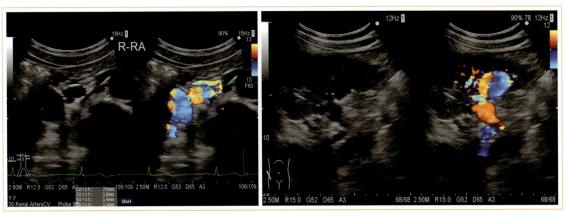

図2.5.4　症例53：超音波画像

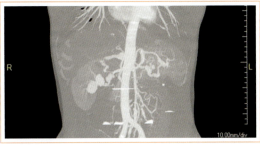

図2.5.5　症例53：CT画像

MEMO

超音波検査時の注意事項

腎動脈瘤はBモードでは嚢胞性病変として観察されるが，小さいものや石灰化しているものは，エコーのみでは判断できない。カラードプラで内部血流の有無を確認する。

［三木未佳］

参考文献

1) 市橋成夫，平井都始子，他：「内臓動脈瘤」．バスキュラーラボ　2012；9（6）：643-650.
2) 乾 政志，田邊一成：腎血管疾患（腎血管性高血圧，腎動脈瘤，腎動静脈瘻，nut-cracker症候群）　泌尿器外科　2013；26（特別）：391-398.
3) 山本徳則，他：腎動脈瘤の3DCTイメージング―新しい概念の分節性動脈中膜融解（SAM）のイメージング―　Nephrology Frontier 2011；10（4）：373-376.

2.5.3 ナットクラッカー症候群（左腎静脈捕捉症候群）

1. 病態

- 解剖的に左腎静脈は，上腸間膜動脈と腹部大動脈の間を走行する。通常，左腎静脈が走行する上腸間膜動脈と腹部大動脈間の距離の正常下限は4～5mmとされており，後腹膜脂肪，および十二指腸の上行脚が2つの動脈の角度を広く保っている。
- 上腸間膜動脈と腹部大動脈に圧の低い腎静脈が挟まれて圧迫される結果，腎静脈圧の上昇が引き起こされ，血尿を引き起こすものをナットクラッカー現象[1]とよぶ。
- やせ型の女性や成長期の小児に多い。
- 血尿が起こる機序としては，静脈内圧が亢進することにより，左腎の毛細血管が破綻し血尿が生じると推定されている。
- 臨床症状は一側性の血尿，左側腰背部痛，左の精巣，卵巣静脈瘤などである。

2. 治療

- 基本的に治療の必要はなく，経過観察となる。側副血行路が発達すると血尿は生じなくなる。
- 血尿や腰背部痛などの症状が改善されず日常生活に支障がある場合，外科的治療や血管内治療（ステント留置）を考慮することもある。

3. 超音波検査所見

- 超音波検査では，上腸間膜動脈と腹部大動脈に挟まれた拡張した左腎静脈が観察される。
- カラードプラにて側副血行路である拡張した生殖静脈や後腹膜静脈のカラーフローを椎体左前側方に認めることもある。
- ナットクラッカー症候群の診断には腎静脈の圧測定が有用との報告がある。上腸間膜動脈で挟まれている部分での腎静脈圧と下大静脈の血流速度をパルスドプラにて測定し，圧較差を算出する。腎静脈と下大静脈間の圧較差は正常で1mmHg以下であり，1～3mmHgはボーダーライン，3mmHg以上でナットクラッカー症候群が疑われる[2]。
- 血尿の原因検索として超音波検査を施行するが，尿路系の腫瘍，結石，動静脈奇形など他の疾患を否定することが重要である。
- 拡張した左腎静脈内の血栓の有無を観察する。

症例54：ナットクラッカー症候群

- 10歳台，男性。

現病歴：血尿の精密検査にて，超音波検査を施行。上腸間膜動脈と腹部大動脈に挟まれ拡張した左腎静脈が観察され，左腎は右腎と比較し軽度腫大している。症状がなく，成長過程のため，経過観察となる。

超音波所見：図2.5.6

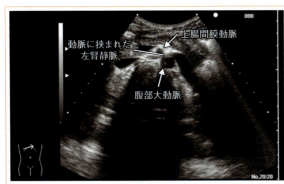

(a) 左腎静脈拡張
上腸間膜動脈と腹部大動脈に挟まれた拡張した左腎静脈。

(b) 腎サイズ
左腎の腫大を認める。

図2.5.6　症例54：超音波画像

MEMO

超音波検査時の注意事項

超音波検査では，上腸間膜動脈と腹部大動脈に挟まれた拡張した左腎静脈が観察されるが，左腎静脈の拡張所見は，正常のCT・超音波の約50〜70％にみられる[3]ため，それだけでナットクラッカー症候群とは診断できない。また，体位によっては腹部大動脈と上腸間膜動脈の間で挟まれていないときもあり，そのとき血流は正常に流れていると考えられる。

やせている被検者では，プローブで圧迫されナットクラッカーのように描出されることがあるので，必要以上に圧迫しないよう注意する。

診　断

以前は左腎静脈造影ならびに上腸間膜動脈を境に起こる左腎静脈内圧の変化から診断していたが，現在はCT検査による上腸間膜動脈の左右での左腎静脈径の差，造影早期相（皮質造影相）の左腎静脈からの側副血行路への逆流像から診断できる。しかし，本症候群は小学校高学年から中学生など，身長が伸びる時期に生じやすいため，CTでの被曝の問題を考えると超音波検査の有用性は高い。

［三木未佳］

参考文献

1) de Schepper, A. : Nutcracker fenomeen van de vena renalis en veneuze pathologie van de linker nier. J. Belge de Radiologie, 55 : 507-511, 1972.
2) Takebayashi S, et al : Diagnosis of the nutscracker syndrome with color Doppler sonography ; correlation with flow patterns on retro-grade left renal venography. AJR, 172 : 39-43, 1999.
3) Buschi AJ, et al : Distended left renal vein ; CT/sonographic normal variant, AJR, 135 : 339-342, 1980.

3章 腹部超音波検査

章目次

3.1：肝　臓 …………………… 132
- 3.1.1　肝硬変
- 3.1.2　肝膿瘍
- 3.1.3　肝血管腫
- 3.1.4　限局性結節性過形成
- 3.1.5　肝細胞癌
- 3.1.6　肝内胆管癌（胆管細胞癌）
- 3.1.7　転移性肝癌

3.2：胆嚢・胆管 …………………… 148
- 3.2.1　急性胆嚢炎
- 3.2.2　胆嚢腺筋腫症
- 3.2.3　胆嚢コレステロールポリープ
- 3.2.4　胆嚢癌

3.3：膵　臓 …………………… 156
- 3.3.1　慢性膵炎
- 3.3.2　自己免疫性膵炎
- 3.3.3　漿液性嚢胞線腫・腺癌
- 3.3.4　粘液性嚢胞線腫・腺癌
- 3.3.5　浸潤性膵管癌
- 3.3.6　膵神経内分泌腫瘍
- 3.3.7　膵管内乳頭粘液性腫瘍

3.4：脾　臓 …………………… 170
- 3.4.1　脾梗塞
- 3.4.2　脾リンパ管腫
- 3.4.3　脾悪性リンパ腫

3.5：腎・泌尿器 …………………… 176
- 3.5.1　腎細胞癌
- 3.5.2　慢性腎障害
- 3.5.3　腎血管筋脂肪腫
- 3.5.4　腎膿瘍
- 3.5.5　急性巣状細菌性腎炎

3.6：消化管 …………………… 186
- 3.6.1　急性胃粘膜病変
- 3.6.2　胃・十二指腸潰瘍
- 3.6.3　急性虫垂炎
- 3.6.4　腸重積
- 3.6.5　腸閉塞
- 3.6.6　大腸癌
- 3.6.7　大腸憩室炎
- 3.6.8　虚血性大腸炎
- 3.6.9　感染性腸炎

SUMMARY

　腹部臓器における超音波検査の役割は大きい。ファーストチョイスのスクリーニング検査，CTやMRI施行後の精密検査，または治療ガイドとして用いる場合など検査施行内容は多岐に及ぶ。とくに肝臓においてはCT/MRIとのフュージョン検査，造影剤を用いた超音波検査の施行が可能で，さらに最近ではエラストグラフィにおける弾性度測定が線維化診断に用いられるようになり，超音波検査による診断の幅が広がっている。超音波検査の施行にあたっては，各臓器の正常解剖，検査技術，疾患の典型的な超音波像や臨床的な知識が必要となる。

　本章では，肝臓，胆嚢・胆管，膵臓，脾臓，腎・泌尿器，消化管の代表的な疾患ごとに病態や臨床所見，超音波の典型所見とポイントなどを症例提示とともに解説する。

3.1 肝　臓

3.1.1　肝硬変

● **1. 病　態**

- 肝硬変は肝細胞の壊死・脱落により肝小葉構造が破壊され，グリソン鞘を中心とした線維性結合織と再生結節により肝小葉の改築をみる病変である[1]。
- さまざまな程度の肝細胞機能不全と門脈圧亢進症を示す。
- 我が国での病因はウイルス性肝炎が80%を占め，うちC型肝炎ウイルス60%，B型肝炎ウイルス13%である[2]。欧米で多いアルコール性は我が国では約10%程度である。また肝炎ウイルス感染に飲酒の影響が加わった症例も少なくない。このほかにヘモクロマトーシス，ウイルソン病などの各種代謝異常症，自己免疫性肝炎，原発性胆汁性肝硬変，うっ血性(右心不全など)も原因となりうる。
- 肝予備能が比較的保たれた代償期と予備能が失われた非代償期に分けられる。C型肝硬変に対する治療は主に代償期に行われる。
- 最近のC型肝炎に対する抗ウイルス治療は劇的に進歩し，難治型といわれていた1型高ウイルス量でも直接作用型抗ウイルス薬(DAA)治療により3〜6カ月の治療で約90%以上でウイルス排除が得られるようになった[2〜4]。

● **2. 臨床所見**

- 肝機能障害や循環異常などによるさまざまな症状がみられるが，代償期では無症状の例も多い。
- 非代償期には肝機能障害が進行して黄疸，腹水，肝性脳症，門脈圧亢進による消化管出血を来す。肝内門脈血管抵抗が増加して，門脈圧が亢進し，門脈血流の鬱滞，側副血行路が形成される。
- 血液検査では通常AST優位の軽度のトランスアミラーゼ異常があり，肝予備能(ChE，ALB，TC，PTなど)の低下をみる。進行例では汎血球減少症(貧血，白血球，血小板減少)がみられる。
- 肝硬変の重症度評価には脳症，腹水，血清ビリルビン，ALB，PTをスコア化したChild-Pugh分類が有用である。

● **3. 超音波検査所見**

- 肝臓の線維化と再生に伴った直接所見と門脈圧亢進などに伴った肝臓以外の間接所見も注意して観察する。
- 典型的な所見は，右葉萎縮，左葉腫大，尾状葉腫大がみられる[5,6]。アルコール性の場合には両葉の腫大を認めることが多い。再生結節のため，肝全体の変形を伴った肝縁鈍化，肝表面は凹凸不整を呈し，実質は粗ぞうとなる。肝静脈は周囲に結合織がないため，再生結節や線維化により狭小・径不同となる。肝動脈は屈曲蛇行して描出されることもある。肝内門脈血流が遠肝性となる場合があり，鬱滞が生じることで門脈内血栓を形成しやすいので注意する。
- 随伴する間接所見として，門脈圧亢進症を合併する例では脾腫，胆嚢壁肥厚を認め，門脈本幹や脾静脈などの門脈系血管は拡張する。胆嚢壁の肥厚は門脈圧亢進による胆嚢静脈うっ滞や，低ALB血症に起因する。側副血行路として傍臍静脈，左胃静脈，脾腎シャントが形成される。このような血流変化は積極的にカラードプラを用いて評価を行う。非代償期では腹水が貯留する。

MEMO

エラストグラフィ[7]

びまん性肝疾患の診療において，抗ウイルス療法の適応決定や治療効果予測，肝発癌リスクなどを把握するために，肝線維化を正しく診断することは重要である。肝生検は線維化診断のゴールドスタンダードだが，出血や疼痛のリスクがある侵襲的な検査である。非侵襲的肝線維化診断方法には血清学的な診断方法，FIB-4などの肝線維化計算式も多数報告されているが，肝臓以外の要素が影響する可能性がある。近年，超音波エラストグラフィが肝生検に代わる非侵襲的肝線維化診断方法として有用視されている。肝線維化診断に用いられるエラストグラフィは，手法として，シアーウエーブの速度を計測するシアーウエーブイメージングが主流である。

ポイント

肝臓の超音波検査施行にあたっては肝炎ウイルスマーカー，ALT値，血小板値，肝癌腫瘍マーカー（AFP，AFP-L3，PIVKA-Ⅱ）などの値を確認し，肝疾患の進行度を念頭に検査を施行することが重要である[4]。

肝臓の直接所見は肝表面を6～9MHzの高周波プローブで観察することで明瞭に捉えることができる。肝臓の凹凸は裏面に注目すると捉えやすい（図3.1.1.a）。アルコール性肝硬変では再生結節が3mm前後と小さく，均一に分布するため実質の粗ぞうや表面の凹凸は捉えにくい。初期の肝硬変では典型的な超音波所見を認めない場合もある。

症例55：肝硬変

- **40歳台，男性。**　　患者情報：血友病A，HIV感染症，C型肝硬変にて経過観察中。

血液検査所見：PLT 65×10³/μL↓, AST 40U/L↑, ALT 54U/L↑, TB 0.8mg/dL, ALB 4.6g/dL, 4型コラーゲン7S 5.6ng/mL↑, AFP 12.2ng/ml↑

超音波検査所見：図3.1.1

- 左葉の腫大（図3.1.1.a），右葉の上下径は小さめである（図3.1.1.b）。
- 肝縁の鈍化と表面の凹凸を認める（図3.1.1.a, b）。
- 肝実質は粗ぞう（図3.1.1.c, d）。
- 右肝静脈の狭小・径不同を認める（図3.1.1.e）。
- 門脈右枝の血流は求肝性（図3.1.1.f）。

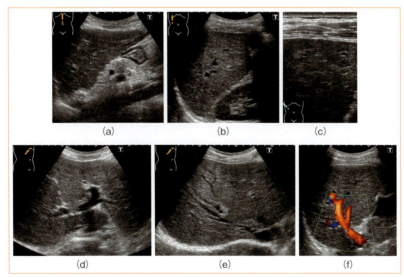

図3.1.1　症例55：超音波画像

［西田　睦］

参考文献

1) 黒川　清，松澤佑次：内科学Ⅱ　第2版，文光堂，東京，2003.
2) 日本肝臓学会編：慢性肝炎・肝硬変の診療ガイド，文光堂，東京，2013
3) 日本肝臓学会肝炎治療ガイドライン作成委員会編：B型肝炎治療ガイドライン（第2.1版）2015年5月
4) 矢田　豊：ウイルス肝炎の最新治療と今後の展望，超音波検査技術，2016；41(1)：32-42，2016.
5) 消化器　新超音波医学，日本超音波医学会編，医学書院，東京，2003.
6) 辻本文雄編著：腹部超音波テキスト，ベクトルコア，東京，2004.
7) 日本超音波医学会　エラストグラフィガイドライン：肝臓

3.1.2 肝膿瘍

1. 病　態

- 肝膿瘍は各種病原微生物が肝臓に侵入し限局性化膿性炎により局所の組織が融解し，膿瘍を形成した病態である。
- 成因別には細菌性（胆管炎性，経門脈性，その他），アメーバ性，真菌性，原虫，寄生虫に分類される。
- 細菌性肝膿瘍は化膿性肝膿瘍ともよばれ，糖尿病，免疫不全疾患，ステロイド・抗癌剤使用で免疫能が低下，生体防御機構が破壊された患者での発生が多く，治療の遅れは敗血症に続いて多臓器不全に至ることもあるため早期診断，早期治療が要求される。
- 真菌性は化膿菌との合併がほとんどで，癌末期，白血病などの免疫機能低下患者における日和見感染としてみられることが多い。肝臓への主な感染経路としては①経門脈性，②経動脈性，③経胆道性，④隣接諸臓器からの直達性，⑤原因不明の特発性がある。胆道系疾患に伴うものが多い。

2. 臨床所見

- 症状は三大主徴として，発熱，右季肋部痛，肝腫大がある。化膿性では胆道系の炎症に続発するものが多く，肺炎桿菌（*Klebsiella pneumoniae*）や大腸菌（*E. coli*）が病原菌としてよくみられる。アメーバ性では右季肋部痛，血性下痢を呈し，一般的に症状は軽い。真菌性では多発性の微小膿瘍（micro abscess）としてみられることが多い。
- 血液生化学検査では白血球増加，CRP陽性，赤沈亢進などの炎症反応がみられる。

3. 超音波検査所見

　超音波検査所見はさまざまである。一般的に膿瘍が成熟しておらず，蜂窩織炎（ほうかしきえん）の状態の場合，内部エコーは高い。細菌性肝膿瘍では膿瘍発生初期には境界やや不明瞭な不整形の高～低エコー像として同定され，経時的に変化がみられる。その後，徐々に内部エコーが明瞭化，発症10日前後で膿瘍壁が形成されるようになり，内部は融解壊死となり液状化領域を認める。胆管性肝膿瘍では境界不明瞭な低エコーの小結節がグリソン鞘に沿って主に末梢側に多発する。アメーバ性肝膿瘍は大部分が単発で肝右葉にみられることが多く，内部に隔壁を認めることが多い。肝膿瘍は治癒過程では徐々に吸収され，サイズの縮小と液状域の消失により等～やや高エコー域となり瘢痕化する。

> **MEMO**
>
> 　液状化した場合，超音波ガイド下肝膿瘍穿刺ドレナージによる排膿が有効な治療となるため，穿刺ガイドラインを示した超音波画像を撮像しておくとよい。ガス産生菌による膿瘍の場合は膿瘍腔内に空気による多重反射を認める。

 用語　　肝膿瘍（abscess）

症例56：肝膿瘍

- 50歳台，男性。

患者情報：4日前からの発熱。悪寒戦慄，嘔吐あり，腰背部痛あり。入院時CTにて肝膿瘍を指摘された。敗血症，DICあり。肝膿瘍の内部性状評価の超音波検査依頼。

血液検査所見：WBC 7.9×10³/μL，CRP 15.98mg/dL。

　超音波検査後，内科的治療にて軽快していたが，4日後に炎症反応増悪し，膿瘍は増大，ドレナージが施行され，*Klebsiella pneumoniae* が検出された。その後膿瘍は著明に縮小し，軽快した。

超音波検査所見：図3.1.2

- 肝S7に50mmの境界不明瞭な高エコー病変を認める（図3.1.2.a.矢印）。内部頭側の一部に18mm程度のcysticに近い領域（矢頭）を認め，混合パターンを呈している。肝膿瘍として矛盾しない所見である。
- 肝S5に28mmの境界明瞭な分葉状の低エコー結節を認める（図3.1.2.b.矢印）。辺縁は高エコーで，膿瘍壁の形成を疑う。内部に淡いエコー像を認めるが，後方エコーの増強を伴っており，液状化し成熟した肝膿瘍を疑う。
- 右胸水を認める（図3.1.2.a.＊）。

※液状化した膿瘍の場合，ドレナージが考慮されるため，マイクロコンベックス型プローブで穿刺ガイドラインを入れた画像（図3.1.2.c）を撮影しておくとよい。

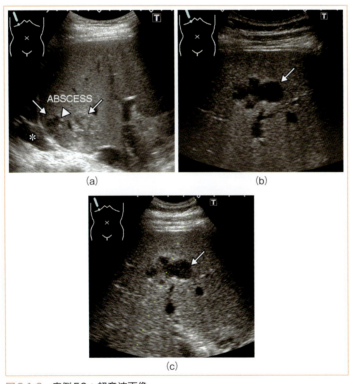

図3.1.2　症例56：超音波画像

［西田　睦］

3.1.3 肝血管腫

1. 病　態

- 肝血管腫は海綿状血管腫が最も多く，臨床上最もよく遭遇する肝良性間葉系腫瘍である[1]。あらゆる年齢層にみられ，女性に多く，男女比は1：4.5〜6といわれている。
- しばしば多発する。血管腫の病因は明らかではないが，A-P shuntを伴う肝血管腫が数多く報告され，良性の先天性過誤腫と考えられている。退行性変化により，部分壊死，線維化，硝子変性を来すことがある（硬化性血管腫）。

2. 臨床所見

- 大部分は無症状で偶然発見されることが多い。肝血管腫の予後は良好であり，大部分は治療を要しない。
- 肝血管腫の増大は通常では腫瘍細胞の増殖や腫大ではなく，腫瘍内への出血や管腔の拡張によると考えられている。
- 境界は明瞭であるが，被膜は有しない。割面はスポンジ様血管腔で形成される。

3. 超音波検査所見

(1) 非造影超音波所見

腫瘍の形状は不整で細かい凹凸が認められる。内部エコーは①高エコー型，②辺縁高エコー型，③低エコー型，④混合型の4つに分類される。①，②のパターンが最も多い。後方エコーが増強しているものが20%程度にみられ，多数の血洞による多重反射と考えられている[2]。辺縁低エコー帯（halo）はみられない。カラードプラでは内部には血流信号を認めない場合が多く，認めても辺縁〜内部にスポット状の血流信号のみの場合が多い[3]。血流豊富な場合もある。

①高エコー型
径2cm以下では90%がこのパターンを呈する。形状は縦に長い場合が多く，輪郭には細かい凹凸（リアス式海岸を想定すると理解しやすい）を認める。多数の血洞腔内に血液が貯留した状態のため，多数の反射源により高エコー化すると考えられている。

②辺縁高エコー型
2cm以上になるとこのパターンが多くなる。内部に低エコーの領域がさまざまな割合で混在するが，高エコーの縁取りを伴ってくる。

③低エコー型
血洞腔の広い場合に多く，また背景に脂肪肝が存在することにより低エコー化する場合もみられる。

④混合型
腫瘍径が2cm以上の大きなものに多く，原因としては血洞内の血栓形成や，結合織の増生など，器質化，線維化した領域，石灰化，硝子化，囊胞形成，脂肪化などが考えられる。

(2) 造影超音波所見

動脈相で辺縁に綿花状（cotton woolまたはpaddle enhancement）[4]の造影効果を認め，門脈相でその造影効果は徐々に中心部に進展し，fill in patternを呈する。積算画像では毛玉状の血管構築を認める。後血管相の造影効果はさまざまで，血洞腔内に造影剤が残留している場合には肝実質と同等な造影効果を認めるが，多血性の血管腫などで造影剤が残留していない場合は造影欠損を呈する。血管腫は基本的には血管相の造影効果で診断を行う。

用語　肝血管腫（hemangioma），先天性過誤腫（congenital hamartoma）

MEMO

- 均一な高エコー結節は脂肪化を伴った高分化肝細胞癌との鑑別が問題となる。背景に肝障害が存在する場合にはとくに注意する。
- 血管腫に特異的なUS所見として，wax and wane sign（月の満ち欠けサイン：経時的にエコーレベルが変化する），chameleon sign（体位変換などによりエコーレベルが変化する），disappearing sign（プローブの圧迫により消失（等エコー化）する）がある。これは血洞腔の拡張と縮小が，血液の貯留する量を変化させるために起こる現象である。また血洞腔が広い血管腫では，リアルタイムの観察で，flattering signal[5]やミミズサインとよばれる内部の血洞内の血液貯留を反映して，淡いエコーがゆらぐ現象が観察される。
- 背景に脂肪肝が存在した場合，その程度により血管腫は相対的にエコーレベルが変化する。減量などで背景の脂肪肝が改善した場合，不明瞭化または高エコー化することをしばしば経験するため，経過観察時には注意する。

症例57：肝血管腫

- 60歳台，女性。　患者情報：検診にて肝腫瘍指摘精査。

超音波検査所見：図3.1.3

- 肝S8に21mm大の不整形，境界明瞭な高エコー結節を認める（図3.1.3.a）。
- 内部はやや不均一で淡い低エコー域を伴っている（図3.1.3.a）。
- 呼吸や体位変換により内部エコーレベルは低下しdisappearing sign, chameleon signを呈している（図3.1.3.b）。
- 右肋間走査にて造影超音波検査を施行。動脈相にて辺縁に綿花状の造影効果を認める（図3.1.3.d）。
- 門脈相にて中心部に徐々に進展するfill in patternの造影効果を認める（図3.1.3.e）。
- 積算画像にて辺縁に綿花状の血管構築を認める（図3.1.3.f）。
- 後血管相にて内部の造影効果は減弱し，わずかにスポット状の造影効果の残存を認めるが，大部分は造影効果欠損域として観察される（図3.1.3.g）。

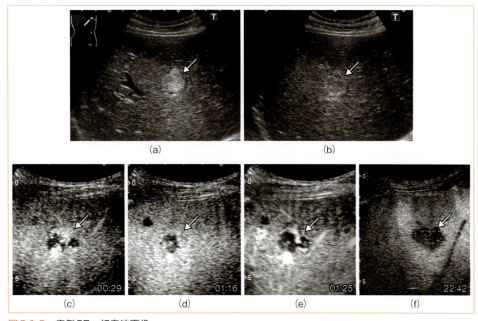

図3.1.3　症例57：超音波画像

［西田　睦］

参考文献

1) 黒川　清，松澤佑次：内科学II　第2版，文光堂，東京，2003.
2) 辻本文雄（編著）：腹部超音波テキスト，ベクトルコア，東京，2004
3) 日本超音波医学会：肝腫瘤の超音波診断基準 Jpn J Med Ultrasonics　2010；37（2）：157-166.
4) Tanaka S1, Ioka T, Oshikawa O, et. al, Dynamic sonography of hepatic tumors. AJR Am J Roentgenol. 2001；177（4）：799-805.
5) 飯島尋子，他：「肝血管腫にみられるスペックルのゆらぎ fluttering signal について」，超音波医学　2000；27：457.

3.1.4 限局性結節性過形成

1. 病態

- 限局性結節性過形成（FNH）は血管形成異常に起因する過形成結節とされる。血管腫に次いで多い良性肝疾患である[1]。肝細胞腺腫（HCA）に比してやや好発年齢が高く，女性に多い。経口避妊薬との関連はなく，本邦では肝細胞腺腫より頻度は高い。非硬変肝に発生する。
- 背景肝が障害されている場合にはFNH-like nodule（FNHLN）と呼称され，とくに本邦の報告ではアルコール性肝炎や肝硬変症例に好発し，多発性のことが多い。
- 成因は局所的な循環障害で血流障害を起こし，隣接する結節内の血管の増加・異常血管の出現，そして肝細胞のhyperplastic changeを起こすとされている。

2. 臨床所見

- 末梢部に発生することが多いが，肝内どこにでも存在しうる。通常単発であるが，多発性のこともある。一般に被膜を伴わない。
- 結節中央部に星芒状瘢痕（central stellate scar）を認め，そこより線維性組織が隔壁を形成するように結節外へ放射状に伸びていく。中心瘢痕には動脈および胆管増生を認める。クッパー細胞がさまざまな程度に存在する。
- 肝細胞腺腫と鑑別困難な場合がある。2010年の新WHO分類ではHCAの分子病理学的性格を反映した免疫組織化学的診断法で4つの亜型に分類され，FNHとの鑑別に有用であるとされている[2]。FNHは肝細胞腺腫と異なり，癌化や出血はほとんどない。肝生検・画像でFNHと診断された場合には，経時的に経過観察が行われる。
- 多血性腫瘍のため，画像上spoke-wheel patternなどの典型的な血管構築がみられなかった場合，肝細胞癌との鑑別が問題となる。
- Adenomatous hyperplasiaと異なり，FNHLNのmalignant potentialはないとされている。
- 典型的な画像所見や生検結果を得られず肝細胞癌との鑑別が困難な場合や，圧迫症状が出現した場合は手術適応と考えられている。

3. 超音波検査所見

(1) 非造影超音波所見

- 類円形～不整形，境界やや不明瞭。内部エコーはやや低エコーで均一であることが多く，次いで等エコー，高エコーの順に頻度が低下する。
- 中心性瘢痕を反映する不整形の淡い高エコーが認められることがある。カラードプラでは拍動性を呈する明瞭な血流信号が腫瘍中心部に流入し，辺縁に広がるspoke-wheel patternの血管構築がみられることがある。

(2) 造影超音波所見[3]

- 動脈相血管イメージでは中央から外側に向かって極めて短時間に肝実質より強く濃染する。
- 門脈相にては均一な強い造影効果が持続する。
- 中心部瘢痕の造影効果が低下してみられる場合もある。
- 後血管相は肝実質と同等，または中心瘢痕の造影効果の低下する部分もある。

用語 限局性結節性過形成（focal nodular hyperplasia；FNH），肝細胞腺腫（hepatocellular adenoma；HCA）

MEMO

すべてのFNHで必ずしも典型的なspoke-wheel patternの血流信号または造影効果がみられるわけではない。後血管相でクッパー細胞の機能低下と考えられる造影欠損となるFNHも存在する[4,5]。

症例58：限局性結節性過形成（FNH）

- 60歳台，男性。

患者情報：体調不良を主訴に前医を受診し，CTにて肝細胞癌の診断で手術目的に紹介となった。FNHの可能性も否定できず，精査。US施行後，後日施行されたEOB-MRIにてもFNHの診断となり，手術施行せず，前医にて経過観察となった。

超音波検査所見：図3.1.4
- 肝S3に42mm大の境界比較的明瞭な等～低エコー結節を認める（図3.1.4.a）。
- 内部エコーはやや不均一（図3.1.4.a）。
- 正中縦走査にて造影超音波検査を施行。動脈相血管イメージにて中心部に流入する線状の造影効果を認める（図3.1.4.b～d）。
- 動脈相灌流イメージにて，周辺肝実質より強く均一に造影される（図3.1.4.e）。
- 門脈相にて内部の造影効果は強く遷延している（図3.1.4.f）。
- 積算画像にて内部に密なスポット状～短い線状の血管構築を認める（図3.1.4.g）。
- 後血管相にて内部に均一な造影効果を認める（図3.1.4.h）。

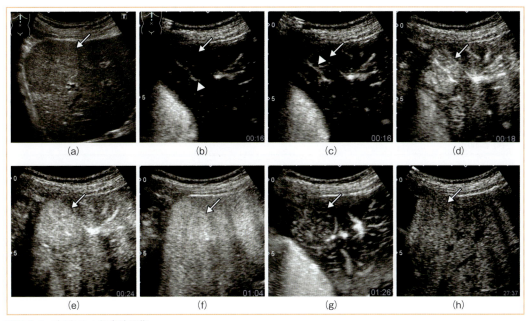

図3.1.4　症例58：超音波画像

［西田　睦］

参考文献

1) Nguyen BN, Flejou JF, Terris B et al：Focal nodular hyperplasia of the liver：a comprehen- sive pathologic study of 305 lesions and recogni-tion of new histologic forms. Am J Surg Pathol 23：1441-1454, 1999
2) 近藤福雄：「肝細胞腺腫と限局性結節性過形成」，The Liver Cancer Journal 2013-9；5（3）：174-183.
3) 日本超音波医学会：「肝腫瘤の超音波診断基準」，Jpn J Med Ultrasonics 2010；37（2）：157-166.
4) Tanaka M, Nakashima O, Wada Y et al：Patho- morphological study of Kupffer cells in hepatocellular carcinoma and hyperplastic nodular lesions in the liver. Hepatology 24：807-812, 1996
5) 柴崎　晋，他：「術前診断に苦慮した限局性結節性過形成の1切除例」，日消外会誌 2008；41（9）：1692-1697.

3.1.5 肝細胞癌

● 1. 病態

- 肝細胞癌（HCC）は原発性肝癌の93〜95％を占める悪性腫瘍である。肝細胞癌の成因として，HBV，HCV，性差，喫煙，飲酒などがあげられる。
- 発生はアジアに多く，欧米では少ない。男性に多く，80〜90％は肝硬変を背景とする。
- 慢性の炎症による肝細胞の壊死と再生，細胞回転の亢進が癌の発生に密接に関与していると考えられている。
- 原発性肝癌取扱い規約[1]では，その肉眼分類を①小結節境界不明瞭型，②単純結節型，③単純結節周囲増殖型，④多結節癒合型，⑤浸潤型の5型としている。
- 被膜形成をみる例が多く，径3cm前後では7〜8割にみられる。

● 2. 臨床所見

- 早期では自覚症状に乏しいが，最も多い症状は全身倦怠感と肝腫大とされている。
- 検査所見では，腫瘍が2〜3cmの小さな場合には背景の肝硬変を反映するが，腫瘍が増大し，進展するとさらに増悪する。
- 血清ビリルビン，血清ALP，LDの増加がみられる。腫瘍マーカーはαフェトプロテイン（AFP）とPIVKA-Ⅱが有用である。AFPが400ng/mLを超えればほぼHCCだが，100〜200ng/mLの場合には肝炎に由来するAFP増加と鑑別するため，L-3分画測定を行う。
- PIVKA-ⅡはAFPより特異性は高いが感度は低い。とくに2cm以下では陽性率が低い。
- HCCはリンパ節転移が少ない。ガイドラインでは背景肝の障害度に応じて，画像による定期的な検査が推奨されている。

MEMO

C型肝炎治療の進歩による今後

　C型肝炎治療の劇的な進歩により，近い将来，本邦からHCVは根絶され，肝癌の発生率も低下すると予想される。しかしながらHCVが排除されてから10年以上経過した症例においても肝癌を発生することが知られている。ウイルス排除後も定期的にUS，CT，MRIなどの画像検査によるスクリーニングが必要である。ウイルス肝炎患者が減少する一方で，肥満を背景にした生活習慣病，とくに脂肪肝が進行し，肝炎を生じる非アルコール性脂肪肝炎（NASH）の患者が増加すると考えられる。NASHにおいても肝硬変→肝癌へ進行することが知られており，脂肪肝のスクリーニングにおいても肝癌の発生を念頭においた注意深い超音波検査が必要となる[2]。

用語　肝細胞癌（hepatocellular carcinoma；HCC），protein induced vitamin K absence（PIVKA-Ⅱ），非アルコール性脂肪肝炎（non-alcoholic steatohepatitis；NASH）

3. 超音波検査所見

(1) 非造影超音波所見

- 結節型の2cm以下では膨張性発育を反映し，円形，類円形を呈し，境界やや不明瞭で整，頻度は少ないが辺縁低エコー帯を有する。内部のエコーレベルはさまざまで，低エコーが多いが，脂肪化を伴った高分化なHCCは高エコーを呈する。後方エコーは不変～増強する場合もある。高分化HCCから脱分化した中分化なHCC領域がある場合はbright loopなどの所見を呈する。
- 2cm以上の結節型では，形状は同様に円形，類円形を呈し，境界明瞭で整，薄い辺縁低エコー帯を有する。内部のエコーレベルは典型例では多段階発育を反映したモザイクパターン，nodule in noduleの所見を呈する。後方エコーは増強する。塊状型では不整形で，境界やや不明瞭。内部エコーはさまざまで門脈や肝静脈内へ進展する腫瘍栓を有することがある。
- カラードプラにては2cm以下では血流は少なく，流入する定常性の血流信号を認めることが多い，2cm以上では多血化し，拍動性のバスケットパターン（周辺から内部に流入する）の血流信号がみられることが多い。塊状型でも同様に不整な血管やバスケットパターンの豊富な血流信号を認める。

(2) 造影超音波所見[3～5]

- 2cmを超える結節型の典型例では，動脈相血管イメージは周辺から流入するバスケットパターンや，豊富な線状の造影効果を認め，灌流イメージにて周辺肝実質より強く結節状に濃染する。
- 門脈相にて造影剤の洗い出しを認め，周辺肝実質と比較した造影効果は不良となる。出血壊死などが存在する場合は，血管相全体において，造影されない領域として認識される。後血管相にては造影欠損として認識される。多血化を反映して，腫瘍血管内に流入する造影剤によりスポット状の造影効果が残存することもある。

> **MEMO**
> - 肝細胞癌では背景に慢性肝炎～肝硬変を合併している場合が多く，結節の同定が困難なことにしばしば遭遇する。このような場合には，肝表面に近い部位の観察には6～9MHz高周波プローブを積極的に用いる。CT，MRIなどの他画像診断で病変が指摘されていれば，fusion機能でCTやMRIとの位置合わせを行う。病変の正確な同定を行うことができ，客観的に病変を提示できる。
> - ペースメーカ装着者には磁場を用いたfusion機能の使用は禁忌なので，施行前に必ずその有無を確認する。fusion機能がない場合，造影超音波検査にて，後血管相から肝臓の観察を開始し，造影欠損が確認された際に，再静注法（re-injection method）[6]にて造影剤を再投与し，造影欠損部位のvascularity評価を行う。血管相で呼吸止めなどが不良で，poor studyになった場合や，Bモードや他画像検査で認識されなかった新たな結節が後血管相で同定された場合にも再静注法にて確認が行える[3]。
> - 高分化などの多血化前の早期HCCの場合は動脈相での強い造影効果はみられず，むしろ造影不良な結節として認識される。その場合には門脈相にても造影効果が不良な場合が多い。また高分化HCCの場合にはクッパー細胞は残存しているため，後血管相にても造影効果を認める場合があり，注意が必要である。

症例59：肝細胞癌（HCC）

- 70歳台，男性。

患者情報：C型肝硬変。1年前に前医でHCC 2箇所（S2，右葉）を指摘され，TACEとRFAで治療した。2カ月前にCTにてTACE後の頭側に新規病変を指摘，手術目的に当施設紹介となり，術前精査。造影超音波検査ではS2に限局したHCC再発を4箇所に認めた。腹腔鏡下肝S2部分切除が施行され，組織にてもHCCを4箇所に認め，中分化を主体とする高〜中分化肝細胞癌であった。

超音波検査所見：図3.1.5

- 肝S2に16mm大の境界明瞭な低エコー結節を認める（図3.1.5.a, b）。
- 内部は高エコーな領域と低エコーの領域をパッチワーク状に認め，モザイクパターンを呈している（図3.1.5.a, b）。
- 辺縁に薄い低エコー帯を伴っている（図3.1.5.a, b）。
- 結節背面頭側に低エコー結節を認め，TACE後の領域を疑う（図3.1.5.a, b. 矢頭）。
- 左葉外側区，横走査にてS2の結節に対して造影超音波検査を施行。動脈相血管イメージにてA2から結節内に流入するバスケットパターンのスポット状の造影効果を認める（図3.1.5.c）。
- 動脈相還流イメージにて，すぐに均一に強く結節状に造影される。造影効果は周辺肝実質より強い。結節背面にも結節状の強い造影効果を認める（図3.1.5.d）。
- 門脈相にて内部の造影効果は減弱している。背面頭側に造影効果がみられない領域を認め，TACE後の領域を考える（図3.1.5.e. 矢頭）。
- 積算画像にてバスケットパターンの血管構築を認める。背面の結節にもスポット状の密な血管構築を認める（図3.1.5.f）。
- 後血管相にては造影効果は欠損している。背面の結節の造影効果も欠損している（図3.1.5.g）。
- 造影効果欠損部位に対して，造影剤の再静注法（re-injection）を施行。いずれの欠損部位内にも強い造影効果を認める（図3.1.5.h）。異なる断面にも同様の所見を1箇所に認め，合計4箇所のHCC再発を疑う。

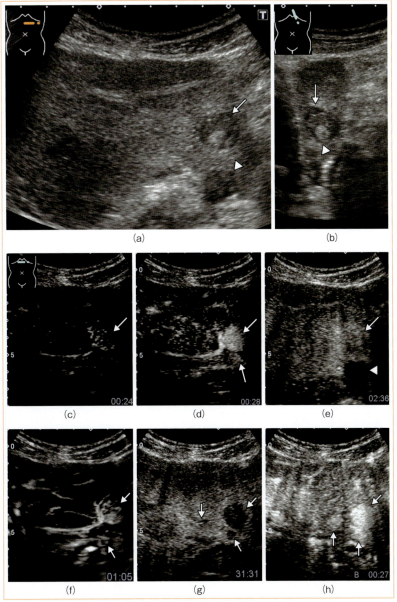

図3.1.5　症例59：超音波画像

［西田 睦］

参考文献

1) 日本肝癌研究会（編）：原発性肝癌取扱い規約第6版，金原出版，東京，2015.
2) 矢田 豊：「ウイルス肝炎の最新治療と今後の展望」，超音波検査技術　2016；41（1）：32–42.
3) 西田 睦，高梨 昇（編）：肝癌の造影超音波検査，医歯薬出版，東京，2012.
4) Moriyasu, F., Itoh, K.：Efficacy of Perfluorob-utane Microbubble-enhanced Ultrasound in the Characterization and Detection of Focal Liver Lesions；Phase 3 Multicenter Clinical Trial. Am. J. Roentegenol., 193, 86〜95, 2009.
5) Korenaga, K., et. al.：Usefulness of Sonazoid contrast-enhanced ultrasonography for hepatocellular carcinoma；Comparison with pathological diagnosis and superparamagnetic resonance images. J. Gastroenterol., 44, 733〜741, 2009
6) 工藤正俊，畑中絹世，鄭 浩柄，他：肝細胞癌治療支援におけるSonazoid造影エコー法の新技術の提唱 ─ Defect Re-perfusion Imagingの有用性，肝臓　2007；48：299–301.

3.1.6 肝内胆管癌（胆管細胞癌）

1. 病態

- 肝内胆管癌（ICC）は原発性肝癌の3～5％を占める胆管上皮から発生する悪性腫瘍である。高齢者に多く，肝硬変に合併することは少ない。
- 胆管二次分枝を含み，二次分枝から末梢側に発生した胆管上皮由来の腫瘍である。
- 肝細胞癌に比し，人種，地域，性別による発生頻度の差は認めない。組織型は腺癌が大部分である。
- 治療は手術が第一選択だが，局所浸潤やリンパ節転移，遠隔転移を来しやすく，発見時には手術不能となっている場合も少なくない。その場合には化学療法が行われる。

2. 臨床所見

- 症状として，上腹部痛，体重減少，肝腫大，腹水を認めることがある。
- 検査所見としては胆道系酵素，CA19-9，CEAなどの上昇を認めるが，黄疸は少ない。肝内結石症の経過で10％程度に発症する。
- 腫瘍は灰白色，充実性の硬い塊状～結節状を呈し，出血や壊死をみることは少ない。肉眼分類では，腫瘤形成型，胆管浸潤型，胆管内発育型の3型である。組織学的には辺縁にviableな腫瘍細胞に富む腺癌である。多量の線維性間質を有する。病理学的診断では，胆管細胞癌は粘液を産生し，肝細胞癌は産生しないため，粘液染色は有用である。

3. 超音波検査所見[1]

(1) 非造影超音波所見

- 浸潤性発育の形態をとるため，形状は不整形，境界は不明瞭なことが多い。腫瘍末梢の胆管拡張を認めることが多く，腫瘍が被膜下にあれば，丈の低い隆起を示し，癌臍を形成する。
- エコーレベルはさまざまで，しばしば等エコーのため，腫瘍の認識が不良の場合がある。その際には拡張した末梢胆管の途絶部に腫瘍の存在を疑う。血管が腫瘍内を貫通する所見がみられることもある。
- 乏血性で置換性発育のため，血流信号は少なく，既存の血管は腫瘍辺縁に圧排，または腫瘍内に残存する。ときとして多血性の肝内胆管癌もみられるため，注意する。

(2) 造影超音波所見

- 動脈相血管イメージでは，辺縁にスポット状～短い線状の造影効果を認め，灌流イメージでは淡いリング状の造影効果がみられる。
- 門脈相にて造影効果は速やかに減弱し，周辺肝実質より造影効果が不良な領域として認識される。後血管相では明瞭な欠損を呈する。
- 血管イメージでは中央を貫通するような線状の血管構築を認めることもある。

> **MEMO**
>
> 稀に肝細胞癌と胆管細胞癌が同一腫瘍内に存在する混合型肝癌をみる場合がある。また，リンパ節転移の頻度が高いため，肝門部や大動脈周囲リンパ節の観察は必ず行う。

 用語　肝内胆管癌（intrahepatic cholangiocarcinoma；ICC）

症例60：肝内胆管癌（ICC）

- 70歳台，女性。

患者情報：検診にて肝機能障害を指摘され，前医受診した。US，CTにて肝内末梢胆管の拡張を伴った腫瘤像を指摘され，肝内胆管癌疑いとなった。手術目的に当施設紹介となり，術前精査。肝左三区域切除，肝外胆管切除が施行され，腫瘤形成型の胆管細胞癌であった。

超音波検査所見：図3.1.6

- 肝S4に41mm大の形状不整，境界明瞭な低エコー結節を認める（図3.1.6.a）。
- 内部はやや不均一。
- 左葉外側区の末梢胆管の拡張を伴っている（図3.1.6.a矢頭）。
- 左葉外側区，肋骨弓下走査にてS4の結節に対して造影超音波検査を施行。
- 動脈相血管イメージにて辺縁に流入するスポット状〜短い線状の造影効果を認める。
- 動脈相還流イメージにて，辺縁部の造影効果は周辺肝実質よりやや強くみられているが中心部の造影効果は不良である（図3.1.6.b）。
- 門脈相にて内部の造影効果は減弱し，全体的に不良である（図3.1.6.c）。
- 積算画像にて辺縁部に流入する短い線状の血管構築を認める（図3.1.6.d）。
- 後血管相にては造影効果は不整形，明瞭に欠損している（図3.1.6.e）。

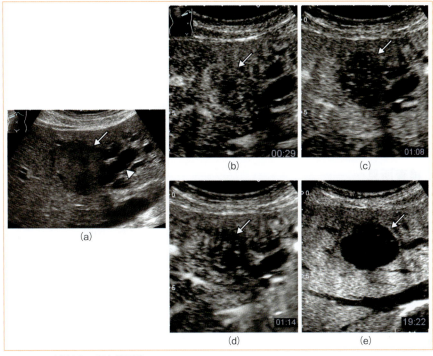

図3.1.6　症例60：超音波画像

［西田 睦］

参考文献

1) 日本超音波医学会：肝腫瘍の超音波診断基準 Jpn J Med Ultrasonics　2010；37(2)：157-166.

3.1.7　転移性肝癌

● 1. 病　態

- 肝臓は肺に次ぐ転移性癌の好発臓器である。原発性肝癌に比し，転移性肝癌の頻度は10倍以上である。原発巣の頻度的には胃，大腸癌を中心とする消化管由来の腺癌が多い。
- 大部分の転移性肝癌は血行性に門脈を介した経門脈性転移によって起こる。
- 肝細胞癌と異なり，慢性肝炎や肝硬変を合併することは少ない。治療には外科的療法や化学療法，経皮的局所療法があり，原発臓器により，その治療方針は異なる。
- 膵癌や胆道癌の場合は肝転移の有無が原発巣の非切除適応となる。担癌患者の治療方針決定，治療効果判定に画像診断の果たす役割はきわめて重要である。

● 2. 臨床所見

- 無症状，もしくは原発巣による症状，転移結節が大きくなると，腹部膨満感，不快感，黄疸，腹水，食欲不振などがみられる。
- 基本的に原発巣の臓器特異性を保持し組織像は原発巣と同様の所見を呈する。所見にはバリエーションが多い。肉眼的特徴として多結節で被膜や隔壁がなく，癌臍を伴うことが多い。一般的に上皮性腫瘍の転移では腫瘤を形成するが血液腫瘍の多くはびまん性に浸潤し，腫瘤形成を示すものは25％と少ない。
- 線維性間質に富む腺癌肝転移の特徴は，周辺部に比較的血管に富むviableな腫瘍細胞があり，中心部には線維性壊死組織が存在する。
- 腫瘍マーカーは胃，大腸癌などでCEAが上昇し，膵・胆道癌，大腸癌などでCA19-9が上昇する場合が多い。

● 3. 超音波検査所見

(1) 非造影超音波所見

- 小さなものでは円形が多いが大きくなると不整形を呈してくる。境界は明瞭，ときに不明瞭で凹凸を認めるものもある。低エコーから高エコーまでさまざまなエコーレベルを呈する。消化管原発癌による転移の場合，エコーレベルが肝と同じか，高いことが多い。
- 一般的には辺縁部に厚い低エコー帯 (halo) を有する例が多く，小さな腫瘤では腫瘤中心部の壊死により，高エコーを呈し，bull's eye pattern, target patternを呈する。
- 中心部の高エコーは壊死物質などの反射源が増加することによる。中心部が液状化壊死となると，無エコー域として認識される。扁平上皮癌は中心壊死を来しやすい。
- 胃，大腸癌などの粘液産生癌では石灰化を伴いやすい。多発し，一塊となるとcluster signを呈する。
- 肝表面の結節は，中央に陥凹を認め，癌臍を呈することが多く，胆管細胞癌とともに転移性肝癌に特徴的な所見である。
- カラードプラでは腫瘍内は乏血性で既存の血管が腫瘍内に残存，または腫瘍辺縁に圧排される所見を認める。

(2) 造影超音波所見

- 動脈相血管イメージでは，辺縁にスポット状の造影効果を認め，灌流イメージにてリング状の造影効果[1]，門脈相にて造影効果は速やかにwash outを認める場合が多い。
- 後血管相では明瞭な欠損を呈する。血管増生のある転移性肝腫瘍では動脈相の所見は肝細胞癌に類似して多血性である。

用語　転移性肝癌 (metastatic carcinoma)

MEMO

原発部位によって特異的な超音波像を呈する。
① 結腸・直腸癌：エコーレベルは高く，辺縁低エコー帯を有し，bull's eye patternを呈することも多く，石灰化を伴うことがあり，単発症例が30％に達する。
② 膵　癌：膵癌はエコーレベルが低，等エコーで中心部に無エコー域を伴うことがある。多発することが多い。
③ 肺　癌：エコーレベルは低もしくは等エコーで辺縁低エコー帯を有する。
④ 食道癌：食道癌は個数が少なく，個々の結節が急速に増大する場合が多い。
　検診などで無症状のうちに肝機能異常などを指摘され，原発巣よりも先に転移性肝癌が発見されることもある。転移性肝癌は一般的に乏血性だが，膵・消化管神経内分泌性腫瘍，腎細胞癌からの転移は多血性の場合が多い。

症例61：転移性肝癌

● 70歳台，女性。

患者情報：S状結腸癌術後，経過観察のCTにてS5に転移結節が疑われ，精査となった。その後転移巣の切除施行となり，組織学的にも転移性肝癌であった。

超音波検査所見：図3.1.7
- 肝S5表面に27mm大の境界明瞭やや不整形の充実性結節を認める（図3.1.7.a.矢印）。
- 辺縁に幅の広い低エコー帯を伴い，内部のエコーレベルは軽度上昇している。
- 肝表面側にわずかな嵌凹を認め，癌臍を疑う所見である（図3.1.7.a.矢頭）。
- カラードプラにて内部に流入する線状の血流信号を認める（図3.1.7.b）。
- 深部側にも同様に幅の広い辺縁低エコー帯を伴った小さな高エコー結節を認める（図3.1.7.a.＊）。

CEUS所見：右肋間走査で施行した。
- 動脈相血管イメージにて背面から結節辺縁に流入する細かなスポット状の造影効果を認める（図3.1.7.c）。
- 動脈相還流イメージにて，結節辺縁にリング状の造影効果を認め，中心部の造影効果は不良である。周辺肝実質と比較した造影効果は強くみられている（図3.1.7.d）。
- 門脈相にて辺縁の造影効果は減弱し，周辺肝実質と比較した造影効果は全体的に不良である（図3.1.7.e）。
- 積算画像にて辺縁部に流入する短い線状の血管構築を認める。
- 後血管相にては不整形に，明瞭に欠損している（図3.1.7.f）。

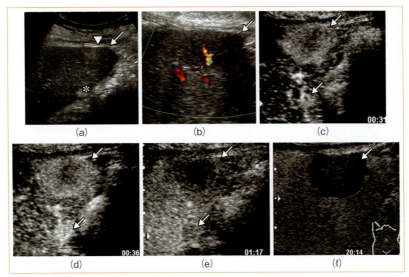

図3.1.7　症例61：超音波画像

［西田　睦］

参考文献

1) Semelka, R.C., et. al.：Perilesional enhancement of hepatic metastasis：correlation between MR imaging and histopathologic findings. Radiology, 215：89-94. 2000

3.2 胆嚢・胆管

3.2.1 急性胆嚢炎

● 1. 病　態[1〜3]

- 胆嚢に生じた急性の炎症性疾患であり，胆嚢胆汁の器質的，あるいは機能的排泄障害に細菌感染が加わり発症する．その成因の90〜95％が胆石であるが，その他，循環障害，化学的障害，癌の存在など，発症に関与する要因は多彩である．
- 病態は継時的に変化し，病理学的には浮腫性（発症後2〜4日），壊疽性（発症後3〜5日），化膿性（発症後7〜10日）に分類される．

● 2. 臨床所見[2]

- 症状は右季肋部痛または心窩部痛が72〜93％にみられ，ついで悪心・嘔吐が多い．ときに右肩への放散痛を伴うこともある．
- 発熱は高頻度ではなく，とくに38℃を超える高熱の頻度は3割程度である．
- 特異的な血液検査所見はなく，通常軽度な白血球増多，炎症反応の上昇がみられる程度で，とくに発症初期では肝・胆道系酵素の上昇はみられないことが多い．

● 3. 超音波検査所見[2〜4]

- 発症からの時間経過とともに，胆嚢の腫大 → 胆泥・壁肥厚 → 壁内の低エコー帯（hypoechoic layer）や，膜様構造 → 胆嚢周囲浸出液貯留 → 膿瘍形成などの所見が順次出現する．
- 診断においてはとくにsonographic Murphy's sign（超音波プローブによる胆嚢圧迫による疼痛）の有用性が高く，画像所見（胆嚢の腫大）と理学所見（圧迫による疼痛）が一致する．超音波検査でしか得られない特異度の高い所見である．またカラードプラでは炎症による血流充進を反映して壁内に血流シグナルが描出される（表3.2.1）。

表3.2.1　急性胆嚢炎診断基準

A　局所の臨床徴候 　（1）Murphy's sign*1，（2）右上腹部の腫瘤触知・自発痛・圧痛 B　全身の炎症所見 　（1）発熱，（2）CRP値の上昇，（3）白血球数の上昇 C　急性胆嚢炎の特徴的画像所見*2
確診：Aのいずれか＋Bのいずれか＋Cのいずれかを認めるもの 疑診：Aのいずれか＋Bのいずれかを認めるもの
注）ただし，急性肝炎や他の急性腹症，慢性胆嚢炎を除外できるものとする．
*1　Murphy's sign：炎症のある胆嚢を検者の手で触知すると，痛みを訴えて呼吸を完全に行えない状態 *2　急性胆嚢炎の画像所見： ・超音波検査：胆嚢腫大（長軸径＞8cm，短軸径＞4cm），胆嚢壁肥厚（＞4mm），嵌頓胆嚢結石，デブリエコー，sonographic Murphy's sign（超音波プローブによる胆嚢圧迫による疼痛），胆嚢周囲浸出液貯留，胆嚢壁sonolucent layer（hypoechoic layer），不整な多層構造を呈する低エコー帯，ドプラシグナル． ・CT：胆嚢壁肥厚，胆嚢周囲浸出液貯留，胆嚢腫大，胆嚢周囲脂肪織内の線状高吸収域． ・MRI：胆嚢結石，pericholecystic high signal，胆嚢腫大，胆嚢壁肥厚．

（急性胆管炎・胆嚢炎診療ガイドライン改訂出版委員会：TG13新基準掲載 急性胆管炎・胆嚢炎診療ガイドライン2013（第2版），医学図書出版より引用）

症例62：急性胆嚢炎

- 60歳台，女性。

超音波検査依頼内容：一昨日夕食後より嘔気，心窩部痛が出現。熱発もみられ，痛みの増強があり来院。右季肋部に圧痛を認める。急性胆嚢炎の所見はあるかの確認。

超音波検査所見：図3.2.1
- 圧痛点に一致して胆嚢の腫大を認める（sonographic Murphy's sign陽性）。
- 壁は肥厚し，一部3層構造を呈している。
- 内腔には胆泥が充満し，頸部に嵌頓結石を認める。

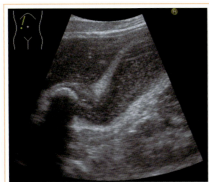
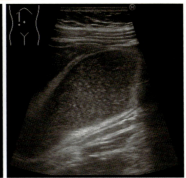

図3.2.1　症例62：超音波画像

MEMO

現在の急性胆嚢炎診療ガイドライン第2版[2]では，画像所見には関係なく臓器障害による全身症状を来すものを重症と位置づけている。第1版まで重症胆嚢炎とされていた顕著な局所炎症所見（壊疽性胆嚢炎，胆嚢周囲膿瘍，肝膿瘍，胆汁性腹膜炎，気腫性胆嚢炎などを示唆する所見）がみられるものは，中等症と改訂されたが，これらは臓器障害に陥る危険性があり，すみやかに胆嚢摘出術や胆嚢ドレナージが行われるべき状態としており，USではこれらの所見を見逃さず，迅速に臨床へ報告することが重要である（図3.2.2）。

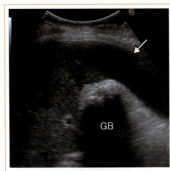
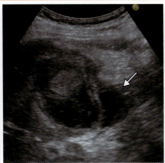
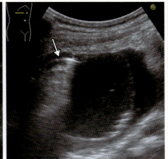

(a) 胆汁性腹膜炎
胆嚢（GB）は穿孔・萎縮し，その周囲腹腔内に胆汁の漏出がみられる（矢印）。

(b) 胆嚢周囲膿瘍
胆嚢周囲に膿瘍の形成がみられる（矢印）。

(c) 気腫性胆嚢炎
胆嚢内腔に体位変換にて反重力方向へ移動するガス像を認める（矢印）。

図3.2.2　急性胆嚢炎に合併する顕著な局所炎症所見

［川端 聡］

参考文献

1) 木村康利，今村将史，奥谷浩一，他：急性胆嚢炎．肝・胆道系症候群（第2版），223-226，III肝外胆管編．日本臨牀，東京，2011．
2) 急性胆管炎・胆嚢炎診療ガイドライン改訂出版委員会．TG13新基準掲載 急性胆管炎・胆嚢炎診療ガイドライン2013（第2版），16-118，医学図書出版，東京，2013．
3) 岡庭信司，石井重登，岩下和弘．胆道感染症の超音波診断をきわめる：Jpn J Med Ultrasonics. 2015；42（3）：329-336．
4) 川端 聡，田上展子，尾羽根 範員，他：急性胆嚢炎における超音波像の継時的変化について：Jpn J Med Ultrasonics 2016；43（1）：103-113．

3.2.2 胆囊腺筋腫症

1. 病 態[1,2]

- RAS（胆囊粘膜上皮が筋層内あるいは漿膜下層にまで憩室様に陥入したもの）と平滑筋，線維組織の増生により胆嚢壁がびまん性あるいは限局性に肥厚する過形成性疾患で，武藤ら[3]は組織標本で胆嚢壁1cm内にRASが5個以上増殖し，3mm以上壁肥厚したものと定義している。
- 本疾患はその病変の部位，広がりによって分節型（segmental type），底部型（fundal type），びまん型（diffuse type）に分類される（図3.2.3）。

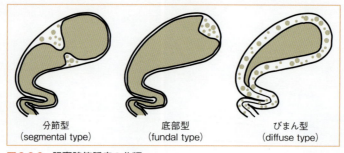

図3.2.3　胆嚢腺筋腫症の分類

2. 疫 学[2,4,5]

- 成因は胆囊内圧上昇説，慢性炎症性刺激説，増殖退行性病変説などがいわれているが，いまだ不明である。
- 40～60歳台の男性に多く，年齢とともにその頻度は高くなる。
- 胆石症を合併しやすく，さらには近年分節型の底部側に胆嚢癌の発生頻度が高いという報告が散見され注目されているが，一定のコンセンサスは得られていない。

3. 臨床所見[1,2]

- 無症状の症例が多く超音波で偶然発見される場合が多いが，有症状例もある。
- 疝痛は比較的少なく，長時間にわたる鈍痛が多いとされるが，ときに胆嚢結石を合併し，胆嚢炎症状としての右季肋部痛や悪心などがみられることがある。

4. 超音波検査所見[1,4,6]

　限局性，またはびまん性の壁肥厚像がみられ，その壁内にはRASの拡大による微小囊胞や壁在結石，およびそれらによって生じるコメット様エコーがみられる。これらの所見がみられれば胆嚢腺筋腫症との診断は容易であるが，常に胆嚢癌の並存には注意が必要である。

用語　Rokitansky–Aschoff sinus（RAS）

症例63：胆囊腺筋腫症

- 40歳台，女性。

超音波検査依頼内容：検診にて胆囊壁肥厚を指摘され，精査。

超音波検査所見：図3.2.4

　胆囊は2房性でその底部側に壁肥厚を認める。壁内には囊胞性変化（RASの拡大）と壁在結石がみられ，胆囊腺筋腫症を疑う。胆囊内腔に結石は認めず，炎症所見も明らかではない。

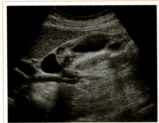 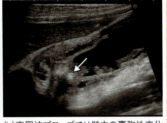

(a) 胆囊は2房性で底部側に壁肥厚像がみられる。
(b) 高周波プローブでは壁内の囊胞性変化（RASの拡大）と壁在結石（矢印）が確認でき，胆囊腺筋腫症と診断できる。

図3.2.4　症例63：超音波画像

MEMO

　胆囊腺筋症では胆囊癌との鑑別診断が最も重要となるが，RASやコメット様エコーが検出できない場合，ときに両者の鑑別は容易ではない。胆囊腺筋腫症による壁肥厚は比較的厚さが均一で表面が平滑であるのに対し，胆囊癌では厚さが不均一で表面が不整である場合が多い。また胆囊腺筋腫症では境界エコーが描出されるのに対し，胆囊癌では消失する場合が多く，両者の鑑別点となる（図3.2.5）。

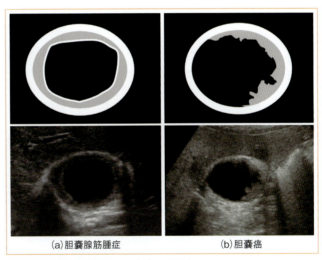

(a) 胆囊腺筋腫症　　(b) 胆囊癌

図3.2.5　胆囊腺筋腫症と胆囊癌の鑑別点
(a)の壁肥厚では，比較的厚さが均一で表面整，境界エコー（第1層目の線状高エコー）がみられるのに対し，(b)では不均一な厚さで表面不整，境界エコーがみられない場合が多い。

［川端　聡］

参考文献

1) 日超検 腹部超音波テキスト第2版，153-154，日本超音波検査学会監修，医歯薬出版，東京，2014.
2) 萱原正邦都，太田哲生：胆囊腺筋腫症．肝・胆道系症候群（第2版），319-321，Ⅲ肝外胆管編：日本臨牀，東京，2011.
3) 武藤良弘：Rokitansky–Aschoff sinus（RAS）．胆囊疾患の臨床病理：医学図書出版，東京，1985：141-160.
4) 日本消化器がん検診学会超音波検診委員会ガイドライン作成ワーキンググループほ，他：腹部超音波検診判定マニュアル，日本消化器がん検診学会雑誌，2014：24-27.
5) エビデンスに基づいた胆道癌診療ガイドライン改定第2版．141-160，日本肝胆膵外科学会胆道癌診療ガイドライン作成委員会編，医学図書出版，東京，2014.
6) 木田光広，長谷川力也，松本高明，他：胆囊腺筋腫症の診断と取扱い．日本消化器病学会雑誌．2015；112(3)：456-63.

3.2.3 胆嚢コレステロールポリープ

1. 病　態[1~3]

- 非腫瘍性，非上皮性病変の1つであり，胆嚢粘膜にコレステロールエステルを貪食した泡沫細胞が集簇し，ポリープ状に造成したものをコレステロールポリープという。
- コレステロールエステルが主体ではあるが，コレステロールポリープと血清脂質値との相関はないといわれている。
- 大きさが10mm以下の胆嚢隆起性病変の50～90％を占め，多発することが多い。

2. 超音波検査所見[1, 2, 4, 5]

小さなものでは球形で肝実質に比べて高エコー像を呈する。5mmを超えると表面に顆粒状の細かい凹凸がみられ桑実状の形態を呈する場合が多い。径が10mm前後になると腺の増生がみられエコーレベルがやや低下してくるため胆嚢癌との鑑別が重要となる。内部に点状高エコーが認められればコレステロールポリープを疑う一助となる。胆嚢壁とは細い糸状の茎でつながるか，または直接壁に接するように付着するものが多い。コレステロール沈着に対する間質反応として旺盛な血管増生が起こっており，10mmを超えると半数近くにドプラで拍動性血流を検出する(図3.2.6)。

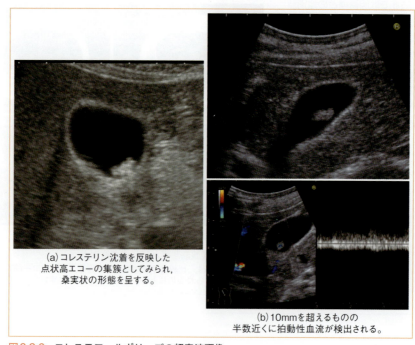

(a) コレステリン沈着を反映した点状高エコーの集簇としてみられ，桑実状の形態を呈する。

(b) 10mmを超えるものの半数近くに拍動性血流が検出される。

図3.2.6　コレステロールポリープの超音波画像

症例64：胆嚢コレステロールポリープ

- 50歳台，男性。

検査依頼内容：検診にて胆嚢ポリープを指摘され紹介。悪性所見などないか精査。
超音波検査所見：図3.2.7

- 胆嚢に多発性ポリープを認める。最大はφ10mm大。内部に点状高エコーを認め，コレステロールポリープを疑うが，表面が比較的平滑で亜広基性の茎を有するため経過観察は必要。
- 付着部の壁不整はみられない。

経　　過：6カ月後の経過観察にてポリープに変化はみられなかったが，患者本人の希望があり後日胆嚢摘出術が施行された。病理組織診断の結果コレステロールポリープであった。

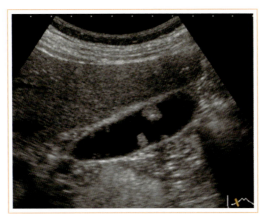

図3.2.7　症例64：超音波画像

MEMO

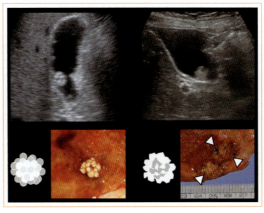

図3.2.8　桑実状と形状不整の違い
桑実状とは小さな粒が立体的に集簇した形態（図左：コレステロールポリープ）をいい，輪郭が不整な腫瘤（図右：胆嚢癌）との区別が重要。

［川端　聡］

参考文献

1) 日超検 腹部超音波テキスト第2版，156-157，日本超音波検査学会監修，医歯薬出版，東京，2014.
2) 北川裕久，菅原正郎，太田哲生，他：胆嚢腺筋腫症 肝・胆道系症候群　第2版，299-301，III肝外胆管編，日本臨牀，東京，2011.
3) 高木一郎，他：胆嚢小隆起性病変に関する検討，胆道疾患研究の進歩 第30回日本胆道学会総会主要発表論文集，213-217，自然科学社，東京，1995.
4) 杉浦信之：胆嚢腺腫（幽門型腺腫，腸型腺腫，固有上皮型腺腫，乳頭状腺腫，粘液嚢胞腺腫），肝・胆道系症候群　第2版，322-325，III肝外胆管編，日本臨牀，東京，2011.
5) 日本消化器がん検診学会超音波検診委員会ガイドライン作成ワーキンググループ，他：腹部超音波検診判定マニュアル，日本消化器がん検診学会雑誌，2014：24-27.

3.2.4 胆嚢癌

1. 定義と疫学[1~4]

- 胆嚢癌とは胆嚢および胆嚢管に発生した悪性腫瘍（癌腫）を指し，組織学的には腺癌が90％以上を占める。
- 好発年齢は60～70歳台で，男女比は1：2～4で女性に多い。
- 発生には胆道における慢性的な炎症を生じる病態の関与が示唆されており，ハイリスクとしては古くから膵・胆管合流異常（胆管拡張型，非拡張型を問わず）がよく知られている。また胆嚢癌における胆石合併率は50～80％と非常に高く，胆石症が胆嚢癌のハイリスクとする報告が多い一方で，無症候性胆石の長期経過観察から，先行する結石により胆嚢癌発生率は増加しないという報告もみられる。
- その他，胆嚢腺腫や分節型胆嚢腺筋腫症の底部側なども癌のハイリスクとする報告もみられる。

2. 超音波検査所見[1~5]

- 超音波検査における胆嚢癌の分類では隆起型（腫瘤形成型），壁肥厚型（浸潤型），混合型に分けられるのが一般的である（図3.2.9）。
- 近年超音波装置の発展に伴い，USでは診断のみならずある程度の局所進展度（表3.2.2）や手術適応の判定まで求められつつある。
- 漿膜下層に浸潤したT2胆嚢癌においては脈管侵襲，神経周囲浸潤，リンパ節転移が高率にみられることから拡大肝切除術，リンパ節郭清が必要となるが，有茎性胆嚢癌のほとんどは固有筋層浸潤（T1b）までに留まるもので，逆に付着部の胆嚢壁外側高エコーの不整や断裂がみられる場合は漿膜下層浸潤（T2），またはそれを越える進行癌が疑われ，USでは付着部の形態や層構造の詳細な観察が重要となる（図3.2.10）。また肝内にも腫瘍がみられた場合は肝への直接浸潤（T3a：手術可能）か肝転移（M1：遠隔転移で手術不能）の鑑別も重要である。

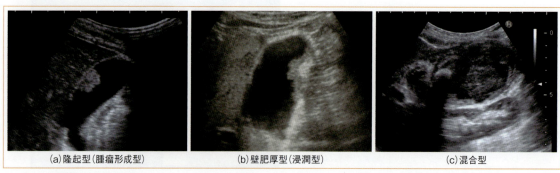

図3.2.9　胆嚢癌の超音波分類
(a)：胆嚢内腔へ突出する乳頭状あるいは結節状の病変。胆嚢壁とは有茎性または広基性に接し，表面は平滑～不整，エコーレベルは胆嚢壁と同等～低エコーが多い。
(b)：表面不整で厚みも不均一な壁肥厚像としてみられる。正常胆嚢壁にみられる内腔側表面の境界エコーが消失する場合が多い。
(c)：隆起型と壁肥厚型の混合型で，比較的大きな腫瘤像としてみられ，内腔が消失し胆嚢自体が充実性結節としてみられる場合もある。周囲臓器への浸潤を来すと胆嚢の輪郭および境界が不明瞭となる。

表3.2.2　胆嚢癌の局所進展度

Tis	carcinoma in situ
T1a	粘膜固有層への浸潤
T1b	固有筋層への浸潤
T2	漿膜下層あるいは胆嚢床部筋層周囲の結合組織に浸潤
T3a	漿膜浸潤，肝実質浸潤および／または一か所の周囲臓器浸潤（胃・十二指腸，大腸，膵臓，大網）
T3b	肝外胆管浸潤
T4a	肝臓以外の二か所以上の周囲臓器浸潤（肝外胆管，胃・十二指腸，大腸，膵臓，大網）
T4b	門脈本幹あるいは総肝動脈・固有肝動脈浸潤

（日本肝胆膵外科学会編：臨床・病理 胆道癌取扱い規約第6版，21-27，金原出版，2013より一部改変）

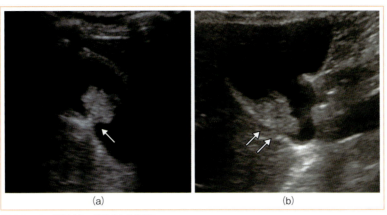

図3.2.10　胆嚢癌の壁深達度評価
(a)：胆嚢壁とは有茎性に付着し（矢印），USでは漿膜下層への浸潤はないと判断した。病理診断では固有筋層までの浸潤であった。
(b)：腫瘍は広基性で，付着部胆嚢壁の外側高エコー層が不明瞭化（矢印）し，固有筋層を越えた浸潤を疑った。病理診断では漿膜下層浸潤がみられた。

症例65：胆嚢癌

- 80歳台，男性。

検査依頼内容：右上腹部鈍痛にて来院，右季肋部に腫瘤を触知する。胆嚢癌のR/Oを依頼。

超音波検査所見：図3.2.11

- 胆嚢内腔が腫瘍に置換され胆嚢壁は消失。胆嚢癌を疑う。
- 腫瘍は肝および十二指腸（DU）に直接接しており浸潤が疑われる。さらに腫瘍は肝外胆管内へも連続し，上流の胆管拡張を来している。
- 肝臓には上記直接浸潤以外に転移を疑う腫瘤は検出せず。
- リンパ節転移（−），腹水（−）。

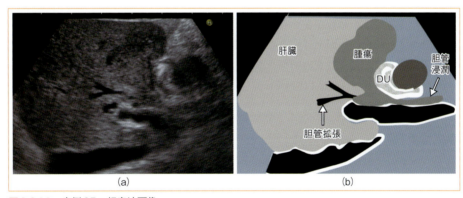

図3.2.11　症例65：超音波画像

［川端 聡］

📖 参考文献

1) 清水輝久：胆嚢腺癌．肝・胆道系症候群　第2版，311–314，III肝外胆管編，日本臨牀，東京，2011．
2) 日超検　腹部超音波テキスト第2版，151–153，日本超音波検査学会監修，医歯薬出版，東京，2014．
3) エビデンスに基づいた胆道癌診療ガイドライン改定第2版，141–160，日本肝胆膵外科学会胆道癌診療ガイドライン作成委員会編，医学図書出版，東京，2014．
4) 臨床・病理 胆道癌取扱い規約第6版，21–27，日本肝胆膵外科学会編，金原出版，東京，2013．
5) 日本消化器がん検診学会超音波検診委員会ガイドライン作成ワーキンググループ，他：腹部超音波検診判定マニュアル，日本消化器がん検診学会雑誌，2014：24–7．

3.3 膵　臓

3.3.1 慢性膵炎

● 1. 病　態

- 慢性膵炎は主に外分泌腺における進行性の炎症疾患であり，多くは非可逆性である。組織学的変化として，膵臓の内部に不規則な線維化，細胞浸潤，実質の脱落，肉芽組織などの慢性変化が生じ，進行すると膵外分泌・内分泌機能の低下を伴う病態である，と定義されている[1]。この変化の程度により膵実質に起こる委縮や形態異常，主膵管の拡張の状況が異なる。
- 慢性膵炎は，成因によってアルコール性と非アルコール性に分類される。また，多くは非可逆性疾患とされているため腫瘍や疾患により二次的に引き起こされる閉塞性膵炎や自己免疫性膵炎では，治療により改善することがあり，可逆性の病態であるため，膵の慢性炎症として別に扱われている[1]。

● 2. 臨床所見

- 臨床症状の典型は腹痛や腹部圧痛であり，病状により膵内・外分泌不全による症状がみられる[1]。
- 膵の機能が残存している時期に繰り返し起こる臨床症状は代償期とよばれ，腹痛，背部痛，食欲不振，悪心・嘔吐，下痢，体重減少などである。膵の機能の多くが失われ腹痛が軽減した後に起こる臨床症状は非代償期とよばれ，脂肪便，下痢といった消化吸収障害と糖尿病が現れてくる時期に分けられる[2]。
- 慢性膵炎では腹痛は半数以上にみられるとされているが，腹痛のない無痛性の症例も認められている。
- 膵石は，アルコール性では小結石が多く，特発性では大結石が多いとされている。
- 膵石により膵管および組織内圧が上昇することが疼痛の原因となることや，また膵管の途絶などにより仮性嚢胞の原因になるなど慢性膵炎の病態をさらに悪化させる一因になる[3]。
- 慢性膵炎の特徴的画像所見を表3.3.1に示す。

表3.3.1　特徴的な画像所見

> 確診所見：以下のいずれかが認められる。
> 　1）膵管内の結石。
> 　2）膵全体に分布する複数ないしび漫性の石灰化。
> 　3）ERCP像で，膵全体に見られる主膵管の不整な拡張と不均等に分布する不均一*1かつ不規則*2な分枝膵管の拡張。
> 　4）ERCP像で，主膵管が膵石，蛋白栓などで閉塞または狭窄している時は，乳頭側の主膵管と分枝膵管の不規則な拡張。
> 準確診所見：以下のいずれかが認められる。
> 　1）MRCP*3において，主膵管の不整な拡張と共に膵全体に不均一に分布する分枝膵管の不規則な拡張。
> 　2）ERCP像において，膵全体に分布するび漫性の分枝膵管の不規則な拡張，主膵管のみの不整な拡張，蛋白栓のいずれか。
> 　3）CTにおいて，主膵管の不規則なび漫性の拡張と共に膵辺縁が不規則な凹凸を示す膵の明らかな変形。
> 　4）US(EUS)において，膵内の結石または蛋白栓と思われる高エコーまたは膵管の不整な拡張を伴う辺縁が不規則な凹凸を示す膵の明らかな変形。

*1　"不均一"とは，部位により所見の程度に差があることをいう。
*2　"不規則"とは，膵管径や膵管壁の平滑な連続性が失われていることをいう。
*3　MRCPについては，
　　1：磁場強度1.0テスラ(T)以上，傾斜磁場強度15mT/m以上，シングルショット高速SE法で撮像する。
　　2：上記条件を満足できない時は，背景信号を経口陰性造影剤の服用で抑制し，膵管の描出のため呼吸同期撮像を行う。

(慢性膵炎臨床診断基準2009, 膵臓, p12, 24(6), 2009より引用)

症例66：慢性膵炎①

- 76歳，女性。

患者情報：他院にて，体重減少，腫瘍マーカー高値にて原因検索のため腹部超音波検査依頼。

超音波検査所見：図3.3.1
- 膵実質は軽度菲薄化。
- 主膵管の不整拡張を認める。
- 主膵管内にわずかな音響陰影を伴う。
- 数個の高エコー像。
- 実質辺縁の凹凸不整。
- 実質は軽度不均一。
- 門脈，脾静脈の閉塞は認めない。

症例67：慢性膵炎②

- 46歳，男性。

患者情報：アルコール依存にて糖尿病を発症。超音波検査にて膵の異常を指摘。精査依頼。

超音波検査所見：図3.3.2
- 膵実質全体に分布する複数の石灰化。
- 膵実質は軽度菲薄化。
- 主膵管の拡張は認めない。
- 実質辺縁の凹凸不整。
- 実質は軽度不均一。

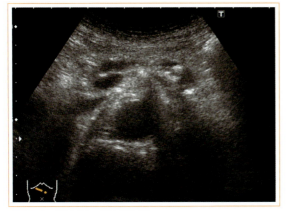

図3.3.1 症例66：超音波画像

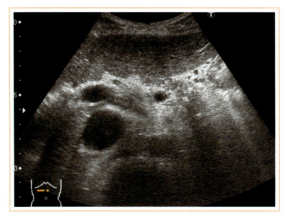

図3.3.2 症例67：超音波画像

MEMO

注意事項

　腫瘤形成性膵炎には病理組織学的な定義はなく，画像上腫瘤を形成し腫瘤性病変のような特徴をもつ臨床上の診断名である。背景の膵実質に慢性膵炎の所見を有する場合と認めない場合があるが，腫瘤形成性膵炎は，慢性膵炎の範疇とされている。膵頭部に好発し，画像上膵癌との鑑別が困難であることが多い。以前は腫瘤内に石灰化が存在すれば癌の可能性は非常に低いとされていたが，最近は癌においても石灰化が認められる。通常腫瘤形成性膵炎では主膵管拡張はあっても軽度とされている。腫瘤の大きさと膵管拡張とのバランスにも注意する。腫瘤内を膵管が貫通（penetrating duct sign）していれば腫瘤形成性膵炎と診断できる。

［竹内浩司］

参考文献

1) 慢性膵炎臨床診断基準2009，厚生労働省難治性膵疾患に関する調査研究班等，膵臓 2009；24：645-646.
2) 特定疾患・希少疾患の医療情報サイト：http://jpma-nanbyou.com/Category.aspx?view=c&oid=10&sid=12&kid=1
3) 乾 和郎，五十嵐 良典，入澤篤志，他：「膵石症の内視鏡治療ガイドライン」膵臓 2014；29：121-148.

3.3.2 自己免疫性膵炎

● 1. 病　態

- 自己免疫性膵炎は中高齢者の男性に多く，閉塞性黄疸などをきっかけに発見される。
- 膵の腫大や腫瘤を形成するなどの特徴をもつ膵炎で，組織学的特徴ではリンパ球と形質細胞の高度な浸潤と線維化が認められる。
- 画像所見では膵臓の変化が1/3以上の領域にわたるのが典型的とされる。しかし，限局性病変や腫瘤形成型もあり，膵癌との鑑別を要する場合も認められる。
- ステロイドに反応することが治療を含めた特徴とされ，本邦より発信された疾患概念である。原因は解明されていないが，高γグロブリン血症，高IgG血症，高IgG4血症，自己抗体の存在，ステロイドの反応性などから，その病態に自己免疫機序の関与が考えられ，IgG4関連疾患の膵の炎症と考えられている[1]。
- 自己免疫性膵炎に特徴とされる膵管不整狭細像は，炎症による膵管周囲への炎症細胞浸潤や線維化により引き起こされる。また診断には特異的な血清学的検査がなく，臨床像，画像所見，血清学的所見，病理所見などから総合的に行われている[2]。

● 2. 臨床所見

- 自己免疫性膵炎では，比較的多い症状として閉塞性黄疸や軽度の腹痛がいわれている。また，背部痛や体重減少も少数ではあるが認められる。その他，食欲不振，全身倦怠感，便通異常などが認められることもあるが特異性に乏しい。また，たびたびみられる硬化性胆管炎では閉塞性黄疸の発症を伴うことがある。
- 糖尿病や合併症の膵外病変として硬化性涙腺炎，唾液腺炎，後腹膜線維症などの発症を認め，後腹膜線維症では水腎症を認めることがあるとされている。
- 日本では1型自己免疫性膵炎がほとんどであるが，海外では2型自己免疫性膵炎が多い。2型では腹痛が認められ，たびたび急性膵炎を伴うといわれている[1]。
- 診断基準を表3.3.2に示す。

表3.3.2　診断基準

```
A. 診断項目
  Ⅰ. 膵腫大：
    a. びまん性腫大 (diffuse)
    b. 限局性腫大 (segmental/focal)
  Ⅱ. 主膵管の不整狭細像：ERP
  Ⅲ. 血清学的所見
      高IgG4血症 (≧135mg/dl)
  Ⅳ. 病理所見：以下の①～④の所見のうち，
    a. 3つ以上を認める。
    b. 2つを認める。
      ①高度のリンパ球，形質細胞の浸潤と，線維化
      ②強拡1視野当たり10個を超えるIgG4陽性形質細胞浸潤
      ③花筵状線維化 (storiform fibrosis)
      ④閉塞性静脈炎 (obliterative phlebitis)
  Ⅴ. 膵外病変：硬化性胆管炎，硬化性涙腺炎・唾液腺炎，後腹膜線維症
    a. 臨床的病変
       臨床所見および画像所見において，膵外胆管の硬化性胆管炎，硬化性涙腺炎・唾液腺炎
       (Mikulicz病) あるいは後腹膜線維症と診断できる。
    b. 病理学的病変
       硬化性胆管炎，硬化性涙腺炎・唾液腺炎，後腹膜線維症の特徴的な病理所見を認める。
```

(日本膵臓学会・厚生労働省難治性膵疾患調査研究班：自己免疫性膵炎臨床診断基準2011より引用)

症例68：自己免疫性膵炎

- 66歳，男性。

患者情報：黄疸にて他院受診。下部胆管癌疑いにて紹介となる。

超音波検査所見：図3.3.3

- 膵は全体に腫大。
- 実質のエコーレベルは低下している。
- 実質の軽度不均一。
- 実質辺縁の不整。
- 主膵管の拡張は認めない。
- 門脈，脾静脈の血流は認めない。

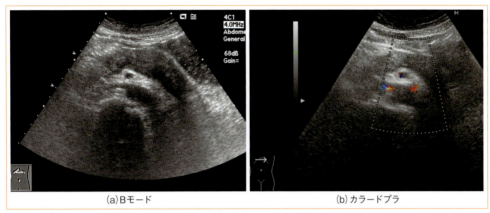

(a) Bモード　　(b) カラードプラ

図3.3.3　症例68：超音波画像

MEMO

注意事項

　限局性の腫大を認める場合膵癌や腫瘤形成性膵炎との鑑別が困難となる。自己免疫性膵炎の内部エコーパターンは，低エコーの中に高エコースポットを認めることが鑑別点になると考えられているが，免疫学的検査などによる診断が必要である。ただし，日本人には稀であるが2型の自己免疫性膵炎の場合IgG4が高値とならないので注意が必要である。以前，腫瘤形成性膵炎と診断されていたものの中に自己免疫性膵炎であったものが少なからず含まれており，現在は自己免疫性膵炎の診断が多く認められている。

［竹内浩司］

参考文献

1) 岡崎和一，川 茂幸，神澤輝実，他：「自己免疫性膵炎診療ガイドライン2013」，膵臓　2013；28：715-784.
2) 川 茂幸，他：「自己免疫性膵炎と膵癌の鑑別のポイント」，膵臓　2008；23：555-569.

3.3.3 漿液性嚢胞腺腫・腺癌

1. 病　態

- 膵漿液性嚢胞腫瘍は，その多くが女性の膵体尾部に好発し，被膜の薄い線維性の被膜を有する。
- 形状は類球形を呈する嚢胞性腫瘍であり，小嚢胞が蜂巣状に集簇する形態を呈する多房性腫瘍といわれている。また以前は，壁の薄い小嚢胞からなりスポンジ様と表現されていたが，しばしばその一部により大きな嚢胞腔を含むことがある。
- 内容物は水様透明な液体であり，割面で星芒状の線維化あるいは中央の石灰化がみられることが，ある程度特徴的所見といわれている[1,2]。

2. 形態的特徴による分類[1]

膵漿液性嚢胞腫瘍は，画像または肉眼上の形態的特徴から以下の4つに分類されている。

(1) Microcystic type
以前serous microcystic (SMA) タイプとよばれていたものであり，1cm以下の小さな嚢胞が多数集まった形態を示し，中心に星状の瘢痕があり，ときに小さな石灰化を有している。

(2) Macrocystic type
おのおのの嚢胞径が1cmを超えるもの。嚢胞の数も少なく，oligolocularとも呼称される。Microcystic typeでみられる中心瘢痕や境界の明瞭さを欠く。粘液性嚢胞腫瘍 (MCN) や膵管内乳頭粘液性腫瘍 (IPMN) の分枝型に類似した画像所見を呈する。

(3) Mixed type
1cm以上の嚢胞と1cm以下の嚢胞が混在するもの。

(4) Solid type
画像上または肉眼上，嚢胞構造を認識しがたく，組織所見で診断が可能なもの。画像上は充実性腫瘍との鑑別が困難であるもの。

3. 臨床所見

- 多くは臨床症状を伴わず，他の疾患や健診時の画像診断により無症状で発見される。
- 臨床症状を伴うものとしては腹痛が最も多く，これは腫瘍の大きさや腫瘍と主膵管との関係が大きく関与すると考えられている。他に背部痛・糖尿病の悪化・腫瘍触知・黄疸・下血・嘔気などが認められている。また，急性膵炎や慢性膵炎などの疾患が契機となり発見されることもある[1]。分類を図3.3.4に示す。

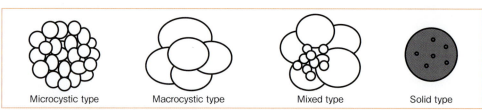

図3.3.4　SCNの亜分類
SCNは4つのタイプに分類される。Microcystic type (蜂巣状), Macrocystic type, Mixed type, Solid typeである。Microcystic typeは多房性で1cm以下の小嚢胞からなり，線維性隔壁で分けられ，中心に瘢痕があり石灰化することもある。Macrocystic typeは1cm以上の嚢胞からなり，IPMNやMCNに似ている。Mixed typeは1cm以下や以上のものが混在している。Solid typeはまれなタイプで境界明瞭な腫瘍であり，他の充実性腫瘍と鑑別困難である。
(木村 理，他：膵漿液性嚢胞腫瘍の全国症例調査，膵臓　2012；27：572-583, 13：575より引用)

症例69：漿液性嚢胞腺腫・腺癌①

- 69歳，女性。

患者情報：他院にて膵頭部腫瘤。膵癌疑いにて紹介。

超音波検査所見：図3.3.5

- 膵体尾部から一部突出するように20mmの嚢胞性腫瘍。
- 輪郭平滑・明瞭。
- 類円形。
- 内部充実様部分は高エコー。
- 内部に大小不同の嚢胞成分。
- 主膵管の拡張は認めない。
- 後方エコー軽度増強。
- カラードプラにて拍動性血流を認める。

症例70：漿液性嚢胞腺腫・腺癌②

- 43歳，女性。

患者情報：他院にて膵に嚢胞を指摘，精査依頼。

超音波検査所見：図3.3.6

- 膵頭部から一部突出するように41×29mmの嚢胞性腫瘍。
- 輪郭平滑・明瞭。
- 類円形。
- 内部に一部充実様高エコー。
- 充実様高エコー内に数個の嚢胞。
- 主膵管の拡張は認めない。
- 後方エコー一部軽度増強。
- カラードプラにて拍動性血流を認める。

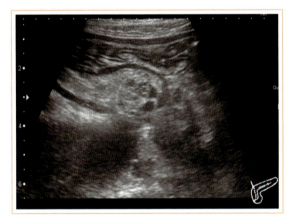

図3.3.5　症例69：超音波画像

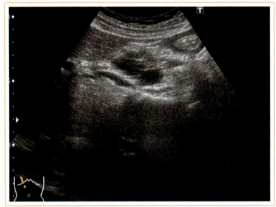

図3.3.6　症例70：超音波画像

 MEMO

注意事項

腫瘍内は小さな嚢胞の集合体であることが多く，そのためそれぞれの嚢胞の後方エコーの増強によるアーチファクトのため腫瘍内背側に存在する嚢胞成分に内部エコーが存在するように観察される。このためsolid pseudopapillary tumorや膵神経内分泌腫瘍の嚢胞変性したものとの鑑別に注意を要する。基本的には1つの腫瘍の中に小さな嚢胞が多数存在しているが，大きな嚢胞成分が主体となることも認め，その場合腫瘍のどこかに小さな嚢胞の集合体部分を有していることが多く認められる。そうするとその部分が充実性様に観察されることもあるので注意を要する。粘液性嚢胞腫瘍に比べ血流信号は得られやすい。

［竹内浩司］

参考文献

1) 木村 理，他：「膵漿液性嚢胞腫瘍（Serous cystic neoplasm）の全国症例調査」，膵臓 2012；27：572-583.
2) 日本膵臓学会（編）：膵癌取扱い規約第6版，金原出版，東京，2013.

3.3.4 粘液性嚢胞腺腫・腺癌

1. 病態

- 粘液性嚢胞腫瘍（MCN）は中年女性の膵体尾部に好発し，腫瘍全体を覆う厚い線維性被膜をもつ類円形の嚢胞性腫瘍である[1]。
- 内部構造はcyst in cyst様の構造を呈すといわれており，1つの大きな嚢胞性腫瘍の中に小さな嚢胞がそれぞれ個々に存在しているように観察され[2]，夏ミカン様と表現されている。
- 組織学的には粘液を産生する上皮細胞が嚢胞壁に沿って存在し，卵巣様間質の存在が特徴とされる。この卵巣様間質の存在を診断項目に入れたことにより，組織学的に膵管内乳頭粘液性腫瘍（IPMN）との鑑別が明確化された。
- 予後は比較的良好な腫瘍であるが，浸潤癌では予後不良とされている[3]。
- 内腔の壁の一部に乳頭状隆起がみられた場合には悪性を考慮する。従来，膵管と交通のない多房性嚢胞腫瘍とされてきたが，主膵管との交通をもつ症例が報告されており[1]，その場合画像診断上IPMNとの鑑別が困難となる。

2. 臨床所見

- 臨床症状は，腹痛・背部痛などの疼痛症状や心窩部不快感，圧迫感などがいわれている。無症状で検出される例も少なくなく，他の疾患や健診時の画像診断で偶然発見される場合もある。
- MCNは悪性化の可能性を有することから，診断が確定すれば全例手術適応とされている。
- MCNの悪性を示唆する所見として，乳頭状結節や壁在結節，腫瘍径の大きさ（4～6cm）がいわれている[4]。
- 一般的な膵嚢胞の臨床的および画像診断上の特徴を表3.3.3に示す。

表3.3.3　一般的な膵嚢胞の臨床的および画像診断上の特徴

特徴	MCN	BD-IPMN	SCN	仮性嚢胞
性別（女性の場合）	＞95%	～55%	～70%	＜25%
年齢	40代，50代	60代，70代	60代，70代	40代，50代
無症状例の割合	～50%	小嚢胞はほとんど	～50%	ほぼゼロ
局在（体尾部の割合）	95%	30%	50%	65%
共通被膜	あり	なし	あり	該当せず
石灰化	稀にあり 被膜に曲線状	なし	30～40% 中央部	なし
肉眼的形状	オレンジ状	ブドウの実・房状	スポンジまたは蜂巣状	一定の形状なし
多発性	なし	あり	なし	稀にあり
内部構造	cysts in cyst	cyst by cyst	microcystic 稀にmacrocystic	単房性
主膵管との交通	稀	あり（描出できるとは限らない）	なし	通常あり
主膵管の所見	正常または変位あり	正常または拡張あり，＞5mmは混合型	正常または変位あり	正常または不整拡張，膵石がありうる

略語：MCN, mucinous cystic neoplasm；BD-IPMN, branch duct intraductal papillay mucinous neoplasm；SCN, serous cystic neoplasm

（国際膵臓学会，田中雅夫：IPMN/MCN国際診療ガイドライン2012年版, p12, 医学書院, 2012より引用）

> **用語**　粘液性嚢胞腫瘍（mucinous cystic neoplasm；MCN）

症例71：粘液性嚢胞腺腫・腺癌

- 48歳，女性。

患者情報：人間ドックにて膵臓に膵腫瘤を疑われ，癌精査目的にて腹部超音波検査依頼。

超音波検査所見：図 3.3.7

- 膵体尾部に80×60mm嚢胞性腫瘤。
- 隔壁の一部に肥厚を認める。
- カラードプラにて血流を認めない。
- 輪郭整・明瞭・類円形。
- 後方エコー増強。
- 内部に隔壁を伴う。
- 主膵管の拡張は認めない。

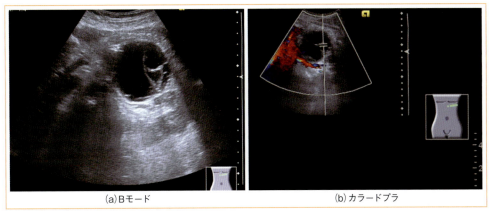

(a) Bモード　　(b) カラードプラ

図 3.3.7　症例71：超音波画像

 MEMO

注意事項

　比較的大きな嚢胞成分が腫瘍内に存在していることが多く，IPMNとの鑑別が一番問題となる。腫瘍の中に隔壁が存在し，それにより腫瘍の中に独立しているような嚢胞様成分として認められると観察されれば，粘液性嚢胞腺腫と診断される。嚢胞がいくつも集まっているように観察されればIPMNと診断される。単房性で存在することもありその場合は膵嚢胞やIPMNとの鑑別が困難となる。悪性の存在において漿液性嚢胞腺腫は低く粘液性嚢胞腺腫は高いとされているが，4cm未満で壁在結節のない粘液性嚢胞腺腫に悪性の報告はないといわれている。また，浸潤癌が検出される可能性も非常に低いといわれている[5]。

[竹内浩司]

参考文献

1) 日本膵臓学会（編）：膵癌取扱い規約第6版，金原出版，東京，2013.
2) One Doctor's Bookshelf　膵嚢胞性腫瘍の鑑別について
3) 本定三季，糸井隆夫，他：「経過中に画像所見の変化を認めた膵粘液性嚢胞腺癌の一例」，膵臓 2014；29：845–851.
4) 浦部和秀，村上義昭，他：「膵粘液性嚢胞腫瘍11切除例の臨床病理学的検討」，膵臓 2014；29：721–728.
5) 国際膵臓学会，田中雅夫：IPMN/MCN国際ガイドライン2012年版，医学書院，東京，2012.

3.3.5 浸潤性膵管癌

1. 病　態

- 膵管癌は通常膵管上皮から発生し充実性の腫瘤を形成し，浸潤・転移を高率に伴う悪性腫瘍であり，膵臓の悪性腫瘍の9割を占めるとされている。
- 膵管癌は種々の癌の中でも治療効果が乏しく，難治性の癌として知られている。また，特徴的症状に乏しいため発見されたときには大きな腫瘍となっていることがほとんどである[1]。
- 早期発見が困難な理由として，膵臓が後腹膜腔に存在していること，腹側の胃を中心に膵周囲に存在する消化管ガスなどの影響で，超音波検査などでの画像による検出が困難となっていることがあげられる。また悪性度が高く，検出時点ではすでに周囲組織（血管，神経など）への浸潤や，周囲リンパ節・他臓器（肺・肝臓）への転移を高率に認めることなどが予後不良の原因としてあげられる[2]。
- 膵癌の危険因子として，家族歴（膵癌，遺伝性膵癌症候群），合併症（糖尿病，膵炎，IPMN，膵嚢胞，肥満），嗜好（嗜好の変化，喫煙，大酒）が膵癌診療ガイドラインにあげられている。また，これらのファクターを複数有している場合は，血液検査や腹部USを定期的に行うことで，症状を有しないような早期の膵癌の検出率の向上が必要といわれている[3]。

2. 臨床所見

- 臨床症状は腹痛，黄疸，腰背部痛が多く，食思不振，全身倦怠感，体重減少なども認められる。
- 特徴的な症状が乏しいことや症状が出たときには進行しているため早期診断につながらないのが現状である。糖尿病治療において病気のコントロールができなくなったときなどには，癌の発生を認めることがあるためとくに注意が必要である。
- 膵癌では腫瘍の存在位置によりそれぞれ異なった臨床症状を伴う。
- 膵頭部に発生した場合は胆管が通行しているため炎症や浸潤により黄疸や発熱を発症しやすい。
- 体部では消化管や背側の血管や神経巣への浸潤が起こりやすく，腹痛，腰背部痛を伴う[1]。
- 腹部超音波検査での主膵管の変化や嚢胞などの間接所見は重要で，これらの異常所見が認められた場合には，次の段階の精査を行うことが必要である[3]。
- 膵管癌と腫瘤形成性膵炎の比較を表3.3.4に示す。

表3.3.4　膵管癌と腫瘤形成性膵炎の比較

	膵管癌	腫瘤形成性膵炎
エコーレベル	低エコー	低エコー
エコーパターン	不均一	比較的均一だが不均一な場合も存在
輪郭	不整・不明瞭	不整・不明瞭
カラードプラ所見	シグナルはほとんど認めない	認めないか，あっても少量
主膵管所見	腫瘍尾側の膵管は拡張	膵癌よりは細い。penetrating duct sign
石灰化	稀に認めることもある	認めることはある
嚢胞成分	腫瘍尾側に仮性嚢胞を伴うことも	ほとんど認めない
進展形式	浸潤性発育	炎症の進展

症例72：浸潤性膵管癌

- 63歳，男性。

患者情報：健診時の腹部超音波検査にて膵頭部に膵腫瘤を疑われ，癌精査目的にて腹部超音波検査依頼。

超音波検査所見：図3.3.8

- 膵頭部に30×26mm充実性腫瘤。
- 内部不均一パターン。
- カラードプラにて血流を認めない。
- 輪郭不整・不明瞭。
- 後方エコー増強。
- 腫瘍尾側膵実質の委縮。
- 内部低エコーレベル。
- 主膵管の不整拡張。

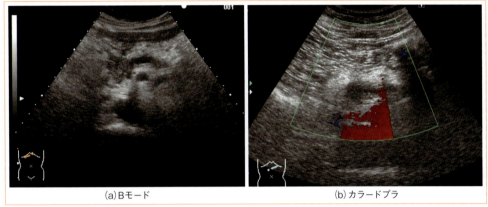

(a) Bモード　　(b) カラードプラ

図3.3.8　症例72：超音波画像

MEMO

膵癌超音波所見の変化

　従来，浸潤性膵管癌の超音波所見は輪郭不明瞭・不整，低エコーレベル，内部不均一といわれている。近年この所見とは異なった腫瘍の検出がいわれている。輪郭は比較的「整」でエコーレベルが膵実質と比べ「等〜やや高エコーレベル」に描出される癌の検出が認められているので注意を要する。これは，膵癌の検出が増えてきたことやハーモニック法などの超音波装置の描出方法の変化によるのもではないかと考えている。この場合他の疾患との鑑別は「主膵管の拡張」と腫瘍尾側の「膵実質の委縮」が認められれば診断が可能と考えている。また，以前からいわれている腫瘍の存在が描出できない場合も「主膵管の拡張」と腫瘍尾側の「膵実質の委縮」が認められれば，ある程度診断が予測できると考えている。

［竹内浩司］

参考文献

1) 独立行政法人国立病院気候大阪医療センター　膵臓がん（消化器外科）
2) 土岐真朗，古瀬純司，他：「膵癌のリスクファクターとしての糖尿病」，膵臓 2012：27：153-157．
3) 日本膵臓学会膵癌診療ガイドライン改訂委員会：科学的根拠に基づく膵癌診療ガイドライン2013年版．25-30，金原出版，東京，2013．

3.3.6 膵神経内分泌腫瘍

1. 病　態

- 膵のホルモン産生腫瘍である膵神経内分泌腫瘍（PNET）は，画像診断の向上により無症状での検出頻度が増加している。
- 確定診断には免疫組織染色による内分泌マーカーや膵ホルモン陽性像の確認が必要である。また，PNETの分化度の病理分類は，核分裂数とKi67指数により神経内分泌性腫瘍Grade1（NET G1），Grade2（NET G2）と神経内分泌癌Grade3（NEC：大細胞癌または小細胞癌）に分類された[1]。
- 通常，腫瘍のホルモンの産生および分泌の状況から症候性（機能性腫瘍）と無症候性（非機能性腫瘍）に分類される。
- 非機能性の内分泌腫瘍は膵神経内分泌腫瘍全体の約半数を占めるといわれ，悪性のpotentialをもち転移を来す割合も高率であるといわれている[2]。
- 膵内分泌腫瘍は，充実性腫瘍であるが出血により囊胞状を呈するものも認められ，ときに囊胞成分をもつ膵腫瘍との鑑別が求められる。また，通常主膵管に変化を来すことは少なく，多くは多血性腫瘍であるが，乏血性を示すものや腫瘍尾側の主膵管拡張を認めた場合には，通常型膵癌との鑑別が必要となる。

2. 臨床所見

- PNETは機能性と非機能性で症状が異なる。
- 機能性内分泌腫瘍は大きく2つの臨床症状を有する。1つは腫瘍が過剰産生するホルモンにより内分泌症状を発症する部分と，もう一方は腫瘍の増大に伴い腹痛・腹部膨満感など他の膵腫瘍性病変と同様の症状や，転移を来すものは悪性腫瘍として患者の予後に大きく関係してくるという部分である。
- 代表的なものとしてインスリノーマのインスリンによる低血糖症状や，ガストリノーマのガストリンによる胃酸過剰分泌による症状（難治性胃潰瘍や水様性下痢）があげられる。
- 非機能性内分泌腫瘍における症状は，機能性における後半の腫瘍の存在としての臨床症状で，腹痛，体重減少，食欲低下，嘔気などであるが，いずれも非特異的である。転移症例では，肝機能障害・黄疸などが認められる[3]。
- 膵神経内分泌腫瘍と浸潤性膵管癌の比較を表3.3.5に示す。

表3.3.5　膵神経内分泌腫瘍と浸潤性膵管癌の比較

	膵神経内分泌腫瘍	浸潤性膵管癌
エコーレベル	低エコー	低エコー
エコーパターン	比較的均一	不均一
輪　郭	整・明瞭	不整・不明瞭
カラードプラ所見	豊富な血流シグナル	シグナルをほとんど認めない
主膵管所見	多くの場合普遍	尾側膵管の拡張
石灰化	認める	稀に認めることもある
囊胞成分	腫瘍内に認める	腫瘍尾側に仮性囊胞を伴うことも
進展形態	膨張性発育	浸潤性発育

用語　膵神経内分泌腫瘍（pancreatic neuroendocrine tumor；PNET）

症例73：膵神経内分泌腫瘍

- 48歳，女性。

患者情報：他院腹部超音波検査にて膵頭部に膵腫瘤を指摘され，手術目的にて腹部超音波検査依頼。

超音波検査所見：図3.3.9

- 膵頭部に35×35mmの充実性腫瘤。
- 輪郭整・明瞭・類円形。
- 内部低エコーレベル。
- 内部に比較的均一。
- 後方エコー軽度増強。
- 主膵管の拡張は認めない。
- カラードプラにて腫瘍内に血流シグナルを認める。

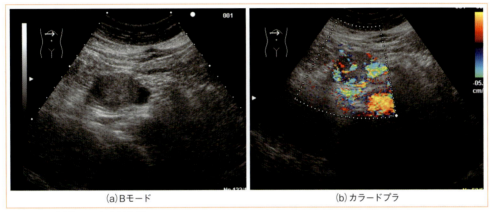

(a) Bモード　　　(b) カラードプラ

図3.3.9　症例73：超音波画像

MEMO

注意事項

　膵神経内分泌腫瘍は充実性で血流豊富な腫瘍であるが，囊胞成分が認められることもある腫瘍である。この場合でも，残存する充実性成分からドプラ法にて高率に血流信号が認められる。ドプラ信号は，腫瘍径が小さい場合でも高率に検出されると考えており，ドプラ信号が検出されない場合は，他の充実様腫瘍との鑑別が問題となる。つまり，腫瘍の輪郭が明瞭で，腫瘍内にドプラ信号が豊富に認められれば，第一にこの腫瘍を考慮すべきと考えている。良悪性の判別は腫瘍の超音波画像からは困難であり，悪性との鑑別はリンパ節転移や肝転移などから判断する。内部エコーは，腫瘍径が大きくなるとエコーパターンが変化し，不均一となる。小さい場合は均一な低エコーとなる。輪郭は腫瘍径にかかわらず明瞭であり，血流情報とあわせて膵管癌との鑑別に役立つ。

［竹内浩司］

参考文献

1) 奥村能啓：肝腫瘤の一例　岡山画像診断懇話会 抄録　福山市民病院 放射線診断・IVR科.
2) 土井隆一郎，増井俊彦，上本伸二：「膵内分泌腫瘍の診断と内科的治療　4. 非機能性膵内分泌腫瘍」，膵臓 2008：23：697–702.
3) 大塚隆生，宮﨑耕治：「膵内分泌腫瘍の診断と内科的治療　3. その他の稀な機能性膵内分泌腫瘍」，膵臓 2013：28：691–698.

3.3.7　膵管内乳頭粘液性腫瘍

1. 病　態

- 膵管内乳頭粘液性腫瘍（IPMN）は膵管内に発育し，豊富な粘液を産生する腫瘍で，存在形態は過形成から浸潤癌まで種々の段階の組織像を示す。
- 発生頻度は，年齢は比較的高齢で性差は男性に多く，後発部位は膵頭部に多い。通常検出されるものは分枝型が多く，一般的にはslow glowingな発育形式をとることから，主に分枝型においては経過観察となることが多くなっている[1]。
- IPMNはその発育の主座により，主膵管型（MD-IPMN），分枝型（BD-IPMN），混合型（Mixed type）に分類されている。
- 主膵管型は，5mmを超す部分的もしくはびまん性の主膵管拡張を認めるもの。
- 分枝型は主膵管と交通する5mmを超す拡張した分枝膵管の集合体で，通常球形ではなく「ぶどうの房状」を呈する。
- 混合型は主膵管型と分枝型の双方の基準に合致する型分類と規定されている。
- 腫瘍の悪性を示唆する所見としては，嚢胞に伴う充実性成分の存在，10mmを超える主膵管拡張，閉塞性黄疸であり，悪性疑いの所見としては，充実性成分の存在，壁肥厚，膵炎の併発，3cm以上の嚢胞，10mm未満の主膵管拡張などがいわれている[2]。

2. 臨床症状

- IPMNは，多量の粘液を産生するため，その粘液が主膵管の閉塞の原因となり，急性膵炎を併発することがある。また，悪性の場合，腫瘍による胆管の圧排・閉塞を起こすことがあり，その場合には黄疸を認める[3]。また，腫瘍の増大などにより腹痛・嘔吐・体重減少などの他の膵腫瘍と同様の臨床症状も認められる。
- 腹痛は随伴性の膵炎による場合も認められ，糖尿病の合併も比較的多くの症例に認められる。
- 最近では無症状での検出も多く，病変の発見契機としては，健診時などの種々の画像検査で偶然みつかることが増えてきている。
- 嚢胞内の成分の判別方法として，アミラーゼと腫瘍マーカーであるCEAを用いることで嚢胞液中の成分が粘液性か非粘液性かの判断に役立つといわれている[4]。
- 悪性を強く示唆する所見（High-risk stigmata of malignancy）と悪性を疑い精査が必要とする所見（Worrisome features）を表3.3.6に示す。

表3.3.6　High-risk stigmata of malignancyとWorrisome featuresの要因

```
High-risk stigmata of malignancy
　①膵頭部嚢胞性病変の患者における閉塞性黄疸
　②嚢胞に伴う造影される充実性部分の存在
　③10mmを超える主膵管拡張
Worrisome features
　①臨床的には膵炎の発症
　②画像所見
　　ⅰ）大きさ3cm以上の嚢胞
　　ⅱ）肥厚，造影される嚢胞壁の存在
　　ⅲ）5～9mmまでの主膵管拡張
　　ⅳ）造影されない壁在結節
　　ⅴ）尾側膵の委縮を伴う主膵管の突然の内腔の変化（閉塞）
```

（山雄健次，他：IPMN国際診療ガイドライン2012の解説と残された課題 診断の立場から，膵臓　p131, 28, 2013より引用）

用語　　膵管内乳頭粘液性腫瘍（intraductal papillary mucinous neoplasm；IPMN）

症例74：IPMN（分枝型）

- 67歳，女性。

患者情報：他院にて大腸癌を指摘され当院受診。術前のスクリーニング検査として腹部超音波検査を依頼。

超音波検査所見：図3.3.10
- 膵体尾部に21×14mm　嚢胞性腫瘤。
- 輪郭整・明瞭。
- 内部多房性。
- 内部に充実性成分は認めない。
- 後方エコー増強。
- 主膵管の拡張は認めない。

症例75：IPMN（混合型）

- 65歳，男性。

患者情報：健診時の腹部超音波検査にて主膵管の拡張を指摘され，精査目的にて当院受診。腹部エコーを依頼。

超音波検査所見：図3.3.11
- 体尾部の主膵管不整拡張（7mm）。
- 主膵管内に充実性成分を疑う。
- 膵管腹側に多数の小嚢胞性病変。
- 小嚢胞内に明らかな充実性成分はなし。

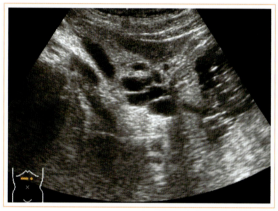

図3.3.10　症例74：超音波画像

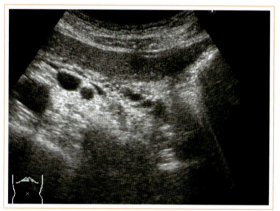

図3.3.11　症例75：超音波画像

MEMO

注意事項

　膵における嚢胞部分を認める腫瘍は，仮性嚢胞の存在を含めるとほとんどの組織別の腫瘍でその存在を認める。きちんと各腫瘍における嚢胞形成のパターンを整理しておくことが必要である。膵鉤部における腫瘍の描出は鉤部が足側に長く存在しているため，とくに注意が必要である。また，鉤部に存在する嚢胞成分では，軽度拡張した膵管の一部と膵管内乳頭粘液性腫瘍との鑑別には注意を要する。

　膵管内乳頭粘液性腫瘍の充実性様成分の描出能において，隔壁の肥厚や小さな充実性様部分が弱く嚢胞内にポートした感じで描出される場合などは，その描出は造影CTより優れていると考えている。

［竹内浩司］

参考文献

1) 有田好之，伊藤鉄英：「分枝型IPMNの治療方針 内科の立場から」，膵臓　2005：20：501-510．
2) 山雄健次，他：「IPMN国際診療ガイドライン2012の解説と残された課題　診断の立場から」，膵臓 2013；28：131-135．
3) 【膵臓の病気】膵嚢胞性腫瘍とは？　膵管内乳頭粘液性腫瘍（IPMN）について　広島大学大学院　外科学 第一外科．
4) 国際膵臓学会，田中雅夫：IPMN/MCN国際診療ガイドライン 2012年版，医学書院，東京，2012．

3.4 脾臓

3.4.1 脾梗塞

● 1. 病　態

- 脾梗塞は，脾動脈とその分枝の閉塞によるもので乏血性壊死を生じたものである。
- 原因は，血栓症や粥状硬化症などの微小循環閉塞，白血病や悪性リンパ腫の腫瘍浸潤，感染性心内膜炎や心房細動などの心疾患がある。
- 近年では，肝細胞癌に対する肝動脈塞栓術（TAE）後，脾門部動脈瘤術後，肝硬変に代表される脾機能亢進症合併症，血小板減少により外科的治療ができない場合，脾摘出術に代わり部分的脾動脈塞栓術（PSE）後に梗塞としてみられることがある。
- 脾膿瘍，脾破裂，敗血症などの合併症を伴うことがある。

● 2. 臨床所見

- 突然発症する強烈な左側腹部痛（左側腹部痛を生じない場合もある）。
- 通常，消化器症状や発熱は伴わない。
- 心房細動あるいは心内膜炎などの血栓性疾患の合併症として発症する。
- 脾梗塞の発症後は，血栓性疾患のワークアップが必要であり，常に腹痛の原因として梗塞を考える。

● 3. 超音波検査所見

- 楔状もしくは地図状の低エコー域。
- 低エコー内の点状〜線状高エコーを伴うことが多い。
- カラードプラにて低エコー域に血流信号を認めない。
- 発症後早期は有用な所見は認められないが，経過とともに低エコー域が出現する。
- 梗塞巣は最終的に索状の高エコー帯となり，表面の陥凹や変形を呈する。

用語　肝動脈塞栓術（transcatheter arterial embolization；TAE），部分的脾動脈塞栓術（partial splenic embolization；PSE）

症例76：脾梗塞

- 60歳，女性。

患者情報：数日前からの左上腹部から側腹部痛のため当院救急外来受診となった。バイタルはBT 36.3，HR 80，BP 133/78，SpO$_2$ 100。左季肋部に圧痛があるが，soft and flat。胸部の聴診で収縮期雑音が聴取されたが脈の不整はない。

既往歴：特記事項なし。

血液生化学検査所見：表3.4.1

超音波検査所見：図3.4.1

【目的】左側腹部痛の原因精査。

- 脾腫大を認める。
- 脾辺縁部広範に楔状の低エコー域を認める。
- 低エコー内に線状高エコーを有する。
- ドプラにて低エコー域に血流信号を認めない。

表3.4.1　症例76：血液生化学検査所見

WBC ($\times 10^3/\mu L$)	6.7	RBC ($\times 10^6/\mu L$)	4.02	HGB (g/dL)	12.3	PLT ($\times 10^3/\mu L$)	321
AST (U/L)	27	ALT (U/L)	19	LD (U/L)	251	CRP (mg/dL)	0.2

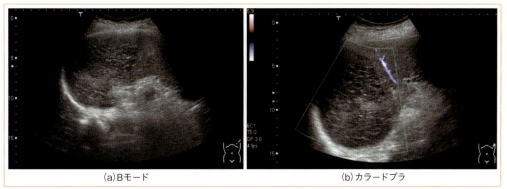

(a) Bモード　　　(b) カラードプラ

図3.4.1　症例76：超音波画像

MEMO

超音波検査時の注意事項

・脾辺縁部の楔状低エコー域に着目する。急性期には腹水や左胸水を認めることもある。

・経過中に無エコー域が出現した場合は，膿瘍の合併を疑う。

・治癒とともに高エコー域を呈し，脾表面の陥凹，変形を伴う。

［武山　茂］

参考文献

1) 日本超音波医学会編：新超音波医学第2巻 消化器．医学書院，東京，2000．
2) 日本超音波検査学会（監修），関根智紀（編集），南里和秀（編集）：日超検腹部超音波テキスト第2版．医歯薬出版，東京，2014．
3) 寺島 茂，武山 茂，他：おっと思わせる！超音波報告書の書き方 消化器/消化管．ベクトルコア，東京，2010．
4) 辻本文雄，松原 馨，井田正博：腹部超音波テキスト 上・下腹部 改訂第三版．ベクトルコア，東京，2002．

3.4.2 脾リンパ管腫

● 1. 病　態

- 脾リンパ管腫は，リンパ管の増殖を来す疾患で，病理学的には腫瘍というより過誤腫に分類される。
- 管腔の大きさにより毛細血管性，海綿状，囊胞性の3タイプに分けられるが，脾では囊胞性リンパ管腫が最も多い。
- 通常は単発あるいは複数個の囊胞性腫瘤として描出され，内部に隔壁構造を有し，大小さまざまな管腔が蜂巣を形成し，被膜直下や脾柱付近に発生することが多い。

● 2. 臨床所見

- 通常はであるが，腫瘤が大きくなると，嘔気，左上腹部痛，腹部膨満感などの症状を来す。
- 合併症として，大きなリンパ管腫では出血，消費性凝固障害，脾機能亢進症，門脈圧亢進を来すことがある。
- リンパ管腫症では，小児，若年者に多く発症し，中枢神経系を除く骨や胸部（肺，縦隔，心臓），腹部（腹腔内，脾臓），皮膚，皮下組織など全身臓器にびまん性にリンパ管組織が浸潤するため，他臓器の検索が必要となる。
- 治療方針は経過観察が基本であるが，有症状，増大傾向，悪性が疑われる場合，手術適応とされている。

● 3. 超音波検査所見

- 隔壁を有する大小不同の囊胞性腫瘤。
- 境界明瞭，輪郭整，後方エコー増強。
- 微小囊胞の集簇部分では充実様の高エコー像として描出される。

症例77：脾リンパ管腫

- 30歳台，女性。

患者情報：検診にて巨大な脾腫瘍を指摘され精査目的のため当院消化器科受診となる。バイタルはBT 35.8，HR 74，BP 121/63，SpO_2 99。

既往歴：特記事項なし。
血液生化学検査所見：表3.4.2
超音波検査所見：図3.4.2

【目的】脾腫瘍の精査目的。

- 脾内に径7.3×5.8cm大の囊胞性腫瘤を認める。
- 類円形，境界明瞭，辺縁平滑，後方エコー増強。
- 大小不同，多数の無エコー腫瘤と隔壁構造を認める。
- 一部充実様の高エコー像として描出される。

表3.4.2 症例77：血液生化学検査所見

WBC (×10³/μL)	5.8	RBC (×10⁶/μL)	3.98	HGB (g/dL)	13.7	PLT (×10³/μL)	336
AST (U/L)	21	ALT (U/L)	18	LD (U/L)	224	CRP (mg/dL)	0.1

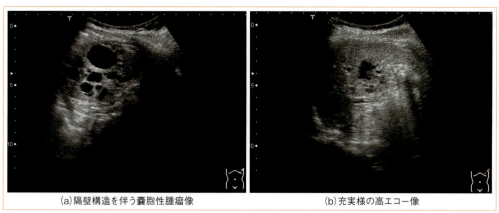

(a) 隔壁構造を伴う囊胞性腫瘤像　　(b) 充実様の高エコー像

図3.4.2 症例77：超音波画像

MEMO

超音波検査時の注意事項
・隔壁構造や囊胞壁の肥厚，充実性成分の有無，増大傾向があるか，内部エコーを確認する。
・微小囊胞の集簇部分では充実様の高エコー像として描出され血管腫や他の腫瘍と鑑別困難な場合もある。

［武山 茂］

参考文献

1) 日本超音波医学会編：新超音波医学第2巻 消化器．医学書院，東京，2000．
2) 日本超音波検査学会（監修），関根智紀（編集），南里和秀（編集）：日超検腹部超音波テキスト第2版．医歯薬出版，東京，2014．
3) 寺島 茂，武山 茂，他：おっと思わせる！超音波報告書の書き方 消化器／消化管．ベクトルコア，東京，2010．
4) 辻本文雄，松原 馨，井田正博：腹部超音波テキスト 上・下腹部 改訂第三版．ベクトルコア，東京，2002．

3.4.3 脾悪性リンパ腫

1. 病　態

- 脾悪性リンパ腫は，リンパ系組織から発生する腫瘍性疾患である。脾の悪性疾患として最も高頻度であり，ホジキンリンパ腫と非ホジキンリンパ腫に大別される。
- 本邦ではほとんどが非ホジキンリンパ腫であり，ホジキンリンパ腫は10％程度である。
- 脾原発のものは極めて稀で，全身性悪性リンパ腫の部分所見としてみられる。この場合，大動脈周囲や鼠径部や頸部などのリンパ節腫大に注意する。
- 浸潤様式は，多発またはびまん性をとるため明瞭な腫瘤を形成せず脾腫のみを呈する場合もある。

2. 臨床所見

- 無痛性，弾性硬，径0.5cm以上の数個〜無数のリンパ節腫大とその周囲組織や臓器の圧迫症状（Horner症候群，上大静脈症候群，腸閉塞，腹水，黄疸，尿閉など）がみられることがある。
- 微熱，盗汗，体重減少などもみられることがある。
- 初発部位がリンパ節外病変のこともある。この場合は，それぞれの部位に関連する症状がみられる。

3. 超音波検査所見

- 脾腫。
- 原発では大小単発または多発する低エコー腫瘤像を呈する。腫瘤径が大きい場合は，腫瘤内に高エコーな部分を伴うことがある。
- びまん浸潤では小さな低エコー腫瘤を多数認める。

症例78：脾悪性リンパ腫

- 40歳台，女性。

患者情報：右鎖骨上から肩峰にしこりを自覚したが，仕事が忙しいため放置していた。2カ月後，全身倦怠感が憎悪してきたため当院総合内科受診となった。バイタルはBT 36.0，HR 76，BP 126/71，SpO_2 100。

既往歴：特記事項なし。
血液生化学検査所見：表3.4.3
超音波検査：図3.4.3

【目的】倦怠感の原因検索

- 著明な脾腫を認める。
- 脾内に多数の小さな低エコー腫瘤を認める。
- 高周波プローブにて多数の低エコー腫瘤が明瞭に描出される。

表3.4.3 症例78：血液生化学検査所見

WBC (×10³/μL)	11.7	RBC (×10⁶/μL)	5.02	HGB (g/dL)	13.5	PLT (×10³/μL)	278
AST (U/L)	21	ALT (U/L)	20	LD (U/L)	425	TP (g/dL)	6.4
ALB (g/dL)	3.9	T-BIL (mg/dL)	0.70	CRP (mg/dL)	0.3	CRE (mg/dL)	0.9
Na (mmol/L)	138	K (mmol/L)	3.4	CL (mmol/L)	98		

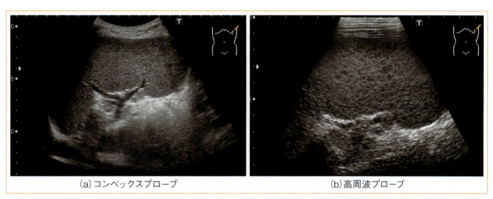

(a) コンベックスプローブ　　(b) 高周波プローブ

図3.4.3 症例78：超音波画像

MEMO

超音波検査時の注意事項

- 悪性リンパ腫は，間質がほとんどなく腫瘍細胞が均一に増殖するためエコーの反射が少なく非常にエコーレベルが低く，一見嚢胞のように見える。
- 腫瘍の増大や化学療法の影響により内部に出血や壊死を伴うとエコーレベルの上昇や内部エコーの変化がみられる。
- びまん型の浸潤では，明瞭な腫瘤を形成せず脾腫のみを呈する場合もある。しかし，高周波リニアプローブを用いると微細な低エコー腫瘤がみられる。
- 上腸間膜動静脈が腫大集簇したリンパ節により取囲まれ挟まれサンドイッチ様に描出される(sandwich sign)にも注意する。

［武山 茂］

参考文献

1) 日本超音波医学会編：新超音波医学第2巻 消化器．医学書院，東京，2000．
2) 日本超音波検査学会（監修），関根智紀（編集），南里和秀（編集）：日超検腹部超音波テキスト第2版．医歯薬出版，東京，2014．
3) 寺島 茂，武山 茂，他：おっと思わせる！超音波報告書の書き方 消化器/消化管．ベクトルコア，東京，2010．
4) 辻本文雄，松原 馨，井田正博：腹部超音波テキスト 上・下腹部 改訂第三版．ベクトルコア，東京，2002．

3.5 腎・泌尿器

3.5.1 腎細胞癌

● 1. 病態

- 腎細胞癌は近位尿細管より発生する腺癌で，腎実質の悪性腫瘍の約90％を占める。
- 線維被膜を有し膨張性発育することが多い。
- 組織学的には淡明細胞癌が最も多く，腎細胞癌全体の70％を占める。
- Rapid type（発育速度が速い）と slow type に分けられる。
- 臨床的には無症候性血尿，側腹部痛，腫瘤触知が3大主徴とされるが，近年では無症状のうちに2cm以下の腫瘍が偶然発見されることが多くなってきている。

● 2. 臨床所見

- 50歳台に最も多く，男性が女性の2～3倍多い。
- 進行した腎細胞癌の症状としては，発熱，全身倦怠感，体重減少，貧血で発見されることもある。
- 腎原発巣に対する外科療法は，腫瘍の大きさや局在部位により，根治的腎摘除術，単純腎摘除術，腎部分切除術のうちから選択される。また，超音波検査の術前検査として腎周囲との関係の評価も可能である。

● 3. 超音波検査所見

- 低～等エコー・高エコー腫瘤。
- 類円形，境界明瞭，輪郭整，辺縁低エコー帯を有する。
- 腫瘤が大きくなり出血巣や壊死巣を伴うと内部不均一となる。
- 腎表面の外側へ突出を呈することが多い。
- カラードプラでは腫瘍内に豊富な血流信号を認める（バスケットパターン）（図3.5.1）。

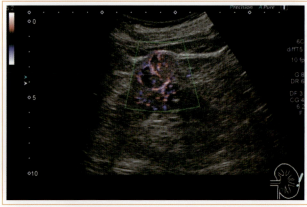

図3.5.1 バスケットパターン

3.5 腎・泌尿器

症例79：腎細胞癌

- 60歳台，男性。　患者情報：バイタルはBT 36.0，HR 75，BP 138/66，SpO_2 100。

既往歴：特記事項なし。　血液生化学検査所見：表3.5.1
超音波検査：図3.5.2
【目的】腎腫瘤の精査。
- 左腎下極腎門部側に等エコー腫瘤を認める。
- 類円形，境界明瞭，輪郭整，後方エコー増強，辺縁低エコー帯を有する。
- 腫瘤は，腎表面の外側へ突出している。
- カラードプラにて腫瘤内に血流信号を認める。

表3.5.1　症例79：血液生化学検査所見

WBC ($\times 10^3/\mu L$)	6.8	RBC ($\times 10^6/\mu L$)	4.36	HGB (g/dL)	13.8	PLT ($\times 10^3/\mu L$)	284
AST (U/L)	26	ALT (U/L)	21	LD (U/L)	327	TP (g/dL)	6.7
ALB (g/dL)	4.0	CRE (mg/dL)	0.7	BUN (mg/dL)	10.2	UA (mg/dL)	6.8
GLU (mg/dL)	98	Na (mmol/L)	143	K (mmol/L)	4.6	Cl (mmol/L)	102
比重	1.013	尿潜血	—	尿蛋白	—	尿糖	—
尿ケトン体	—						

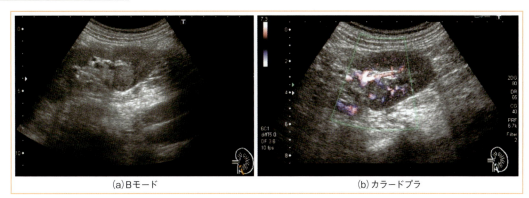

(a) Bモード　　　(b) カラードプラ

図3.5.2　症例79：超音波画像

 MEMO

超音波検査時の注意事項
- 腎静脈や下大静脈へ腫瘍塞栓を伴うこともある(図3.5.3)（下大静脈へ進展している場合は，肝静脈レベルに達しているか，横隔膜を越えているかを評価する）。
- 腫瘤が増大すると嚢胞や石灰化を伴うことがある。
- 腎下極より突出する腫瘤は消化管ガスの影響を受けやすいので注意が必要である。
- 後天性多発嚢胞腎（ACDK）を合併することがあるため，嚢胞壁の肥厚や充実部分の存在には注意する。

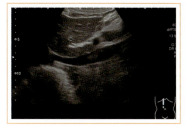

図3.5.3　下大静脈へ腫瘍塞栓

［武山 茂］

用語　後天性多発嚢胞腎（acquired cystic disease of the kidney；ACDK）

参考文献

1) 日本超音波医学会 編：新超音波医学第4巻 泌尿器．医学書院，東京，2003．
2) 日本超音波検査学会（監修），関根智紀（編集），南里和秀（編集）：日超検腹部超音波テキスト第2版．医歯薬出版，東京，2014．
3) 髙梨 昇：コンパクト超音波αシリーズ，腎・泌尿器アトラス．ベクトル・コア，東京，2009．
4) 辻本文雄，松原 馨，井田正博：腹部超音波テキスト 上・下腹部 改訂第三版．ベクトル・コア，東京，2002．
5) 日本超音波医学会：腎細胞癌と他の腎腫瘤性病変の鑑別，40：6，2013
6) 日本泌尿器科学会，日本病理学会，日本医学放射線学会 編：泌尿器・病理・放射線科 腎癌取扱い規約第4版．金原出版，東京，2011．

3.5.2 慢性腎障害

1. 病態

- 慢性腎障害とは，腎実質の炎症や慢性的な血流障害，尿路の閉塞性障害により糸球体の濾過機能が低下し，慢性の経過で腎疾患が進行することで生じる，腎機能が不可逆的になった状態である。
- 原因疾患は糖尿病性腎症が最も多く，慢性糸球体腎炎，腎硬化症，IgA腎症，多発性囊胞腎，腎動脈狭窄などがある。
- 慢性腎障害は末期腎不全への進行リスクであるばかりでなく，心血管疾患発症リスクでもある。

2. 臨床所見

- 自覚症状は，軽症の慢性腎不全では夜間尿や労作時の動悸・息切れ，浮腫などがみられるが，無症状のこともある。
- 進行例では，食欲不振，嘔気，嘔吐などの消化器症状や，乏尿，呼吸困難，全身痙攣，不随意運動，意識混濁などがみられる。
- 慢性腎臓病（CKD）の定義と重症度分類を表3.5.2，3.5.3に示す。

3. 超音波検査所見

- 皮質のエコー輝度上昇。
- 皮質の菲薄化と萎縮。
- 囊胞性変化，石灰化出現。
- 皮質と髄質の境界不明瞭化。
- 腎辺縁の凹凸不整，周囲組織との境界不明瞭化。
- 腎腫瘍の合併。

表3.5.2　CKDの定義

> ①尿異常，画像診断，血液，病理で腎障害の存在が明らか，特に0.15g/gCr以上の尿蛋白（30mg/gCr以上のアルブミン尿）の存在が重要
> ②GFR＜60mL/分/1.73m^2
> ①，②のいずれか，または両方が3カ月以上持続する

（日本腎臓学会 編：エビデンスに基づくCKD診療ガイドライン2013，pxiii，東京医学社より引用）

表3.5.3　CKDの重症度分類

原疾患	蛋白尿区分		A1	A2	A3
糖尿病	尿アルブミン定量（mg/日）尿アルブミン/Cr比（mg/gCr）		正常	微量アルブミン尿	顕性アルブミン尿
			30未満	30～299	300以上
高血圧腎炎多発性囊胞腎移植腎不明その他	尿蛋白定量（g/日）尿蛋白/Cr比（g/gCr）		正常	軽度蛋白尿	高度蛋白尿
			0.15未満	0.15～0.49	0.50以上
GFR区分（mL/分/1.73m^2）	G1	正常または高値 ≥90			
	G2	正常または軽度低下 60～89			
	G3a	軽度～中等度低下 45～59			
	G3b	中等度～高度低下 30～44			
	G4	高度低下 15～29			
	G5	末期腎不全（ESKD）＜15			

重症度は原疾患・GFR区分・蛋白尿区分を合わせたステージにより評価する。CKDの重症度は死亡，末期腎不全，心血管死亡発症のリスクを緑 のステージを基準に，黄 ，オレンジ ，赤 の順にステージが上昇するほどリスクは上昇する（KDIGO CKD guideline 2012を日本人用に改変）。

（日本腎臓学会 編：エビデンスに基づくCKD診療ガイドライン2013，pxiii，東京医学社より引用）

用語　慢性腎臓病（chronic kidney disease；CKD）

症例80：慢性腎障害

- 60歳台，男性。

患者情報：バイタルはBT 36.5，HR 72，BP 145/921，SpO₂ 100。
既往歴：糖尿病，高血圧。
血液生化学尿検査所見：表3.5.4
超音波検査所見：図3.5.4
【目的】糖尿病の急性増悪。

- 右腎皮質は菲薄化し，萎縮を呈する。
- 皮質のエコー輝度は上昇している。
- 腎辺縁の凹凸不整，周囲組織との境界不明瞭化を呈する。

表3.5.4　症例80：血液生化学検査所見

WBC (×10³/μL)	6.7	RBC (×10⁶/μL)	4.66	HGB (g/dL)	15.2	PLT (×10³/μL)	410
TP (g/dL)	6.2	ALB (g/dL)	3.6	CRE (mg/dL)	11.5	BUN (mg/dL)	56.8
UA (mg/dL)	6.5	GLU (mg/dL)	120	HbA1c (g/dL)	6.7	Na (mmol/L)	139
K (mmol/L)	5.2	Cl (mmol/L)	101	Ca (mg/dL)	10.4	P (mg/dL)	4.8
比重	1.025	尿潜血	―	尿蛋白	3+	尿糖	2+
尿ケトン体	―						

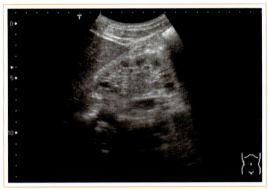

図3.5.4　症例80：超音波画像

MEMO

超音波検査時の注意事項
- 腎細胞癌の発生頻度が高率であるため，充実性腫瘤の有無には注意が必要である（図3.5.5）。
- 糖尿病性腎症由来の腎不全では，萎縮を認めないことが多い。
- ACDKでは，囊胞内出血することが多く，充実性腫瘤との鑑別が重要である。
- カラードプラ法で血流動態を評価することで，病期の進行状況を把握することも可能である。

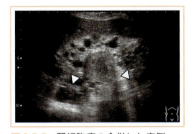

図3.5.5　腎細胞癌の合併した症例
萎縮した腎臓に充実性腫瘤を認める（矢頭）。

［武山 茂］

参考文献

1) 日本超音波医学会 編：新超音波医学第4巻 泌尿器．医学書院，東京，2003．
2) 日本超音波検査学会（監修），関根智紀（編集），南里和秀（編集）：日超検腹部超音波テキスト第2版．医歯薬出版，東京，2014．
3) 日本腎臓病学会 編：エビデンスに基づくCKD 診療ガイドライン2013．東京医学社，東京，2013．
4) 辻本文雄，松原 馨，井田正博：腹部超音波テキスト 上・下腹部 改訂第三版．ベクトルコア，東京，2002．

3.5.3　腎血管筋脂肪腫

● 1. 病　態

- 腎血管筋脂肪腫は，血管，平滑筋，脂肪成分よりなる良性腫瘍であり，組織学的には過誤腫とされる。
- 組織成分の構成により腫瘍内部のエコーレベルが異なる。通常は単発であるが，結節硬化に合併する場合は両側性に多発する。
- 自然破裂により出血しやすいという特徴がある。

● 2. 臨床所見

　一般には，無症状で腫瘍径4cm以下のものは画像での経過観察がされることが多い。しかし，腫瘍径4cmを超えるもので，出血，側腹部痛などの症状発現，破裂のリスクが高いと判断された場合には，予防的に選択的動脈塞栓術（TAE）または手術が考慮される。ただし，必ずしも明確な基準はない。

● 3. 超音波検査所見

- 高エコー腫瘤（中心部高エコーと同程度）。
- 類円形，境界明瞭，輪郭不整。
- 内部均一，腫瘤が大きくなると内部不均一。
- 辺縁低エコー帯はみられない。
- カラードプラでは腫瘤内に血流信号は乏しい。

症例81：腎血管筋脂肪腫

- 40歳台，女性。

患者情報：バイタルはBT 36.2，HR 70，BP 132/71，SpO$_2$ 100。
既往歴：特記事項なし。
血液生化学検査所見：表3.5.5
超音波検査所見：図3.5.6
【目的】スクリーニング。

- 左腎上極に高エコー腫瘤を認める。
- 類円形，境界明瞭，輪郭不整。
- 内部エコーは中心部高エコーと同程度で均一。
- 辺縁低エコー帯はみられない。
- カラードプラにて腫瘤内に血流信号は検出しない。

用語　選択的動脈塞栓術（transcatheter arterial embolization；TAE）

表3.5.5 症例81：血液生化学検査所見

WBC (×10³/μL)	4.4	RBC (×10⁶/μL)	3.98	HGB (g/dL)	12.1	PLT (×10³/μL)	215
AST (U/L)	18	ALT (U/L)	14	LD (U/L)	201	TP (g/dL)	6.8
ALB (g/dL)	4.2	CRE (mg/dL)	0.5	BUN (mg/dL)	9.8	UA (mg/dL)	5.8
GLU (mg/dL)	90	Na (mmol/L)	139	K (mmol/L)	5.2	Cl (mmol/L)	101
比　重	1.015	尿潜血	—	尿蛋白	—	尿糖	—
尿ケトン体	—						

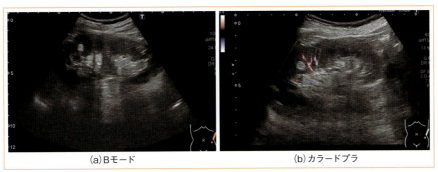

(a) Bモード　　(b) カラードプラ

図3.5.6　症例81：超音波画像

 MEMO

超音波検査時の注意事項
・腫瘤内の筋成分が多くなると，等エコー部分が混在し不均一を呈する（図3.5.7）。
・腫瘤が大きく脂肪成分が多いと後方エコーが減衰や多重反射などによる腫瘤後方の輪郭不明や増強が高頻度にみられ尾引き像を呈する（図3.5.8）。
・腫瘤が大きく腎外へ突出すると辺縁不整となる。

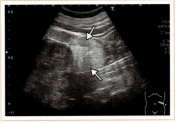

図3.5.7　筋成分が多い腫瘤像（矢印）

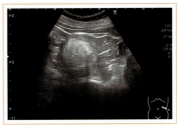

図3.5.8　腎血管筋脂肪腫の尾引き像

［武山 茂］

参考文献

1) 日本超音波医学会 編：新超音波医学第4巻 泌尿器．医学書院，東京，2003.
2) 日本超音波検査学会（監修），関根智紀（編集），南里和秀（編集）：日超検腹部超音波テキスト第2版．医歯薬出版，東京，2014.
3) 髙梨 昇：コンパクト超音波αシリーズ，腎・泌尿器アトラス．ベクトルコア，東京，2009.
4) 辻本文雄，松原 馨，井田正博：腹部超音波テキスト 上・下腹部 改訂第三版．ベクトルコア，東京，2002.
5) 日本超音波医学会：腎細胞癌と他の腎腫瘤性病変の鑑別（案），2012；39（4）．

3.5.4 腎膿瘍

1. 病　態

- 腎膿瘍は急性細菌感染により，腎実質に限局して液状化を伴う疾患である。
- 発症機序としては大腸菌などによる尿路感染とブドウ球菌などによる血行性感染が上行性に波及し感染の原因となりうる。
- 膀胱尿管逆流症（VUR）や尿路結石，前立腺肥大といった尿路閉塞などの泌尿器疾患や糖尿病，血液悪性疾患などの免疫低下など基礎疾患を有する場合に発症することが多い。
- 病態が進行し，被膜下や腎周囲腔に膿瘍を形成したものは腎周囲膿瘍という。

2. 臨床所見

- 症状は発熱，腰背部痛（CVA tenderness）を呈し，解剖学的に女性に多い。治療はドレナージなど，外科的治療が必要となることが多い。
- 単純性尿路感染症は，基礎疾患を有さず，細菌が尿道から膀胱および腎に逆行性に感染することによって発症し，通常は抗菌薬の投与で治癒する。しかし複雑性尿路感染症は，尿路に基礎疾患を有する尿路感染症であるため，基礎疾患が存在する限り抗菌薬の投与のみでは再感染や再燃の可能性が高い。

3. 超音波検査所見

- 腎腫大。
- 内部エコーを伴う無～低エコー腫瘤。
- 厚く不整な壁を有する嚢胞性腫瘤。
- 後方エコー増強。
- カラードプラでは腫瘤内に血流信号は認めない。

症例82：腎膿瘍

- 10歳台，女性。

患者情報：バイタルはBT 40.0，HR 125，BP 120/67，SpO$_2$ 99。
既往歴：特記事項なし。
血液生化学検査所見：表3.5.6
超音波検査所見：図3.5.9
【目的】発熱と右側腹部痛の原因検索。
- 右腎腫大を認める。
- 右腎上極に嚢胞性腫瘤を認める。
- 嚢胞性腫瘤の内部には充実様から点状エコーを有し不均一を呈する。
- 腫瘤周囲の腎実質は輝度上昇を認める。
- カラードプラにて腫瘤内に血流信号を認めない。

用語　膀胱尿管逆流症（vesicoureteral reflux；VUR）

表3.5.6 症例82：血液生化学検査所見

WBC (×10³/μL)	16.8	RBC (×10⁶/μL)	4.39	HGB (g/dL)	12.9	PLT (×10³/μL)	238
AST (U/L)	18	ALT (U/L)	11	LD (U/L)	202	CRP (mg/dL)	9.1
TP (g/dL)	6.6	ALB (g/dL)	4.0	CRE (mg/dL)	0.6	BUN (mg/dL)	7.2
比重	1.026	尿潜血	—	尿蛋白	—	尿糖	—
尿ケトン体	1+	尿ビリルビン	—	尿白血球	3+		

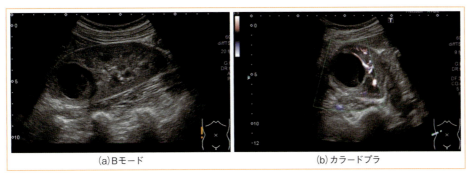

(a) Bモード　　(b) カラードプラ

図3.5.9 症例82：超音波画像

MEMO

超音波検査時の注意事項

- 腎実質の菲薄化を認める場合は，穿孔の可能性もあるため腎周囲の低エコー域に注意が必要である。
- 腫瘤がみられず境界不明瞭な低エコー域や高エコー域がみられる場合は，急性巣状細菌性腎炎（AFBN）の可能性を疑う（図3.5.10）。
- 壁の厚い嚢胞との鑑別が困難な場合もある。この場合は，発熱・疼痛などの身体所見や炎症反応を参考にする。

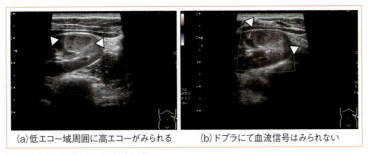

(a) 低エコー域周囲に高エコーがみられる　　(b) ドプラにて血流信号はみられない

図3.5.10 AFBNの超音波画像

［武山 茂］

参考文献

1) 日本超音波医学会 編：新超音波医学第4巻 泌尿器．医学書院，東京，2003.
2) 日本超音波検査学会（監修），関根智紀（編集），南里和秀（編集）：日超検腹部超音波テキスト第2版．医歯薬出版，東京，2014.
3) 髙梨 昇：コンパクト超音波αシリーズ，腎・泌尿器アトラス．ベクトル・コア，東京，2009.
4) 辻本文雄，松原 馨，井田正博：腹部超音波テキスト 上・下腹部 改訂第三版．ベクトル・コア，東京，2002.

3.5.5 急性巣状細菌性腎炎

1. 病態

- 急性巣状細菌性腎炎(AFBN)は,1979年Rosenfieldらによって提唱された疾患概念であり,急性細菌性腎炎の一病型で①膿瘍形成(液状化)を伴わない腎実質の炎症が組織学的に証明されること,②炎症の存在を示唆する症状があり,画像診断により腎に明瞭な腫瘤像を認め,治療によりこれらがともに消失すること,のいずれかを満たすものである。
- 感染経路が上行性か血行性かは問わないこととされている。
- 通常VURや尿路結石,前立腺肥大といった尿路閉塞などの泌尿器系の異常や,糖尿病や血液悪性疾患などの免疫低下または不全状態を基礎疾患に持ち発症する場合が多く,成人領域では報告例も多いが,小児例での報告は比較的少なく珍しいものと思われる。

2. 臨床所見(小児)

- 小児AFBNは,検討した150例全例に高熱がみられ,腹痛・腰背部痛,膀胱刺激症状を認めた。
- 発熱,食欲不振などの非特異的症状しかなかった。
- 尿所見上膿尿が93例(62%)に認められたが,まったくの正常も39例(26%)あった。
- 尿培養は施行された135例中陽性は54例(40%)と少なく,血液培養は5例のみ陽性だった。
- VCGを施行した52例中20例(38%)にVURを認めた。
- このように本例を含め小児AFBNはいわゆる尿路感染症を疑わせる所見に乏しいことが多く,実際不明熱として受診した例も多かった。

3. 超音波検査所見

- Bモード像では,クサビ状もしくは球状の高エコー域で,カラードプラでは正常実質より血流が低下している部位。
- サイズは15mm大〜腎の半分を占めるもの,多発することもあるので長軸,短軸での評価が大切である。
- 腎盂炎を併発することが多いので,腎盂の肥厚を観察する(図3.5.11)。
- 一般的に腎盂腎炎は腎臓の腫大がいわれているが,当院の検討では明らかでなかった。

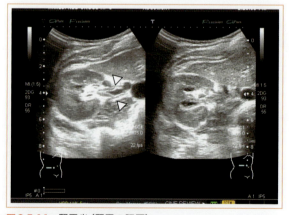

図3.5.11 腎盂炎(腎盂の肥厚)
右腎の肥厚を認める。必ず腹側から腎短軸の評価をする。

用語 急性巣状細菌性腎炎(acute focal bacterial nephritis;AFBN)

症例83：急性巣状細菌性腎炎

- 9歳，男児。

主　訴：発熱。　　既往歴：特記事項なし。
現病歴：20●●年1月中旬に39℃台の高熱が出現，近医受診し抗生物質投薬されるも再度発熱，熱源精査と当院小児科入院となる。
血液生化学検査所見：WBC 14.2×10³/μL，CRP 14.4mg/dL
尿検査所見：尿蛋白＋，尿潜血2＋，WBC 32/HPF
超音波検査所見：図3.5.12
【目的】熱源精査。

- 右腎上極に25×20mm大の高エコー域を認めた。
- 血流の評価では著しい血流の低下を示した。

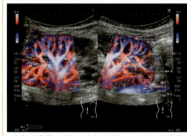 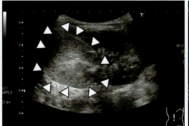 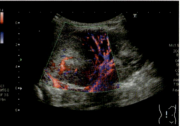

(a) 正常像：腎の球状血管まで血流が観察できるようにカラーレンジ，ゲインを調整する。
(b) 右腎上極に楔状〜球状の高エコー域を認める。
(c) 右腎上極の高エコー域は血流の低下を認めAFBNの所見である。

図3.5.12　症例83：超音波画像

MEMO

描出のコツ

- 使用周波数は3.5MHz，視野深度は6cm程度，ADFの流速レンジは9.4cm/s，カラーゲインは腎の球状血管がノイズなく出る程度に調整する。
- 多くは乳幼児であり，おとなしく検査できないので，睡眠剤を必ず使用し鎮静している（生後1カ月までは使用しない自然睡眠で検査施行）。
- 検査は側臥位で背中からアプローチ，睡眠している場合は付き添い者に子供の好きな向き（右向きか左向きか）を聞き，好きな向きからアプローチをする。覚醒児は，必ず始めは右向きで検査者と目を合わせ検査する（左向きにすると目が合わず，何をされるか怖がることがある）（図3.5.13）。
- 腎盂肥厚の評価は仰臥位で腹側から高周波リニアプローブ（8MHz程度）アプローチ，腎短軸で消化管を圧排し腎盂，尿管を観察する（図3.5.14）。

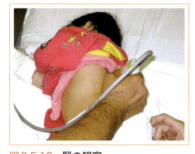 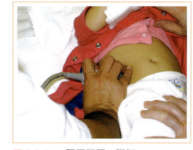

図3.5.13　腎の観察
腎の観察は，側臥位にして背側からアプローチをする。

図3.5.14　腎盂肥厚の評価
仰臥位で高周波リニアプローブ用い，ガスをのけながら押さえ腎盂の観察をする。

［綿貫 裕］

3.6 消化管

3.6.1 急性胃粘膜病変

● 1. 病　態

- 急性胃粘膜病変（AGML）とは，内視鏡的に，びらん性胃炎，出血性胃炎，急性胃潰瘍いずれかまたはこれらが混在する病変である。胃粘膜病変と同様な病変が十二指腸粘膜（球部，下行脚）にも認められる場合，急性胃・十二指腸粘膜病変（AGDML）とよばれる。
- 急激に出現した上腹部痛，悪心，嘔吐，吐血，下血の臨床症状が認められる。
- 原因として最も多いのが薬剤・薬物によるものであり，次いでアルコール，ストレスの順となる。
- 薬剤性の約60％がNSAIDs（インドメタシン，アスピリン，フェニルブタゾンなど）が原因で服用後1～2週間で発症することが多い。

● 2. 超音波検査所見

- AGMLの超音波像の特徴は，胃壁の全周性・びまん性の強い肥厚像である。
- 第3層粘膜下層の著明な肥厚像とエコーレベルの低下が認められる。これは，本症の病変の主座が粘膜下層にあるためである。
- 症例によってはびらんや潰瘍の存在による炎症の波及により，第1・2層や第4層の肥厚像も認められることもある。
- 壁肥厚は一過性のものであり，症状の軽快とともに約1～4週間で消退する。
- 本症が疑われたときに脱気水を飲水させ胃を観察すると，肥厚した胃壁の性状をさらに詳細に描出することが可能である。

用語　急性胃粘膜病変（acute gastric mucosal lesion；AGML），急性胃・十二指腸粘膜病変（acute gastroduodenal mucosal lesion；AGDML），nonsteroidal anti-inflammatory drugs（NSAIDs）

症例84：急性胃粘膜病変（AGML）

- 20歳台，男性。

主　訴：腹痛，嘔吐。
所　見：WBC $10.5 \times 10^3/\mu L$，その他有意所見なし。
超音波検査所見：図3.6.1

- 胃前庭部に第3層主体の著明な壁肥厚がみられる（図3.6.1.a）。
- 高周波プローブでは層構造がより明瞭となり，肥厚した第3層内に低エコー化した部分がみられるが，各層は保たれている（図3.6.1.b）。
- リアルタイムでは，肥厚の程度に比し柔軟な伸展が観察された。

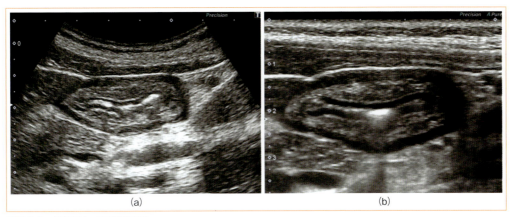

図3.6.1　症例84：超音波画像

MEMO

- 鑑別疾患にBorrman4型胃癌，胃悪性リンパ腫（巨大雛壁型），胃アニサキス症などがあげられる。
- Borrman4型胃癌では，胃壁の5層構造は比較的保たれ，第2層・第3層・第4層の壁肥厚，第3層のエコーレベルの低下がみられ，層構造の不整が生じる。また，肥厚した壁は硬く，AGMLのように胃液の流入などによる胃内腔の柔軟な伸展はみられない。
- 胃リンパ腫では，肥厚した壁の内部エコーは比較的均一で極めて低エコーレベルに描出され，しばしば後方エコーの増強を伴い，層構造は消失して観察される。
- 胃アニサキス症ではAGMLに比べ，より第3層の肥厚と低エコー化が強いことが多い。

［浅野幸宏・長谷川雄一］

参考文献

1) 長谷川雄一，岡田淳一：腹部画像診断アトラス［消化管］，ベクトル・コア，東京，2000.
2) 長谷川雄一：コンパクト超音波αシリーズ　消化管アトラス，ベクトル・コア，東京，2008.
3) 浅野幸宏，他：おっと思わせる！超音波検査報告書の書き方　消化器／消化管，ベクトル・コア，東京，2010.

3.6.2 胃・十二指腸潰瘍

● 1. 病　態

- 消化性潰瘍とは，消化管粘膜の限局性組織欠損であり，少なくとも粘膜筋板を越える深さの欠損の場合をいう。
- 潰瘍は病理学的に組織欠損の深さによって，UL-Ⅰ（びらん）からUL-Ⅳまで4段階に分類される（図3.6.2）。
- 胃潰瘍の好発部位は幽門腺と胃底腺の境界近傍である。
- 若年者には十二指腸潰瘍が多く高齢者になるに従い胃潰瘍が多くなってくる。
- 十二指腸潰瘍の好発部位は球部前壁である。
- 自覚症状としては心窩部痛，悪心，嘔吐，胸やけがある。出血（吐血，下血），穿孔を合併する。

● 2. 超音波検査所見

- 体外式超音波検査においては，潰瘍エコーの観察により，大きさ，周囲炎症波及像，ある程度のUL分類の推測が可能である。胃脱気水充満法の超音波検査では前壁，噴門，胃体上部病変を除き，詳細な観察にて超音波内視鏡とほぼ同様な像が得られる。
- 胃・十二指腸潰瘍の超音波像の基本は，低エコーを呈する浮腫を反映した限局性の壁肥厚と，さらに潰瘍底に貯留した白苔（浸出物），エアーのトラップなどによる高エコー像である。
- 一般に良性の潰瘍では壁の肥厚は平滑で対称性である。
- 胃癌では，壁の肥厚は不整であり非対称性である。
- 大きく，深掘れを呈する潰瘍では，浮腫性の壁肥厚が全周性に認められるため，進行胃癌に類似する超音波像を呈することがある。しかし，1～2週間後の浮腫が消退した時期での観察で鑑別診断は可能となる。
- 穿孔例では，肥厚した壁内に突き刺さるような線状，帯状高エコーを認め，筋層を貫く潰瘍像を呈し，肝周囲に多重反射としてfree airがみられる。腹部単純X線上，腹腔内free air像が認められない場合においても，詳細な観察（とくに高周波プローブを使用しての肝右葉表面の観察）により微量のfree airがコメット様エコーとして検出されることがある。

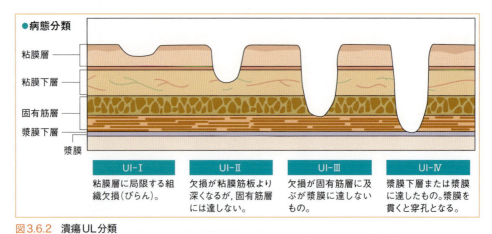

図3.6.2　潰瘍UL分類

（山本雅一：全部見える消化器疾患 スーパービジュアル，p62，成美堂出版，2013より引用）

3.6 消化管

MEMO

消化性潰瘍UL分類
- UL-Ⅰ：粘膜層のみの組織欠損（びらん）。
- UL-Ⅱ：粘膜筋板を越え，粘膜下層に達する組織欠損。
- UL-Ⅲ：組織欠損が，固有筋層にまで達するもの。
- UL-Ⅳ：組織欠損が固有筋層を越え，粘膜下組織または漿膜に達したもの。

症例85：胃潰瘍

- 40歳台，男性。　主　訴：腹痛。有意所見なし。
- 超音波検査所見：図3.6.3
- 胃角部小弯に潰瘍像が観察され，周囲の浮腫性変化も強い。

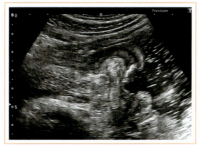

図3.6.3　症例85：超音波画像

症例86：十二指腸潰瘍穿孔

- 50歳台，男性。
- 主　訴：胃痛，正球性貧血。　　所　見：BUN 15mg/dL，CRE 1.0mg/dL，血清鉄 115μg/dL。
- 超音波検査所見：図3.6.4
- 十二指腸球部に潰瘍穿孔像と周囲の強い浮腫性変化がみられる（図3.6.4.a）。
- 肝右葉表面にはfree airとする幅広い多重反射像がみられる（図3.6.4.b）。

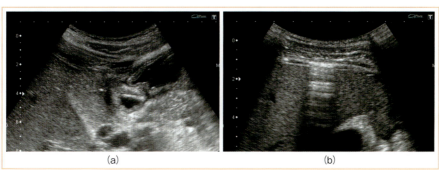

図3.6.4　症例86：超音波画像

［浅野幸宏・長谷川雄一］

参考文献

1) 長谷川雄一，岡田淳一：腹部画像診断アトラス［消化管］，ベクトル・コア，東京，2000.
2) 長谷川雄一：コンパクト超音波αシリーズ　消化管アトラス，ベクトル・コア，東京，2008.
3) 浅野幸宏，他：おっと思わせる！超音波検査報告書の書き方 消化器／消化管，ベクトル・コア，東京，2010.

3.6.3 急性虫垂炎

● 1. 病　態

- 虫垂内腔の閉塞，虫垂粘膜への細菌感染を起因とする炎症である。
- 虫垂内腔の閉塞は，粘膜下リンパ濾胞の過形成，糞便うっ帯，糞石，食物残渣などにより生じる。
- リンパ路のドレナージが閉塞し，虫垂粘膜の浮腫を来し，細菌感染を伴い粘膜にびらんを形成する。また，急性腹症の中で最も頻度の高い疾患とされる。
- 症状は発熱，右下腹部痛である。腹痛は，はじめ心窩部や臍部にみられるが，次第に右下腹部に移行し限局してくることが多い。
- 右下腹部に圧痛 (McBurney，Lanz，Kümmelの圧痛点) を認め，Blumberg徴候，腹壁緊張，筋性防御，Rosenstein徴候，Rovsing徴候などの腹膜刺激症状を伴う。
- 白血球数は通常10,000/mm^{3}以上のことが多い。
- 乳幼児虫垂炎，高齢者では，主訴が不明瞭で，腹部所見，検査所見ともに典型的でないことがある。

● 2. 超音波検査所見

　超音波検査による虫垂炎の診断率は，sensitivity 75～90%，specificity 85～100%であり信頼性の高い検査法であるとされている。病理学的病期分類に対応した超音波診断も可能である。したがって，超音波検査は理学的所見を補完するものとして，重要な意義をもつといえる。

(1) 直接所見
- 腫大した虫垂像 (target sign, fish eye sign)

(2) 間接所見
- 虫垂結石 (糞石) の存在
- 回盲部，上行結腸への炎症の波及による浮腫性壁肥厚
- 限局性腸管麻痺像
- 回盲部付近のリンパ節腫大
- 腸管膜や大網などの炎症波及による周囲高エコー域
- 回盲部周囲およびダグラス窩腹水貯留
- 虫垂周囲の膿瘍形成

症例87：カタル性虫垂炎

- 20歳台，女性。
- 主　訴：腹痛，嘔吐。
- 所　見：WBC 26.6×10³/μL　CRP 0.23mg/dL，その他有意所見なし。

超音波検査所見：図3.6.5

　腫大した虫垂壁の層構造は温存されている。内腔に糞石はみられない。

症例88：壊疽性虫垂炎

- 50歳台，男性。
- 主　訴：右側腹部痛増悪・寛解の繰り返し。
- 所　見：WBC 16.9×10³/μL　CRP 19.21mg/dL，その他有意所見なし。

超音波検査所見：図3.6.6

　腫大した虫垂壁の層構造は消失し，周囲脂肪織の肥厚が著しい。

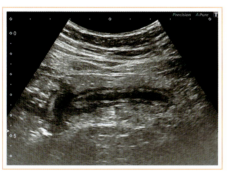

図3.6.5　症例87：超音波画像

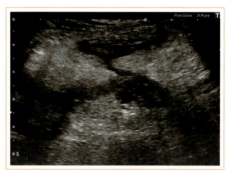

図3.6.6　症例88：超音波画像

症例89：蜂窩織炎性虫垂炎

- 50歳台，男性。
- 主　訴：腹痛。　　所　見：WBC 11.8×10³/μL　CRP 0.04mg/dL，その他有意所見なし。

超音波検査所見：図3.6.7

　コンベックス型プローブでも描出の容易な虫垂であり，虫垂炎の診断は容易であるが（図3.6.7.a），さらに高周波プローブでは，層構造が明瞭となり第3層のわずかな不連続性がみられ内腔の貯留物も明瞭に観察された（図3.6.7.b）。

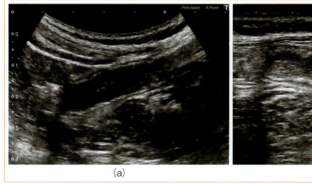

図3.6.7　症例89：超音波画像

MEMO

　病理学的病期分類にて，カタル性虫垂炎，蜂窩織炎性虫垂炎，壊疽性虫垂炎に大別されている。カタル性虫垂炎は炎症が粘膜層・粘膜下層に限局したもので，全層性の炎症性細胞浸潤を来したものは，蜂窩織炎性虫垂炎に分類されている。一方，蜂窩織炎性虫垂炎に虫垂壁の梗塞・壊死を来したものが壊疽性虫垂炎と定義されている。

［浅野幸宏・長谷川雄一］

3.6.4 腸重積

1. 病態

- 腸重積とは腸管の一部がそれに連なる腸管内腔に嵌入した状態（口側腸管が肛門側腸管に嵌入し腸閉塞を来す）であり，ほとんどは肛門側へ向かって嵌入する．嵌入腸管の腸間膜は圧迫され，うっ血，浮腫，出血，分泌増加の状態が引き起こされ，腸間膜動脈の血行障害を来す．また，重積部を腫瘤として触知する．
- 治療法としては，非観血的整復として注腸整復（高圧浣腸）を行う．以前はX線造影剤にバリウムを使用していたが，穿孔時に腹膜炎を来すため現在では水溶性造影剤（6倍希釈ガストログラフィン）を用いている．超音波観察下に，温生理食塩水を使用した整復を行う施設もある．整復不能例や発症後20時間以上を経過したものは外科的治療の適応となる．
- 症状には間歇的腹痛（啼泣），嘔吐，血便の3つの主症状があるが，初期にそろうことは少ない．
- 腸重積の約90％は小児に発生し，成人では少ない．
- 小児の腸重積は原因不明（特発性）のことが多い．
- 成人ではポリープ，腫瘍，腸炎，憩室，瘢痕などが原因になりやすいが，とくに大腸癌が多い．
- 一般に好発年齢は新生児〜2歳であり，とくに6〜9カ月頃に多い．半数以上が生後4〜5カ月から1歳に発症するとされ，3カ月未満，6歳以上は少ないとされる．
- 発生部位は，回腸→結腸，回腸→回腸→結腸，回腸→盲腸であり，小腸→小腸，結腸→結腸は稀である．
- 小児の腸重積は70％が回盲部に発生する．成人では発生部位の特定はない．

2. 超音波検査所見

multiple concentric ring signが描出されれば容易に腸重積と診断される．これは，浮腫を来した腸管あるいは腸管周囲の脂肪織が同心円状に多層構造を呈したものである．さらに長軸像にて先進部を観察し，腫瘍性疾患の有無を診断することが肝要である．

症例90：腸重積

- 2歳，女児。

現病歴：血便と繰り返す腹痛を主訴に来院した。既往歴，身体所見に特記事項なし。

超音波検査所見：図3.6.8

- 肝彎曲部に一致して重積腸管を示唆するmultiple concentric ring signを認める。
- 長軸および短軸像にて重積腸管内腔に腫大した腸間膜リンパ節を認める。
- 明らかな腫瘍性病変はみられず。腹水なし。free airなし。回腸−結腸型の腸重積像である。

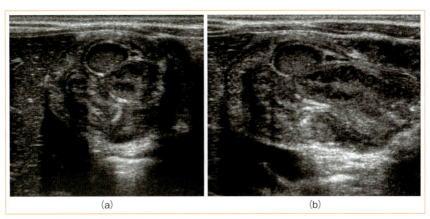

図3.6.8　症例90：超音波画像

MEMO

　乳幼児期の急性腹症の代表的疾患で，間歇的腹痛（不機嫌），嘔吐，血便，腹部腫瘤を主徴とする。早期に診断できれば非観血的な整復が可能であるが，診断が遅れると，引き込まれた腸管の血行が悪化して腸管切除も視野に入れた観血的整復術を選択せざるをえなくなる。ほとんどが器質疾患のない，いわゆる特発性の腸重積症であるが，器質疾患を先進部とする例が少なからずある。先進部となる病変にはMeckel憩室，腸管ポリープ，重複腸管，悪性リンパ腫，Schonlein-Henoch紫斑病，出血性腸炎，消化管出血による血腫などがある。

　病型は，(1) 回腸結腸型，(2) 小腸小腸型，(3) 結腸結腸型，(4) その他の型に分類されるが，回腸結腸型が大部分である。したがって右上腹部縦走査で肝右葉下面辺りに狙いをつけて走査する。目的とする画像は重積先進部の横断像であるmultiple concentric ring sign（外筒にあたる腸管の壁とその中に嵌頓した腸管の壁が，的のような同心円状を呈したもの）である。診断には超音波検査が非常に有効で，整復を超音波観察下で行っている施設も珍しくない。

［浅野幸宏・長谷川雄一］

参考文献

1) 長谷川雄一，岡田淳一：腹部画像診断アトラス［消化管］，ベクトル・コア，東京，2000.
2) 長谷川雄一：コンパクト超音波αシリーズ　消化管アトラス，ベクトル・コア，東京，2008.
3) 浅野幸宏，他：おっと思わせる！超音波検査報告書の書き方 消化器／消化管，ベクトル・コア，東京，2010.

3.6.5 腸閉塞

1. 病　態

- 何らかの原因により腸管の通過が障害された状態をいう。
- 嘔吐，腹痛，排ガス・排便の停止を3主徴とする。
- 機械的通過障害による機械的イレウスと，腸管の運動が侵された機能的イレウスに大別される。

(1) 単純性イレウス

　器質的疾患により腸管に機械的閉塞を来すが，腸間膜動静脈の循環障害を伴わないもの。術後の癒着性イレウス，大腸癌などが多い。症状は腹痛，嘔吐，腹部膨満感，発熱がみられる。単純X線写真において，閉塞部より口側の腸管に腸内容物とガスが貯留し，鏡面像（niveau形成）がみられる。絶食・補液，イレウス管を挿入し腸管内の減圧を図った後，器質的疾患の治療を行う。

(2) 絞扼性イレウス

　器質的疾患により腸管に機械的閉塞を来し，腸間膜動静脈に循環障害を伴い，腸管が壊死に陥る可能性があるもの。初期は単純X線にて鏡面像を認めないこともある。緊急手術を要することが多く，的確な診断が必要である。

(3) 麻痺性イレウス

　周囲臓器の炎症の波及や，神経・筋疾患，薬剤，ショック，ストレスなどに影響を受けて腸管運動が麻痺したもの。

2. 超音波検査所見

- 腸管は液状成分に満たされ，拡張した像を呈する。
- 拡張の程度，腸管壁の厚さ，襞（ケルクリング襞，ハウストラ），腸内容の運動性を観察する。
- 超音波検査は絞扼性イレウスの可能性を早期に示唆でき，慎重な経過観察により的確に診断できることが利点といえる。
- 単純性イレウスでは，拡張した腸管内容物が浮動（to and fro）して観察される。
- 少量の腹水が描出されることもある。
- 絞扼性イレウスでは，腸管の拡張は強まり，内容物の浮動が減弱し，腹水が増量する傾向を示す。
- 絞扼性イレウスが進行すると，拡張した限局性の腸管が認められ，内容物の浮動が停止し，腹水は急速に増量する。腸管壊死に至ると，ケルクリング襞の崩壊，粘膜面に付着する高エコー，点状高エコーを含む混濁した内容物がみられる。

症例91：単純性イレウス

- 80歳台，男性。

主　訴：嘔吐。　　所　見：WBC 3.4×10³/μL　CRP 0.13mg/dL，その他有意所見なし。

超音波検査所見：図3.6.9

- 拡張した小腸にケルクリング襞，内容物の浮動が観察された（図3.6.9.a）。
- 高周波プローブの観察においてもケルクリング襞が明瞭にみられ，いわゆるkeyboard signの所見を呈する（図3.6.9.b）。蠕動も観察された。

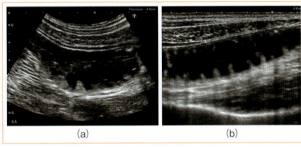

図3.6.9　症例91：超音波画像

症例92：絞扼性イレウス

- 70歳台，男性。

主　訴：下腹部痛。　　既往歴：虫垂炎手術。
所　見：WBC 9.7×10³/μL　CRP 11.39mg/dL　　CT所見：closed loopあり。

超音波検査所見：図3.6.10

- 拡張した小腸にケルクリング襞は観察されず，蠕動は消失し内容物の沈殿がみられる（図3.6.10.a）。
- 高周波プローブの観察においてもケルクリング襞の消失は明らかで内容物が沈殿している（図3.6.10.b）。

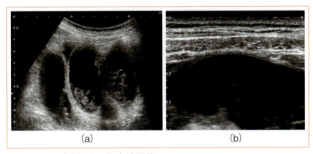

図3.6.10　症例92：超音波画像

MEMO

腸閉塞における超音波検査の有用性は閉塞機転の検出にある。単なる腸閉塞の診断で終わらず閉塞機転の検出に努めるべきである。絞扼性の判断は重要であるが，早期の場合は判断に苦慮することが多い。

［浅野幸宏・長谷川雄一］

参考文献

1) 長谷川雄一，岡田淳一：腹部画像診断アトラス［消化管］，ベクトル・コア，東京，2000.
2) 長谷川雄一：コンパクト超音波αシリーズ　消化管アトラス，ベクトル・コア，東京，2008.
3) 浅野幸宏，他：おっと思わせる！超音波検査報告書の書き方 消化器／消化管，ベクトル・コア，東京，2010.

3.6.6 大腸癌

● 1. 病　態

- 大腸癌は大腸（結腸・直腸）に生じる上皮性悪性腫瘍である．大腸粘膜の上皮より発生し，大部分が腺癌である．
- 50～70歳台に多い．
- 発生部位により症状が異なり，右側結腸は一般に自覚症状に乏しく，左側結腸ではイレウス症状が出やすいとされる．
- 表面型腫瘍は高さが低く，頂部が平坦なもので，隆起（Ⅱa），平坦（Ⅱb），陥凹（Ⅱc），およびその混合型に分けられる．
- 水平方向に発育進展した腫瘍はlateral-spreading-tumor（LST）ともいわれている．
- 進行癌は，隆起型（1型），限局潰瘍型（2型），浸潤潰瘍型（3型），びまん浸潤型（4型），特殊型（5型）に分けられる．
- 2型の頻度が高く，1型が10％程度で，他の型は極めて少ない．

● 2. 超音波検査所見

2型進行癌の代表的な超音波像は，いわゆるpseudo kidney signである．これは不整に肥厚し，硬化した壁が低エコーの腫瘤像を呈し，その内腔の消化管内容やガスが高エコーとして描出されたものである．蠕動の消失や口側腸管の拡張を伴っていることが多い．

一方，1型進行癌や，固有筋層に浸潤したⅠs・Ⅰsp型大腸腫瘍などの隆起型腫瘍も描出される場合がある．これらの超音波像は明瞭な低エコー性隆起を呈し，腫瘍深部の固有筋層・漿膜のひきつれ像がみられる．

症例93：S状結腸癌

- 70歳台，男性．

現病歴：左下腹部痛を主訴に来院．便秘傾向と腹部膨満感を自覚していた．
超音波検査所見：図3.6.11
- S状結腸に長さ5～6cmほどの狭窄像を認めた．
- 狭窄部の層構造は消失し腫瘍像に置換されていた．
- 全周性悪性腫瘍（2型進行癌）と判断した．
- 狭窄部口側の腸管は著明な拡張を呈し腸閉塞の所見を伴う．

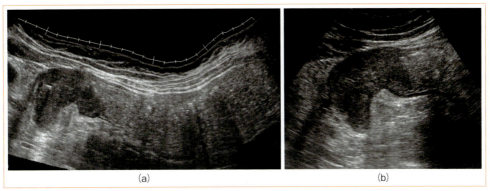

図3.6.11　症例93：超音波画像

症例94：下行結腸癌

- 60歳台，男性。

主　訴：糖尿病にて通院加療中，定期検査で指摘。有意所見なし。
超音波検査所見：図3.6.12
- 下行結腸に高度狭窄像を認めた。周囲リンパ節の腫大もみられた。

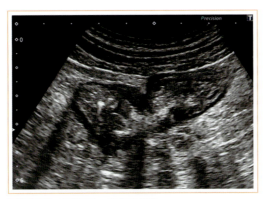

図3.6.12　症例94：超音波画像

> **MEMO**
>
> 　大腸癌を超音波で描出する場合，腸管内ガスや便の影響から詳細な観察は難しい。一般に大腸癌は，限局した不整な壁肥厚像として認識されるが，ほとんどが進行癌の描出にとどまる。また大きなポリープ状のⅠp型大腸腫瘍を除き，早期大腸癌を描出するのは困難である。したがって，頻度の高い2型進行癌を対象にすることが多い。
> 　カラードプラでは，進行大腸癌は漿膜・固有筋層から粘膜下層側に豊富で明瞭な，高流速の血流シグナル像が描出される。
> 　その他の大腸腫瘍には，カルチノイド腫瘍，脂肪腫，リンパ腫，GIST，リンパ管腫などがあげられる。これらの腫瘍は上部消化管でもみられ，エコー性状は同様である。

［浅野幸宏・長谷川雄一］

参考文献

1) 長谷川雄一，岡田淳一：腹部画像診断アトラス［消化管］，ベクトル・コア，東京，2000.
2) 長谷川雄一：コンパクト超音波αシリーズ　消化管アトラス，ベクトル・コア，東京，2008.
3) 浅野幸宏，他：おっと思わせる！超音波検査報告書の書き方 消化器／消化管，ベクトル・コア，東京，2010.

3.6.7　大腸憩室炎

● 1. 病　態

- 大腸憩室の発生機序は，血管が腸壁を貫く部位（結腸間膜紐の外側の2列，対結腸間膜紐の両側2列）が脆弱であるため，腸管内圧の上昇により粘膜が漿膜側に突出するとされている。
- 腸管壁の全層が囊胞状に突出している真性憩室と，憩室壁が粘膜と漿膜とからなり，筋層は欠如している仮性憩室があるが，大部分が仮性憩室である。
- 憩室の好発部位は，本邦では右側が約70％と多くを占めるが，欧米ではS状結腸憩室が約80％を占める（ただし高齢者では左側結腸が増加する）。
- 大腸憩室は内容物を排出する能力に乏しく，糞便は長期間停滞することになる。そこに憩室粘膜のびらん，炎症が生じ，微小穿孔を来し，憩室周囲の炎症として始まる。
- 大腸憩室炎は，憩室粘膜の炎症よりむしろ憩室周囲組織の炎症であると考えられている。
- 憩室炎を合併する頻度は大腸憩室症全体の10〜20％とされている。
- 症状は腹痛，発熱であり，罹患部位が右側大腸である場合は理学所見上，急性虫垂炎との鑑別が困難なこともある。
- ほとんどが保存的治療にて改善するが，頻回に再発する例，広汎に腹膜炎を来す場合には手術適応となる。

● 2. 超音波検査所見

　内腔の虚脱，あるいは少量のガスを含む通常の憩室自体を描出することもあるが，描出される場合には炎症を伴った憩室であることが多い。大腸憩室炎における超音波像の特徴には以下の5点があげられる。
①腸管壁より腸管外へ突出する低エコー腫瘤像
②腫瘤内高エコー像
③腫瘤より連続する腸管壁の肥厚
④腫瘤周囲高エコー域
⑤弧状の血管エコー

　腸管外へ突出する低エコー性腫瘤像は，憩室の炎症，または膿瘍形成に相当する。また腫瘤内高エコー像は，浸出物や糞石を捉えたものであり，周囲腸管壁の肥厚は，炎症の波及による粘膜下層・固有筋層の肥厚像に相当する。さらに，腫瘤外高エコー像は，周囲脂肪織炎を反映したものである。
　カラードプラ観察では，憩室を取り囲む漿膜外の動脈に一致し，弧状の血流シグナル表示を認める。

症例95：大腸憩室炎

- 40歳台，男性。
- 主　訴：右下腹部痛。　　所　見：WBC 13.3×10³/μL，CRP 7.75，その他有意所見なし。
- 超音波検査所見：図3.6.13
  - 上行結腸に限局した壁肥厚がみられる（図3.6.13.a）。
  - 短軸像において壁外へ突出する低エコーと周囲脂肪織の肥厚がみられる（図3.6.13.b）。

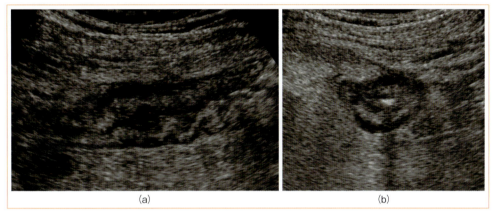

図3.6.13　症例95：超音波画像

MEMO

　大腸憩室炎は，急性腹症の中で急性虫垂炎に次いで診断する機会が多い疾患である。症状は腹痛と発熱であり，鑑別すべき疾患としては，急性虫垂炎，感染性腸炎などがあげられる。とくに，憩室周囲炎の罹患部位が右側大腸である場合は，理学所見で急性虫垂炎との鑑別が困難なこともある。上行結腸の炎症像から，画像を解析し疾患を類推していく。急性虫垂炎に比較し炎症の範囲は広く，慣れてくればその度合いから憩室周囲炎を疑うことができる。必ず腸管外へ突出する低エコー（憩室）を描出し証明することに努める。

　診断においては，CTを第一選択とする施設もあるが，超音波は簡便であり，CTに劣らず診断能も高いため，最優先すべき検査法と考えている。

［浅野幸宏・長谷川雄一］

参考文献

1) 長谷川雄一，岡田淳一：腹部画像診断アトラス［消化管］，ベクトル・コア，東京，2000.
2) 長谷川雄一：コンパクト超音波αシリーズ　消化管アトラス，ベクトル・コア，東京，2008.
3) 浅野幸宏，他：おっと思わせる！超音波検査報告書の書き方 消化器／消化管，ベクトル・コア，東京，2010.

3.6.8 虚血性大腸炎

1. 病態

- 虚血性大腸炎とは，主幹血管に明らかな閉塞がないにもかかわらず，大腸に種々の虚血性変化を生じる疾患である。
- 一過性型，狭窄型，壊死型の3型に分類されることが多いが，不可逆性変化を伴う壊死型を除外し一過性型と狭窄型を狭義の虚血性大腸炎とする考え方もある。
- 3型の発生頻度は施設によって異なるが，大部分（90％以上）が一過性型である。狭窄型は数％程度で，壊死型はさらに少ないものと考えられている。
- 女性に多く（男：女＝1：2〜3），50歳以上の中年および高齢者に多いが，若年者にみられることも少なくない。
- 従来，糖尿病，高血圧，動脈硬化など血管因子としての基礎疾患が本症の誘因としてあげられてきたが，これをもたない症例も多い。
- 壊死型では動脈硬化性の基礎疾患を合併した高齢者が多いが，一過性型（とくに若年者）では血管因子をもつ者はほとんどなく，誘因として腸管蠕動の亢進とそれに伴う高管腔内圧などの腸管因子が重要である。
- 慢性便秘・宿便，発症前の一時的便秘，排便困難などを経験している患者が多い。
- 腹部手術の既往，経口避妊薬，下剤による下痢，透析なども誘因になり得る。
- 典型例は突然の強い腹痛を自覚後，最初は固形の排便があり，これに頻回の下痢が続き，さらに血便を認めるようになるというものである。腹痛と下血はほとんどの症例で認められ，嘔気を認めることもある。

2. 超音波検査所見

- 虚血性大腸炎における超音波の基本像は，粘膜下層の浮腫性の低エコー性壁肥厚像である。
- 高周波リニア型プローブによる観察では，鮮明に粘膜下層の浅層から深層に低エコー化を認める。この低エコー化の強弱は，臨床所見（病勢）を反映している。

症例96：虚血性腸炎

- 80歳台，男性。

主　訴：腹痛，血便。有意所見なし。
超音波検査所見：図3.6.14

- 下行結腸に壁肥厚がみられるが各層の情報は不明瞭。肛門側に追跡しても明らかな腫瘍性病変は検出されなかった（図3.6.14.a）。
- 高周波プローブにおいて各層は温存され，第3層主体の肥厚が明らかとなったが明らかな低エコー化はみられず（図3.6.14.b）。

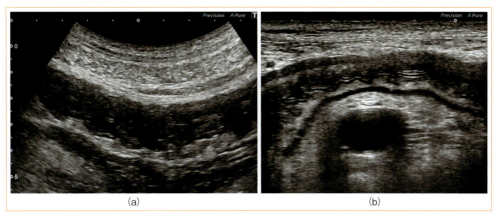

図3.6.14　症例96：超音波画像

MEMO

　一過性型は，ほとんどの場合が保存的治療にて数日から10日間以内に臨床症状が改善する。そのため，治癒過程も超音波で評価している。また動脈硬化が関与し，症状が遷延化する狭窄型においても，超音波で診断し経過観察を行っている。さらに壊死型は稀ではあるが，手術適応を迅速に診断する際に超音波が重要であると考えられている。
　一過性型と狭窄型の鑑別には，超音波の経過観察が有用であり，一過性型では3～14日で浮腫性肥厚の消退がみられる。一方，狭窄型では14日目以降も浮腫性肥厚が残ることが多い。壊死穿孔を伴う例では，粘膜下層全層の著しい低エコー化，固有筋層の断裂や腸管周囲腹水を認める。
　カラードプラ所見では，一過性型は粘膜下層に再環流を伴う豊富な血流シグナルが描出され，臨床所見の改善とともに血流シグナルは消退する。

［浅野幸宏・長谷川雄一］

参考文献

1) 長谷川雄一, 岡田淳一：腹部画像診断アトラス［消化管］, ベクトル・コア, 東京, 2000.
2) 長谷川雄一：コンパクト超音波αシリーズ　消化管アトラス, ベクトル・コア, 東京, 2008.
3) 浅野幸宏, 他：おっと思わせる！超音波検査報告書の書き方 消化器／消化管, ベクトル・コア, 東京, 2010.

3.6.9 感染性腸炎

1. 病　態

　感染性腸炎に共通した超音波像の特徴は，腸管の浮腫性壁肥厚像や拡張像である．超音波像のみで感染性腸炎の起因菌を特定することは困難であるが，罹患の範囲や炎症の最も強い部位を超音波にて観察し，さらに食物摂取歴や薬剤服用歴，海外渡航歴などを詳細に聴取し，発症経過を参考にすることで，特定が可能であると考えられている．以下に，感染性腸炎のなかでもとくに細菌性食中毒を中心に解説する．

(1) サルモネラ腸炎
・胃酸による殺菌を免れた菌が下部小腸に到達し，粘膜上皮細胞内に侵入し炎症を引き起こす．
・8～48時間の潜伏期を経て嘔気，嘔吐が始まり，続いて下痢，発熱が出現する．
・血便が約25～30%に認められ，重症例，遷延化例も認める．

(2) キャンピロバクター腸炎
・組織浸潤性の高い細菌．潜伏期間は2～7日と長く，主要症状は下痢，血便，発熱，腹痛，嘔吐である．
・稀に腹膜炎，敗血症などを起こし重篤となることもあるが，一般的にはサルモネラ腸炎より軽症である．

(3) O-157腸炎
・菌が産生するVero毒素による出血性大腸炎と溶血性尿毒症症候群（HUS），脳症を来す．
・患者は小児が多く，とくに5才未満が約40%を占める．
・潜伏期間は4～8日と長い．
・腹痛を伴う頻回の水様性下痢で始まり，激しい血便を伴う出血性大腸炎に至る．単なる下痢で自然軽快する例や，不顕性感染例もある．出血性大腸炎患者のうち約6～8%にHUSを合併するとされている．

(4) 腸チフス
・保菌者からの家族内感染を除き，ほとんどが輸入感染症である．
・組織浸潤性の高い細菌である．

2. 超音波検査所見

(1) サルモネラ腸炎
・回腸末端から右側大腸または全結腸にかけ，強い浮腫性の壁肥厚像を認める．
・Bauhin弁は腫大し，回盲部のリンパ節腫大も伴うことが多い．

(2) キャンピロバクター腸炎
・回腸末端から右側結腸または全結腸に，浮腫性の壁肥厚像が認められる．
・Bauhin弁の腫大がみられ，回盲部のリンパ節腫大を伴うことが多い．
・サルモネラ腸炎と類似する超音波所見であるがサルモネラ腸炎より腸管壁の浮腫性肥厚像はやや弱い．

(3) O-157腸炎
・右側結腸を中心に，全大腸に著しい浮腫性壁肥厚が認められる．
・一部の腸管は壁の肥厚を示しながら拡張して認められることがある．

用語　溶血性尿毒症症候群（hemolytic-uremic syndrome；HUS）

- 少量の腹水がみられる。空腸・回腸のリンパ節の腫大を認める。
- 重症例ほど腸管の麻痺性拡張像や腹水の増加がみられる。

(4) 腸チフス
- 回腸末端に限局した粘膜層・粘膜下層の浮腫性肥厚。
- Peyer板の炎症を反映し，他の感染性腸炎よりエコーレベルが低下していることが多い。
- 腸管周囲に著しいリンパ節腫大が多発する（最大の特徴）。

症例97：感染性腸炎（O-157）

- 20歳台，女性。
- 主 訴：腹痛，鮮血便持続，カツオの生食。
- 所 見：WBC $10.0 \times 10^3/\mu L$　CRP 3.21mg/dL，その他有意所見なし。
- 超音波検査所見：図3.6.15
- 上行結腸に著明な（極めて強い）壁肥厚がみられた。

症例98：感染性腸炎（サルモネラ）

- 30歳台，女性。
- 主 訴：下痢，血便。
- 所 見：WBC $5.6 \times 10^3/\mu L$　CRP 2.91mg/dL，便培養 *Salmonella* O7群。
- 超音波検査所見：図3.6.16
- 全結腸に壁肥厚がみられた（下行結腸像）。

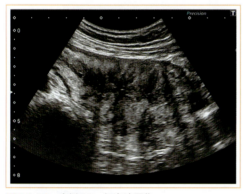

図3.6.15　症例97：超音波画像

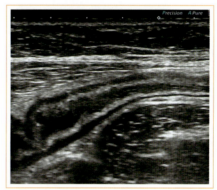

図3.6.16　症例98：超音波画像

症例99：感染性腸炎（キャンピロバクター）

- 10歳台，男児。
- 主 訴：発熱，腹痛，下痢。家族内同症状者あり。
- 所 見：WBC $6.0 \times 10^3/\mu L$　CRP 6.00mg/dL　便培養 *campylobacter jejuni*
- 超音波検査所見：図3.6.17
- 全結腸に壁肥厚がみられた（上行結腸像，a：コンベックス画像，b：高周波（リニア）画像）。

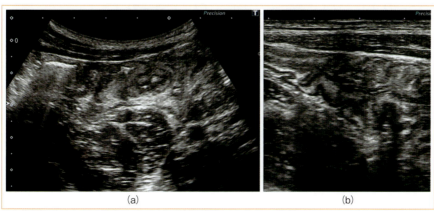

図3.6.17　症例99：超音波画像

症例100：感染性腸炎（腸チフス）

- 20歳台，男性。
- 主　訴：発熱，腹痛，下痢。海外旅行中に発症したが帰国間近であり医療機関を受診せず帰国後当院受診となった。
  WBC $8.5 \times 10^3/\mu L$　CRP 4.3mg/dL　肝障害（AST 635U/L　ALT 301U/L　LD 894U/L　ALP 902U/L　γGT 201U/L），その他有意所見なし。
- 超音波検査所見：図3.6.18
- 回腸末端に限局した壁肥厚がみられた（図3.6.18.a）。
- 腸管周囲に著明腫大したリンパ節が複数みられた（図3.6.18.b）。

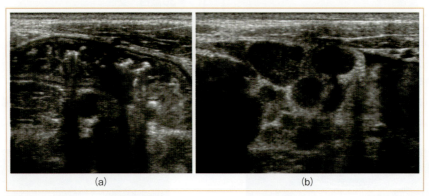

図3.6.18　症例100：超音波画像

MEMO

感染性腸炎の罹患範囲と変化の程度をしっかりと覚えよう！（図3.6.19）

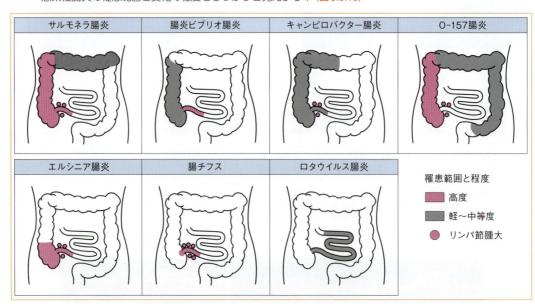

図3.6.19　各種起因菌等による罹患範囲と変化の程度
（長谷川雄一：コンパクト超音波αシリーズ 消化管アトラス，p125，ベクトル・コア，2008を参考に作成）

[浅野幸宏・長谷川雄一]

参考文献

1) 長谷川雄一，岡田淳一：腹部画像診断アトラス［消化管］，ベクトル・コア，東京，2000.
2) 長谷川雄一：コンパクト超音波αシリーズ　消化管アトラス，ベクトル・コア，東京，2008.
3) 浅野幸宏，他：おっと思わせる！超音波検査報告書の書き方 消化器／消化管，ベクトル・コア，東京，2010.

# 4章 骨盤腔超音波検査

章目次

4.1：女性骨盤腔 …………………… 206
 4.1.1　子宮筋腫
 4.1.2　卵巣嚢腫
 4.1.3　卵巣癌

4.2：男性骨盤腔 …………………… 212
 4.2.1　前立腺肥大症
 4.2.2　精巣捻転症
 4.2.3　精巣腫瘍

4.3：その他 ……………………… 218
 4.3.1　膀胱癌

SUMMARY

　骨盤腔超音波検査は，対象が女性領域と男性領域に分かれ，さらに小児，成人，高齢者と成長の過程においてみられやすい疾患があるのが特徴である。代表的な疾患には，日常検査でみられやすい子宮筋腫と卵巣嚢腫および前立腺肥大，早期発見が容易でない卵巣癌，緊急性の高い精巣捻転症などがある。これらの疾患の検査を進めるには，症状と既往歴および描出能を高める技術も大切であるが，具体的には骨盤腔疾患の病態を学び，必須となる超音波検査所見と結びつけることが重要である。
　本章では，骨盤腔疾患の病態と超音波検査所見の分類および検査上の注意事項をもとに，判読が進められるように症例を提示して解説する。

4.1 女性骨盤腔

4.1.1 子宮筋腫

1. 病態

- 子宮筋腫は子宮の平滑筋から発生する良性腫瘍で，実質は筋線維，間質は結合組織からなる。
- 子宮の腫瘍の中で最も高頻度であり，30～40歳台に最も好発に発症し，多くは多発する。
- 発生する部位によって体部筋腫と頸部筋腫に分類されるが，その90%以上が体部筋腫である。さらに，発育方向によって漿膜下筋腫，筋層内筋腫，粘膜下筋腫に大別される。
- 症状は月経痛，過多月経，過長月経，腹部腫瘤触知，貧血などがある。有茎性筋腫の茎捻転，梗塞や変性，感染併発などでは，下腹部痛を生じることもある。
- 筋腫の発生部位，発育方向，大きさによって症状が異なる。表4.1.1に筋腫の発育方向による主な症状の違いを示す。
- 通常，閉経後には子宮および子宮筋腫は縮小することが多いが，閉経後に急激に増大を認めた場合や経過観察していた筋腫様腫瘤が急激に増大した場合には子宮肉腫を疑う必要がある。

表4.1.1　子宮筋腫の発育方向による分類と主な症状

発育方向による分類	頻度(%)	特徴	主な症状
漿膜下筋腫	約20	子宮漿膜直下に発生し発育するもの	症状は乏しいが，大きくなった場合には腫瘤が触知される。漿膜下筋腫が有茎性に発育した場合には茎捻転を起こしやすく，茎捻転によって急性腹症を呈することもある。
筋層内筋腫	約70	子宮筋層内に発生し発育するもの	ある程度の大きさになった場合に過多月経や月経困難を伴いやすい。
粘膜下筋腫	約10	子宮内膜の直下に発生し，子宮腔内に向けて発育するもの	筋腫のサイズが小さくても初期の段階から過多月経が出現し，大きくなるに従って増強する。有茎性に発育した場合には子宮腔から子宮頸管を通過して腟内に脱出することがあり，これを筋腫分娩という。

2. 超音波検査所見

- 筋腫は子宮筋層内または筋層と接して存在し，境界は明瞭な充実性腫瘤である。内部エコーレベルは，子宮筋層と同等かやや低い。
- 筋腫の内部エコーレベルは筋組織と線維組織の比率によって決まり，線維性変性が進むにつれエコーレベルは上昇する。
- 筋腫核による子宮内膜像の変形の有無と不正出血や月経過多などの症状に関連がある。
- 子宮筋腫の変性には，硝子化変性，粘液様変性，囊胞変性，石灰化変性，赤色変性，出血，壊死などがあり，変性によってさまざまな画像所見を呈する。主な筋腫の変性によるエコー像を表4.1.2に示す。

表4.1.2　子宮筋腫の変性によるエコー像

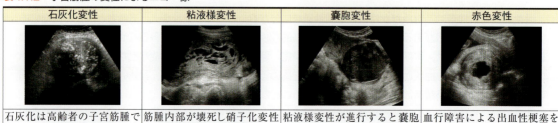

石灰化変性	粘液様変性	囊胞変性	赤色変性
石灰化は高齢者の子宮筋腫で認められ，変性後に生じる変化である。粗大な石灰化を認めることが多い。	筋腫内部が壊死し硝子化変性が粘液状に変わった状態で，比較的大きな筋腫に認められることが多く，筋腫内に索状や不整形の囊胞領域が混在して認める。	粘液様変性が進行すると囊胞変性となり，漿膜下筋腫の囊胞変性では卵巣癌との鑑別が問題となる。	血行障害による出血性梗塞を起こした筋腫で，急速に筋腫が大きくなると赤色変性が起こりやすく，妊娠に伴うことが多い。

症例101：子宮筋腫

- 46歳，女性。

現病歴：不正出血，月経過多にて当院を受診し，エコーとMRIを施行し筋層内筋腫として経過観察となっていた。その後，筋腫の増大傾向を認めたため，子宮全摘術が施行された。

超音波検査所見：図4.1.1

- 子宮体部・頸部に多数の境界明瞭な充実性腫瘤を認め，筋層内筋腫が疑われる。
- 不正出血や月経過多などの症状と関連した筋層内筋腫による子宮内膜像の変形を認める。
- 筋腫の内部は不均質で，高エコーと低エコー域の混在を認めており変性が疑われる。
- 筋腫と肉腫を鑑別する際に血流情報が参考になる場合がある。筋腫は中心部の血流は乏しく，肉腫よりもRI（resistance index）値が高いとされている。

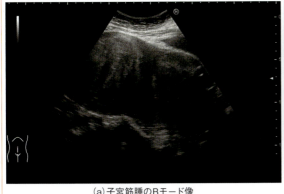

(a) 子宮筋腫のBモード像　　(b) 子宮筋腫のパワードプラ像（RI値：0.56）

図4.1.1　症例101：超音波画像

 MEMO

子宮筋腫と鑑別を要する疾患には子宮腺筋症と子宮肉腫がある。

①子宮腺筋症（図4.1.2）

子宮腺筋症は，子宮内組織が子宮筋層内に異所性に存在し増殖した状態である。超音波像は正常子宮の形態を保ちながら，筋層が左右対称な球状腫大を呈する症例や限局的な腫瘤形成症例がある。腫瘤を形成するタイプでは，腫瘤の境界が不明瞭で内部に小嚢胞形成や点状高エコー所見を認めれば，子宮筋腫との鑑別が可能である。

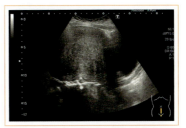

図4.1.2　子宮腺筋症（腫瘤形成例）

②子宮肉腫（図4.1.3）

子宮肉腫は筋層内に筋腫様腫瘤を形成したりするため，子宮筋腫との鑑別が最も重要である[1]。超音波像は内部が高エコーかつ境界不明瞭な腫瘤で，周囲へ浸潤所見が得られれば，肉腫を疑う所見となる。腫瘤の血流は豊富でRI値も子宮筋腫に比べ有意に低いとされている[2]。

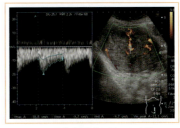

図4.1.3　子宮肉腫（RI値：0.48）

［宇治橋 善勝］

参考文献

1) 宇治橋 善勝，他：先輩が伝授する超音波検査の100の教え，36子宮筋腫と肉腫を鑑別するポイントは何か，MEDICAL TECHNOLOY, Vol.41 No.13, 1420-1421, 2013, 医歯薬出版
2) Kurjak A, et al : Endometrioid carcinoma in pastmenopausal women ; Evaluation by transvaginal color doppler sonography Am J Obstet Gynecol 169 : 1597-1603, 1993

4.1.2　卵巣嚢腫

● 1. 病　態

- 卵巣嚢腫とは，液体成分が溜まり袋状になった囊胞性の腫瘍としてよばれているものである．本来，卵巣嚢腫は腫瘍性病変である囊腫のみを指す言葉であって，非腫瘍性病変は含まないというのが定義であったが，臨床の場では，良性腫瘍・非腫瘍性病変のいずれをも含めて指す言葉として用いられているのが一般的である．
- 代表的な卵巣嚢腫には，漿液性囊胞腺腫，粘液性囊胞腺腫，成熟囊胞性奇形腫（皮様囊腫），子宮内膜症性卵巣囊胞などがある．
  ①漿液性囊胞腺腫は，単胞性の囊胞性腫瘍で比較的薄い被膜で覆われ，壁は均一で内容は黄色または透明の漿液性の液体であることが多い．
  ②粘液性囊胞腺腫は，粘稠な液体（ムチン）に満たされた囊胞性腫瘍で多房性のことが多い．卵巣腫瘍の中で最も大きくなる傾向にあり，剣状突起に達するまでに巨大化する場合がある．
  ③成熟囊胞性奇形腫（皮様囊腫）は，成熟した三胚葉成分からなり，皮膚，毛髪，皮脂腺，歯芽，骨成分などを含む囊胞性腫瘍で，表面は平滑，周囲の腹膜との癒着が少ないため茎捻転を起こしやすい．
  ④子宮内膜症性卵巣囊胞（卵巣チョコレート囊胞）は，卵巣内にある異所性子宮内膜組織が月経に一致して，出血を繰り返すため出血成分を含んだ囊胞性腫瘍を形成する．増殖・浸潤し周囲組織と強固な癒着を形成することから類腫瘍の性格をもつ．

● 2. 超音波検査所見

代表的な卵巣嚢腫の超音波検査所見・エコー像・JSUM分類を**表4.1.3**に示す．

表4.1.3　代表的な卵巣嚢腫の超音波検査所見

代表的な卵巣嚢腫	超音波検査所見	代表的なエコー像	
		エコー像	JSUM分類
漿液性囊胞腺腫	多くは単房性の囊胞性腫瘍であるが，薄く均一な厚さの隔壁を有し，大部分の症例では囊胞壁内面はまったくの平滑で充実性部分を認めない．		Ⅰ型またはⅡ型
粘液性囊胞腺腫	多房性囊胞性腫瘍（いわゆるstained glass appearanceの形態）で均一な厚さを有する隔壁を呈する．内部エコーは，無エコーであるが，ムチンの濃度によって微細顆粒状エコーから充実性エコーを呈する場合がある．		Ⅰ型またはⅡ型
成熟囊胞性奇形腫（皮様囊腫）	個々の腫瘍により腫瘍内容の構成が異なり，囊胞部分が優位なものからほとんどがhyperechoicな部分で占められるものまで多彩である．主な内部性状パターンには，毛髪球（hair ball）形成パターン，毛髪球を形成しない有毛髪パターン，毛髪成分が欠如した泥状脂肪パターン，脂肪球形成パターン，音響陰影を伴う腫瘤パターン，Fat-fluid level形成パターンなどがある．		Ⅲ型
子宮内膜症性卵巣囊胞（チョコレート囊胞）	内部にびまん性エコーのある囊胞性腫瘍である．内部エコーパターンも貯留物の粘稠度などにより無エコー・微細顆粒状エコー・粗雑顆粒状エコー・点状エコーなどと表現される．凝血塊やdebrisが充実部のように見えることがあり，悪性腫瘍との鑑別を要する．		Ⅱ型

用語　Japan Society of Ultrasonic in Medicine (JSUM)

症例102：卵巣囊腫茎捻転

- 35歳，女性。

現病歴：早朝より左下腹部痛および嘔気を生じたため，近医内科を受診した。近医で急性腹症が疑われ当院へ救急搬送となった。精査の結果，卵巣囊腫茎捻転が疑われ，即日緊急入院となり左付属器切除術が施行された。

超音波検査所見：図4.1.4
- 左下腹部に囊胞性腫瘤を認める。
- 腫瘤の内部には境界不明瞭な高エコー腫瘤を認め一部には音響陰影を有している。
- 腫瘤の超音波所見からJSUM分類Ⅲ型に相当し，皮様囊腫が疑われる。
- 女性の下腹部痛がある場合には，第一に異所性妊娠の可能性を診断する。その後に，卵巣囊腫茎捻転，卵巣出血，有茎性筋腫の茎捻転・梗塞・変性・感染の併発などを念頭に検査する。
- 卵巣囊腫の茎捻転を疑った場合には，腫瘤自体の所見が乏しい場合があるので，周囲組織に注目し，卵巣支持組織や卵管も浮腫状の変化や囊胞壁の浮腫状変化を捉えることが重要である。症例によっては捻転部の渦巻き様所見（whirlpool sign）または拡張した血管構造を認めることもある。
- 小児の場合は，囊胞腫瘤内の出血所見や囊胞壁の浮腫状変化を認めれば，卵巣囊腫茎捻転を疑うことができる。

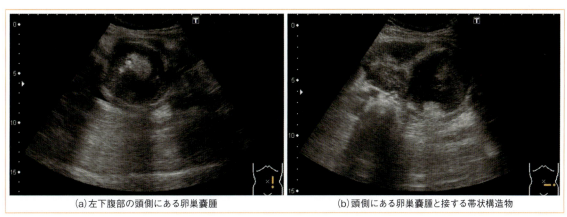

(a) 左下腹部の頭側にある卵巣囊腫　　(b) 頭側にある卵巣囊腫と接する帯状構造物

図4.1.4　症例102：超音波画像

MEMO

卵巣腫瘍のエコーパターン分類（JSUM分類）について[1]

　日本超音波医学会より卵巣腫瘍のエコーパターン分類が公示されている。卵巣腫瘍の読影や超音波レポートの作成にあたっては，このパターン分類にもとづいて，超音波所見の取り方と記載方法や用語について表現することが望ましい。なお，このパターン分類では，「卵巣腫瘍」は卵巣の「腫瘍」と「類腫瘍病変」を含む用語として表示されている。

［宇治橋　善勝］

参考文献

1) 卵巣腫瘍のエコーパターン分類の公示について；J. Med. Ultrasonics. Vol.27. No.6. p912-914. 2000

4.1.3 卵巣癌

● 1. 病　態

- 卵巣癌は早期発見が困難な疾患で，症状が現れたときにはすでに進行している場合が多い。このため下腹部腫瘤や腹水貯留による腹部膨満を主訴とすることも多い。
- 卵巣は表層上皮，胚細胞，性索間質，間質の4つの組織成分からなり，それぞれから多彩な腫瘍が発生する。卵巣腫瘍の組織型分類では，良性腫瘍，悪性腫瘍，境界悪性腫瘍に分類されるが，境界悪性腫瘍とは，臨床的かつ組織学的に良性腫瘍と明らかな悪性腫瘍との間の中間的な性格をもつ病変を示し，前癌病変というより悪性度の低い癌と考えられている。
- 卵巣癌の組織型別頻度（2013年度患者年報）[2]では，漿液性腺癌：35.7％，粘液性腺癌：10.7％，類内膜癌：16.9％，明細胞癌：23.4％となっており，全卵巣癌に対して表層上皮性・間質性腫瘍の頻度が高い。
- 卵巣癌の進展には腹膜播種とリンパ行性があり，腹膜播種では腫瘍の被膜が破綻すると腫瘍細胞は腹腔内に広がり，腹水の流れに沿って播種結節が右結腸溝から右横隔膜下へ達し進展していく。とくに肝臓や脾臓表面への播種はstage ⅢC，実質転移はstage ⅣBとなるため，進行期の評価においては肝臓の評価が重要となる。
- 年齢別の卵巣癌の罹患率は40歳台から増加し，50歳台前半でピークを迎えてほぼ横ばいになり，80歳台からまた増加する。

● 2. 超音波検査所見

日常臨床で経験される卵巣癌の多くは表層上皮性腫瘍であり，その中でも癌腫の超音波検査所見は，嚢胞性腫瘍内の一部に充実部を伴う腫瘤像，嚢胞部分と充実部分が混在した腫瘤像をとることが多い。JSUM分類では，Ⅳ型ないしⅤ型に相当する。代表的な表層上皮性悪性腫瘍の超音波検査所見を表4.1.4に示す。

表4.1.4　代表的な表層上皮性悪性腫瘍の超音波検査所見

代表的な表層上皮性・間質性腫瘍	超音波検査所見	代表的なエコー像	JSUM分類
漿液性腺癌	嚢胞性腫瘍内に乳頭状に突出する充実性部分を認める。この所見は漿液性腺癌が嚢胞内へ内向性に発育する特徴を示しており多房化は認めない。 また，他の発育として漿液性表在性乳頭状腺癌のように，卵巣表層から腹腔内に外向性に突出するような形態を呈するものもある。このような卵巣表面から外向性に発育する場合は，エコー像では明らかな卵巣腫瘤は描出されず，早期から多量の腹水と腹膜播種の所見は目立っている。		Ⅳ型
粘液性腺癌	充実性部分を伴う多房性嚢胞性腫瘍を呈し，全体像として樹枝状と表現される。 悪性度が進むにつれ，房の数が増加し壁の肥厚や充実性部分も増える。 低分化型腫瘍では充実性部分が著明である。		Ⅳ型
類内膜癌	嚢胞部と充実部が混在した腫瘤像から充実性部分が優位な腫瘤像までさまざまである。 充実性部分の局在性はすべて壁在性で，嚢胞中央にみられ遊離した充実部は凝結塊やdebrisの場合がある。 多くは単房性であり，ときに多房性を呈するものもみられるが，その頻度は少ない。		Ⅳ型
明細胞癌	嚢胞部分と充実部が混在した腫瘤を呈する。嚢胞領域の液状成分の内容は，漿液性かチョコレートが一般的である。 充実性部分は，漿液性嚢胞腺癌と類内膜腺癌の充実性部分との共通点が多い。ときにはほとんどが充実性腫瘤となることもある。 隔壁像は，ムチン性嚢胞腺癌の隔壁像と類似する。		Ⅴ型

症例103：卵巣癌（類内膜癌）

- 47歳，女性。

現病歴：下腹部痛を生じたため，近医を受診した。超音波検査で卵巣腫瘍を指摘され，紹介受診となった。精査の結果，左卵巣癌が疑われ，子宮および両側付属器全摘術が実施された。

超音波検査所見：図4.1.5

- 下腹部正中に充実部分を伴う嚢胞性腫瘤を認める。
- 腫瘤内の充実部分は内部不均質，形状不整である。
- 腫瘤内の充実部分には動脈成分の血流が検出され，PSVは15.5cm/sec，RI値は0.63であった。
- JSUM分類V型に相当し，卵巣悪性腫瘍が疑われる。V型では悪性腫瘍・境界悪性腫瘍の可能性は約70％とされている。

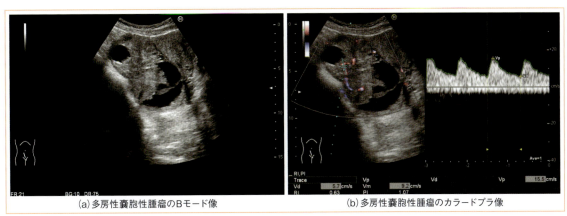

(a) 多房性嚢胞性腫瘤のBモード像　　(b) 多房性嚢胞性腫瘤のカラードプラ像

図4.1.5　症例103：超音波画像

MEMO

卵巣癌に対する経腹超音波検査について

　卵巣腫瘍の画像診断における第一選択は超音波検査である。臨床の場ではすでに経腟超音波検査が主流となっているが，大きな腫瘍の全体評価や腹膜播種やリンパ節腫大の検索には経腹超音波検査が必要となる場合がある。このため経腹超音波検査を施行する際には，鑑別診断の段階から進行期評価を意識して検査を行う必要があり，超音波レポートでもその所見が重要となる。

卵巣癌の血流評価について

　悪性卵巣腫瘍の診断では充実部分の血流評価が重要である。悪性腫瘍内の新生血管は大きさが1～2mmを超え，血管内腔の不整，血管の分岐パターン，動脈－動脈吻合，シャントなどが存在する可能性があり，良性卵巣腫瘍と比較して低インピーダンス，速い血流，血流増加が特徴とされている。このため，充実部における動脈成分も血流の存在は，悪性腫瘍を示唆する重要な所見とされている。諸家からさまざまな報告がなされているが，KurjakらはRI≦0.42をその基準として報告している。[1]

［宇治橋 善勝］

用語　peaksyatolic velocity (PSV)，Resistance Index (RI)

 参考文献

1) Kurjak A, Kupesic S, Sparac V, et al：Three-dimensional ultrasonographic and power Doppler characterization of ovarian lesions. Ultrasound Obstet Gynecol 16：365-371, 2000
2) 日本産婦人科学会婦人科腫瘍委員会ホームページ：2013年患者年報，http://www.jsog.or.jp/

4.2 男性骨盤腔

4.2.1 前立腺肥大症

1. 病　態

- 前立腺の解剖にはMcNealが提唱したzonal anatomyが一般的に用いられ(図4.2.1)，辺縁領域，中心領域，移行領域および前部線維筋性間質から構成される。前立腺肥大の好発部位は尿道を取り巻く移行領域で，腺上皮および間質細胞の良性結節性過形成により前立腺は肥大する。そのため尿道は圧迫され，残尿感，頻尿，尿意切迫，夜間頻尿，尿勢低下，尿閉などの下部尿路症状を来した状態を前立腺肥大症という。
- 前立腺肥大の程度と下部尿路症状の強さは必ずしも相関せず，前立腺が著明に肥大していても，下部尿路症状をほとんど認めないことがある。そのため診断には自覚症状が欠かせず，症状の程度を点数化して評価する国際前立腺症状スコア(I-PSS)が広く用いられている。
- 加齢に伴う変化で，男性ホルモンが大きく関与している。
- 直腸指診では，腫大した前立腺を触知することができ，表面は平滑で全体的に硬く圧痛は認めない。
- 血液検査では，前立腺癌の腫瘍マーカーであるPSAが軽度上昇することがある。

2. 超音波検査所見

- 前立腺の肥大。
  ※前立腺の体積は一般的に近似楕円体の計算方法で求められ，左右径，上下径，前後径がそれぞれ直行する断面で計測する(前立腺体積(g or mL)≒左右径×上下径×前後径×$\pi/6$)。
- 多くは左右対称性の肥大であるが，肥大の部位によって非対称性や中葉肥大となる。
- 内部エコーは均一である。
- 前立腺被膜エコーは連続し平滑である。

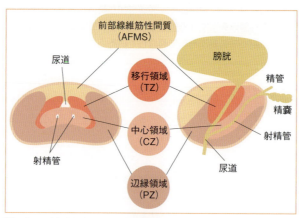

図4.2.1　McNealのzonal anatomy
(Origin and evolution of benign prostatic enlargement. Invest Urol 1978;15:340-345を参考に作成)

用語　国際前立腺症状スコア(International Prostate Symptom Score；I-PSS)

症例104：前立腺肥大症

- 63歳，男性。

主　訴：下部尿路症状。　　　既往歴：高血圧症，糖尿病治療中。
現病歴：数年前より残尿感と頻尿があったが放置していた．最近症状が悪化して夜間に4回程度トイレに行くようになったため来院．
尿検査：尿潜血（−）　尿蛋白（−）　尿糖（+）　　I-PSS：24点
直腸指診：前立腺は中等度腫大しており，表面平滑で弾性硬．　　　血液検査：PSA 3.5ng/mL
超音波検査所見：図4.2.2
- 前立腺は，左右対称性の肥大を認める（推定体積≒56.7g）．
- 前立腺の表面は平滑で，被膜エコーの連続性は保たれている．
- 内部エコーは比較的均一である．

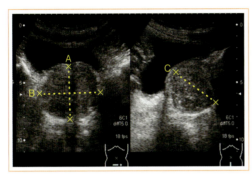

図4.2.2　症例104：前立腺体積計測
$4.58 \times 5.34 \times 4.43 \times \pi/6 \fallingdotseq 56.7$ (g or mL)

MEMO

検査上の注意事項

- 前立腺は膀胱を音響窓にすると観察しやすいが，緊満状態だと膀胱が膨らみ過ぎてプローブによる圧迫がしづらく，さらに腹壁から前立腺が遠ざかり描出不良となるため注意が必要である．
- 検者間での前立腺体積の計測誤差を少なくするためには，各施設で計測方法を統一し，検者は必ず前回の計測画像を確認してから検査を行うとよい．求められた前立腺の体積はあくまで目安であって，楕円体から逸脱した左右非対称性肥大や中葉肥大などの症例では，その形状に合わせて総合的に評価する．とくに膀胱内へ突出した中葉肥大（図4.2.3）では，あまり肥大していなくても膀胱頸部を圧迫し強度の排尿障害を伴うことがあるので，肥大形式を必ず記載することが大切である．
- 前立腺肥大症が癌化することはないが，同じく加齢とともに増加する前立腺癌を合併していることがある．鑑別は経腹的走査だけでは困難とされるが，前立腺癌の多くは辺縁領域から発生するため，背側臓器である直腸との境界面（図4.2.4）や精嚢の大きさに注意を払うことは重要で，左右非対称肥大，形状不整，被膜エコーの断裂，不均一な低エコー域などの所見に気をつける．

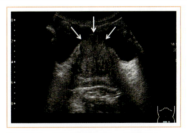

図4.2.3　前立腺横断像　中葉肥大
膀胱頸部を圧迫して膀胱内に突出している．

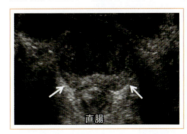

図4.2.4　前立腺肥大により辺縁領域が明瞭化
矢印は辺縁領域で直腸との境界面に注意する．

［渡辺秀雄］

参考文献

1) 高梨 昇；腎・泌尿器アトラス，ベクトル・コア，東京，2009．
2) 医療情報科学研究所；病気がみえる vol.8 腎・泌尿器第2版，メディアックメディア，東京，2014
3) 種村 正，他：エコーの撮り方完全マスター，検査と技術増刊号，2013；41（10）．
4) 日本泌尿器科学会；前立腺肥大症診療ガイドライン，リッチヒルメディカル，東京，2011．
5) McNeal JE. Origin and evolution of benign prostatic enlargement. Invest Urol 1978；15：340-345．

4.2.2 精巣捻転症

1. 病態

- 精巣が精索を軸に回転した状態で，精索内の血管も一緒に回転するため血行障害が生じ，精巣が機能障害や壊死に陥る急性疾患である。発症してから捻転を解除するまでの時間が6時間以内であれば精巣温存が可能であるといわれており，診断から治療までの迅速な対応が必要とされる。
- 精巣捻転症には，精巣を包む精巣鞘膜ごと捻転を起こす鞘膜外捻転症と，精巣鞘膜の中で捻転を起こす鞘膜内捻転症がある。前者は鞘膜と陰嚢内壁との固定が不十分なために起こるもので，胎児から新生児に多くみられる。後者は精巣鞘膜付着部が通常よりも高い位置にあることが原因で，第二次性徴に伴い精巣容積が急激に増える思春期に多くみられる。
- 臨床症状は突然起こる陰嚢部痛で，陰嚢は挙上し腫大する。下腹部への放散痛や嘔吐を伴うこともあり，急性腹症との鑑別が必要となる。
- 身体所見では，精巣挙筋反射が消失する（図4.2.5）。
- 触診では，陰嚢を上方に持ち上げたときに痛みが強まるプレーン徴候を認める。
- 血液生化学検査，尿検査では特異的な所見は認めない。

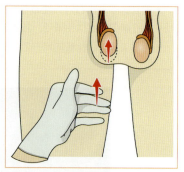

図4.2.5　精巣挙筋反射
正常の反射では大腿内側上部の皮膚を刺激することにより同側の精巣挙筋が収縮し精巣が挙上するが，精巣捻転症では反射がみられない。

2. 超音波検査所見

- 精巣は腫大し球状化する。
- 精索は腫大し渦巻状に描出される（whirlpool sign）。
- 精巣の軸偏位を認める。
- 精巣内部のエコーレベルは低下し不均一になる。
- ドプラ法で精巣内部の血流は低下もしくは消失する。

症例105：精巣捻転症

- 16歳，男性。

主　訴：右陰嚢部痛。　　既往歴：特記すべきことなし。
現病歴：夜間就寝中に突然の陰嚢部痛を自覚し覚醒した。痛みは激しく持続するため夜間救急外来に受診された。
血液検査所見：WBC 11.8×10³/μL，CRP 0.10mg/dL
尿検査所見：尿蛋白（−）　尿潜血（−）
超音波検査所見：図4.2.6，4.2.7
- 右精巣は球状化しており，軸偏位を認める。
- 右精索は著明に腫大している。
- ドプラで右精巣内に明らかな血流が確認できない。

手術所見：図4.2.8
- 精巣は一回転捻じれており，全体的に硬く暗灰色を呈していた。捻転を解除し精巣の状態を確認したところ，正常の色調と硬さに戻ったため摘出はせずに，両側ともに精巣固定術を施行した。

4.2 | 男性骨盤腔

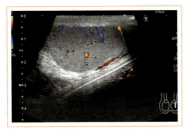

図4.2.6 症例105：左健側の精巣

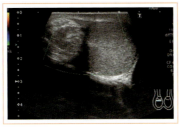

図4.2.7 症例105：精巣捻転
右精索は腫大し精巣は球状化している。
右精索および精巣内の血流は消失している。

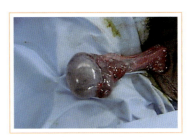

図4.2.8 症例105：術中写真

 MEMO

検査上の注意事項

　陰嚢の急激な有痛性腫脹を来す急性陰嚢症には，精巣捻転症以外に精巣炎や精巣上体炎，精巣垂・精巣上体垂捻転症（図4.2.9）などが含まれる。中でも精巣捻転症は緊急性が高く，他の疾患との鑑別が重要で（表4.2.1），限られた時間の中で正確な判断が要求される。鑑別にはドプラ法による血流の確認が最も有用となるが，超音波機器の適切な条件下で観察することが大切で，カラーゲインは高めに，流速レンジとフィルターは必要最小値に設定するなどドプラ感度を最大限に高め左右の精巣を比較することがポイントとなる。判断に苦慮する場合は，むやみに時間をかけるのではなく，その旨依頼医に報告し他のモダリティに委ねることも大切になる。

精巣垂・精巣上体垂捻転

　精巣および精巣上体には垂とよばれる有茎性の小さな突起物がついており，正常人にも高頻度で認められる。胎児期の遺残物で不必要な器官とされているが，捻転が生じると精巣捻転症と同様の症状を示すことがあり，診断に苦慮することも少なくない。超音波検査では，正常の精巣垂・精巣上体垂の血流を確認することは困難なことが多いため，まずは精巣内にしっかりと血流が保たれていることを確認し，精巣捻転症を否定することが大切となる。また，触診では陰嚢の一部に捻転によって青く腫れ上がった精巣垂・精巣上体垂が透けて見えるブルードットサインが特徴とされる。

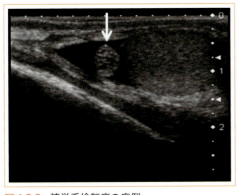

図4.2.9 精巣垂捻転症の症例
矢印が捻転した精巣垂。

表4.2.1 急性陰嚢症の鑑別ポイント

	精巣の位置	ドプラ法	炎症反応	痛み方	その他
精巣捻転症	挙上	精巣・精巣上体の血流減弱・消失	ない	急激	精巣挙筋反射消失 プレーン徴候
精巣垂・精巣上体垂捻転症	正常位置	精巣・精巣上体の血流は正常範囲	ない	急激	ブルードットサイン
精巣炎	正常位置	精巣の血流増加	発熱，WBCなど上昇	緩徐	流行性耳下腺炎に併発
精巣上体炎	正常位置	精巣上体の血流増加	発熱，WBCなど上昇	緩徐	高齢者に多く逆行性尿路感染

［渡辺秀雄］

参考文献

・高梨 昇；腎・泌尿器アトラス，ベクトル・コア，東京，2009．
・医療情報科学研究所；病気がみえる vol.8 腎・泌尿器第2版，メディックメディア，東京，2014．
・日本泌尿器科学会；急性陰嚢症診療ガイドライン，金原出版，東京，2014．

4.2.3 精巣腫瘍

● 1. 病　態

- 精巣腫瘍には多くの種類がみられるが，約95％は胚細胞腫瘍でセミノーマと非セミノーマに分類される。放射線感受性の高いセミノーマと放射線感受性の低い非セミノーマでは，治療法が異なるためこれらを分類することが重要になる。
- 血液検査では，LD，hCG，AFPなどの腫瘍マーカーが高値を示し，腫瘍の組織型判定や治療の効果判定に補助的役割を果たす (表4.2.2)。
- 罹患率は10万人に1人程度と比較的まれな腫瘍であるが，乳幼児と20～40歳台にかけて発症のピークがあり，社会的に影響の大きい腫瘍といえる。
- 停留精巣，精巣微石症がリスクファクターとされる。
- 臨床症状は徐々に増大する陰嚢の腫脹で，無痛性であることが多い。
- 後腹膜リンパ節や肺に転移しやすい。

表4.2.2　組織型によって上昇する血液検査項目

		セミノーマ（精上皮腫）	非セミノーマ			
			胎児性癌	卵黄嚢腫	絨毛癌	奇形腫
好発年齢		20～50歳台	20～30歳台	乳幼児	20～30歳台	乳幼児
血液検査項目	AFP	—	↑↑	↑↑↑	—	↑
	hCG	—～↑	↑↑	—	↑↑↑	—
	LD	↑	↑	↑	↑	↑

LDは他の臓器腫瘍や炎症などさまざまな病態で上昇するため非特異的であるが，精巣腫瘍においても上昇するので，AFP，hCGと合わせて組織型の鑑別や治療効果の判定に利用される。

● 2. 超音波検査所見

- 微細均一な正常精巣内に，不整な低エコー腫瘤として描出される。
- ドプラ法では，病変部の血流シグナルの増加を認める。
- 腫瘍が大きくなると，正常精巣は腫瘍により辺縁へ圧排され，完全に腫瘍に置換されることもある。
- 後腹膜リンパ節転移の症例では，腹部大動脈周囲に腫大したリンパ節を認める。

症例106：精巣腫瘍

- 41歳，男性。
- 主　訴：左陰嚢の無痛性腫大。　　既往歴：特記すべきことなし。
- 現病歴：約半年前より左陰嚢の腫大に気付いていたが，痛みがないので放置していた。最近になりソフトボール大に増大したため当院受診された。
- 血液検査所見：WBC 7.7×10³/μL，CRP 0.10mg/dL，LD 370U/L，hCG 1.2mIU/mL，AFP 3.0ng/mL
- 超音波検査所見：図4.2.10～4.2.12
  - 左精巣は右精巣に比べ著明に腫大している。
  - 左精巣内部は右精巣に比べ全体的に低エコーで不均一に描出される。正常実質は辺縁に圧排されほとんど認めない。
  - ドプラ法では，左精巣内に豊富な血流シグナルを認める。
  - 腹部大動脈周囲に腫大したリンパ節は認めず，肝臓に転移を疑う明らかな腫瘍性病変は認めない。

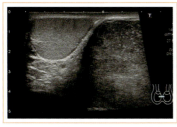
図4.2.10　症例106：左右の精巣を比較

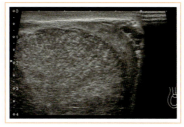
図4.2.11　症例106：正常精巣が腫瘍により辺縁に圧排されている

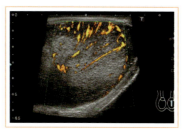
図4.2.12　症例106：腫瘍内部に豊富な血流を認める

 MEMO

検査上の注意事項

- 陰嚢の皺や陰毛による影響を避けるため，エコーゼリーは多めに塗布する．
- burned out tumor（精巣腫瘍が自然退縮したものと考えられ，精巣内に瘢痕組織のみが存在する）の症例では，明らかな腫瘍性病変の同定は困難となるため，必ず左右の精巣を比較して，わずかな変化に注意して観察する必要がある（図4.2.13）．
- 超音波検査のみでは精巣腫瘍の組織型の鑑別は困難であり，腫瘍が疑われた場合は，針生検は行わず高位精巣摘除術を行い，病理組織学的に診断を確定し治療方針が選択される．
- 初期の段階では自覚症状に乏しく，また繊細な領域であるため羞恥心などから受診するまでに時間がかかってしまうことがあり，後腹膜リンパ節転移による腹部腫瘤や，肺転移による咳嗽などの症状がきっかけで発見されるケースもある．
- hCGを産生する腫瘍では，女性化乳房，乳汁分泌がみられることがある．

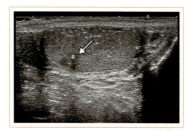
図4.2.13　左精巣burned out tumorの症例

40歳，男性．腹部大動脈周囲に腫大したリンパ節を複数認め，hCGが高値を示したため精査目的で検査施行．左右の精巣には1～2mm程度の微小石灰化を複数認めるのみで，明らかな腫瘍性病変ははっきりしない．病理組織の結果，矢印の低エコー域がburned out tumorと考えられた．

［渡辺秀雄］

参考文献

- 高梨 昇；腎・泌尿器アトラス，ベクトル・コア，東京，2009．
- 医療情報科学研究所；病気がみえる vol.8 腎・泌尿器第2版，メディアックメディア，東京，2014．
- 日本泌尿器科学会；急性陰嚢症診療ガイドライン，金原出版，東京，2014．

4.3 その他

4.3.1 膀胱癌

● 1. 病　態

- 膀胱の尿路上皮より発生する悪性腫瘍で，90％以上が尿路上皮癌である。膀胱癌は特徴的な増殖形態を示し(表4.3.1)，最も多くみられるのが乳頭状・有茎性である。
- 高齢男性に好発する。
- 発症のリスクファクターとして喫煙，発癌性の高い化学染料を使用した職業的暴露，膀胱結石や神経因性膀胱などの慢性炎症があげられる。中でも喫煙は最も重要な危険因子とされ，喫煙者は非喫煙者に比して2～4倍発症リスクが高まるとされる。
- 臨床症状の多くは無症候性血尿で，腫瘍の膀胱壁内深達度の程度により頻尿や排尿時痛，残尿感などの膀胱刺激症状がみられる。
- 尿細胞診では，膀胱癌が存在しても癌の出現細胞が少ないと陰性になることがある。
- 膀胱癌の所属リンパ節は，総腸骨動脈分岐部以下の骨盤内リンパ節で，閉鎖リンパ節，内外腸骨リンパ節が含まれる。

表4.3.1　膀胱癌の特徴的な増殖形態

	表在性膀胱癌	浸潤性膀胱癌	上皮内癌
増殖形態	乳頭状・有茎性	結節状・広基性	平坦型
膀胱壁内深達度	腫瘍は膀胱内腔に突出し，癌は膀胱粘膜内に限局している。	癌は筋層内に根を張るように発育する。	癌は膀胱の表面に隆起せず，粘膜に沿って進展，増殖する。
治療方針	経尿道的膀胱腫瘍切除術	膀胱摘除術 化学療法など	BCG膀胱内注入療法 膀胱摘除術など
その他	再発率は高いが，浸潤や転移はほとんどなく予後良好。	周囲組織に浸潤しやすく，転移しやすい。	悪性度が高く，放置すると高率に浸潤癌に移行する。

● 2. 超音波検査所見

- 膀胱内に突出する隆起性腫瘍で，エコーレベルは膀胱壁に比して低いことが多い。
- 不整な膀胱壁の肥厚のみで，明らかな隆起性腫瘍を認めないことがある。
- ドプラ法で，腫瘍内部に豊富な血流シグナルを認める。
- 尿管口付近に発生した膀胱癌が尿管口を塞ぐと，水腎症を呈する。

症例107：膀胱癌

- 72歳，男性。

主　訴：検診で膀胱腫瘍を指摘された。
既往歴：糖尿病治療中。
現病歴：検診で膀胱腫瘍を指摘されたため精査目的で来院。とくに自覚症状はない。
尿検査：尿潜血（−）　尿蛋白（−）　尿糖（3＋）
尿細胞診：悪性細胞は認めない。

超音波検査所見：図4.3.1, 4.3.2
- 膀胱頂部にて膀胱内に突出する20mm大の充実性腫瘤を認める。
- 境界明瞭で辺縁不整な乳頭状腫瘤で，体位変換で移動性は認めない。
- 腫瘤内部に血流シグナルを認める。

手術および病理組織検査：図4.3.3
- 膀胱鏡の結果，腫瘍の増殖形態が乳頭状有茎性であったため，経尿道的膀胱腫瘍切除術が施行された。
- 病理組織検査では尿路上皮癌の診断で，腫瘍細胞の異型性は中等度で筋層への浸潤は認めなかった。

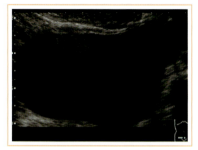

図4.3.1　症例107：膀胱内に突出する腫瘤

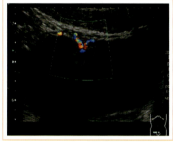

図4.3.2　症例107：腫瘤内部に血流シグナルを認める

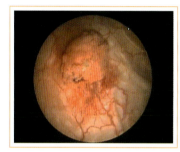

図4.3.3　症例107：膀胱鏡の様子

MEMO

検査上の注意事項
- 膀胱の観察には，尿意を感じられる程度の適度な尿量が必要で，必要に応じて医師の確認のもと，検査前に500mL程度飲水してもらうと膀胱充満が得られやすい。
- 膀胱前壁は多重反射による影響で死角となりやすいため，プローブの位置や走査角度，圧迫の強弱を変えるなど死角を意識した観察が必要である。
- 膀胱内で出血が生じると凝血塊が出現し，腫瘍とまぎらわしいことがある。鑑別には移動性やドプラ法による血流の有無を確認し，日を変えて経時的変化を捉えることが大切である。
- S状結腸癌や直腸癌，前立腺癌，子宮癌が進行すると膀胱に浸潤することがあるので，周囲臓器との関係に注意する。
- 腎盂，尿管，膀胱はいずれも尿路上皮という粘膜で覆われているため，癌細胞が他の尿路上皮に多発することがあり，治療後の再発も少なくない。膀胱癌に限らず，腎盂癌，尿管癌を認めた場合は，可能な限り尿路全体を観察する必要がある。
- 癌が粘膜面に沿って進展する平坦型は，高異型度の上皮内癌に特徴的で，画像検査で変化に乏しいことが多い。そのため尿細胞診の併用が重要で，膀胱および腎尿路系に明らかな腫瘍性病変を認めないにもかかわらず，尿中に尿路上皮癌細胞が比較的容易に出現する場合は，平坦型の上皮内癌の存在が強く疑われる。

［渡辺秀雄］

参考文献
1) 高梨 昇；腎・泌尿器アトラス，ベクトル・コア，東京，2009.
2) 医療情報科学研究所；病気がみえる vol.8 腎・泌尿器第2版，メディックメディア，東京，2014.
3) 超音波×病理対比アトラス，検査と技術増刊号，2014；42(10).
4) Hoover R, Cole P. Population trends in cigarette smoking and bladder cancer. Am J Epidemiol. 1971；94(5)：409-18

5章 体表超音波検査

章目次

5.1：甲状腺……………………222
- 5.1.1　バセドウ病
- 5.1.2　橋本病
- 5.1.3　亜急性甲状腺炎
- 5.1.4　急性化膿性甲状腺炎
- 5.1.5　甲状腺乳頭癌
- 5.1.6　甲状腺濾胞癌
- 5.1.7　甲状腺髄様癌
- 5.1.8　甲状腺未分化癌
- 5.1.9　甲状腺悪性リンパ腫
- 5.1.10　原発性副甲状腺機能亢進症
- 5.1.11　二次性副甲状腺機能亢進症

5.2：乳　腺……………………248
- 5.2.1　乳管内乳頭腫
- 5.2.2　葉状腫瘍
- 5.2.3　乳輪下膿瘍
- 5.2.4　放射状硬化性病変
- 5.2.5　非浸潤性乳管癌
- 5.2.6　浸潤性乳管癌（硬癌）
- 5.2.7　乳頭腺管癌
- 5.2.8　粘液癌
- 5.2.9　浸潤性小葉癌
- 5.2.10　乳腺悪性リンパ腫
- 5.2.11　乳房超音波検診要精査症例

5.3：唾液腺……………………270
- 5.3.1　唾液腺嚢胞
- 5.3.2　ワルチン腫瘍
- 5.3.3　耳下腺癌
- 5.3.4　顎下腺MALTリンパ腫

5.4：リンパ節……………………278
- 5.4.1　結核性リンパ節炎
- 5.4.2　伝染性単核球症
- 5.4.3　悪性リンパ腫

5.5：その他……………………284
- 5.5.1　関節リウマチ
- 5.5.2　腱板断裂
- 5.5.3　粉　瘤
- 5.5.4　脂肪腫
- 5.5.5　皮膚悪性腫瘍（基底細胞癌）
- 5.5.6　有棘細胞癌
- 5.5.7　悪性軟部腫瘍（脂肪肉腫）

SUMMARY

　体表超音波検査は，甲状腺や乳腺，唾液腺，リンパ節に加え，『超音波検査技術教本』では紙面の都合上取り上げられなかった副甲状腺疾患や関節，皮膚・軟部腫瘍などさまざまな領域で広く利用されている。超音波検査では，Bモードの性状を基本とし，血流情報やエラストグラフィによる硬さの評価などを加味して超音波診断が進められるが，皮膚腫瘍や軟部腫瘍は多彩であり，必ずしも超音波検査による診断が行えるものではない。超音波診断だけではなく病変の広がりを正しく評価することも臨床診断や治療を進めていくうえで重要である。
　本章では，領域ごとにすべての疾患を網羅することはできないが，日常検査時に遭遇する頻度の高い疾患や鑑別疾患としてあげられる病変などを取り上げ，その病態と超音波検査所見を解説した。各疾患の症例提示では，レポート記載内容を示し，検査時のポイントや注意事項，鑑別疾患など検査を行っていくうえでの重要事項について解説する。

5.1 甲状腺

5.1.1 バセドウ病

● 1. 病　態

- 甲状腺ホルモンの過剰産生を来す臓器特異性の自己免疫疾患で，自己抗原は甲状腺刺激ホルモン（TSH）受容体とされている。
- TSH受容体に対する自己抗体がつくられ，これがTSH受容体を刺激して甲状腺ホルモンが過剰に合成・分泌され甲状腺機能亢進症となる。
- 発症頻度は20〜30歳台の女性に多い。
- 症状としてMerseburgの三徴（甲状腺腫，眼球突出，頻脈）がある。その他，動悸，発汗，手指振戦，倦怠感，体重減少，いらいら，不眠などがある。
- 血中FT_4またはFT_3いずれかまたは両方高値・TSH低値，抗TSH受容体抗体（TRAb）陽性となる。また，放射性ヨード甲状腺摂取率（^{123}Iまたは^{99m}Tc）が高値となる。

● 2. 診断ガイドライン

日本甲状腺学会よりバセドウ病の診断ガイドラインが示されている（表5.1.1）。

表5.1.1　バセドウ病の診断ガイドライン（2013年）

a) 臨床所見	b) 検査所見
1. 頻脈，体重減少，手指振戦，発汗増加等の甲状腺中毒症所見 2. びまん性甲状腺腫大 3. 眼球突出または特有の眼症状	1. 遊離T_4，遊離T_3のいずれか一方または両方高値 2. TSH低値（0.1μU/mL以下） 3. 抗TSH受容体抗体（TRAb，TBⅡ）陽性，または刺激抗体（TSAb）陽性 4. 放射性ヨード（またはテクネシウム）甲状腺摂取率高値，シンチグラフィでびまん性
1) バセドウ病　　　　　a)の1つ以上に加えて，b)の4つを有するもの 2) 確からしいバセドウ病　a)の1つ以上に加えて，b)の1, 2, 3を有するもの 3) バセドウ病の疑い　　a)の1つ以上に加えて，b)の1と2を有し，遊離T_4，遊離T_3高値が3カ月以上続くもの	

【付記】1. コレステロール低値，アルカリフォスファターゼ高値を示すことが多い。2. 遊離T_4正常で遊離T_3のみが高値の場合が稀にある。3. 眼症状がありTRAbまたはTSAb陽性であるが，遊離T_4およびTSHが正常の例はeuthyroid Graves' diseaseまたはeuthyroid ophthalmopathyといわれる。4. 高齢者の場合，臨床症状が乏しく，甲状腺腫が明らかでないことが多いので注意をする。5. 小児では学力低下，身長促進，落ち着きの無さ等を認める。6. 遊離T_3（pg/ml）/遊離T_4（ng/dl）比は無痛性甲状腺炎の除外に参考となる。7. 甲状腺血流測定・尿中ヨウ素の測定が無痛性甲状腺炎との鑑別に有用である。

（日本甲状腺学会ホームページより引用）

症例108：バセドウ病

- 30歳台，男性。

主　訴：腓腹筋けいれん，倦怠感。　　**既往歴**：持続性心房細動にて肺静脈隔離術（PVI）施行。
現病歴：20●●年8月から倦怠感が増強。動悸，発汗，手指振戦などの症状あり。同年10月下旬に他院受診し，バセドウ病と診断された。転居に伴い当院紹介受診となった。
血液生化学検査所見：Free T_3測定感度以上，Free T_4 7.1ng/dL，TSH測定感度以下。
超音波検査：図5.1.1
【検査目的】バセドウ病にてMMI治療中。橋本病関連抗体も高値なため血流含め評価。
- 右葉：長径63mm，厚さ24mm，幅22mm　左葉：長径58mm，厚さ20mm，幅20mm
- 甲状腺はびまん性に腫大を認める。

用語　甲状腺刺激ホルモン（thyroid stimulating hormone；TSH），肺静脈隔離術（pulmonary vein isolation；PVI）

- 甲状腺内部エコーは均質でエコーレベル低下は認めない。
- 甲状腺内に腫瘤は認めない。
- カラードプラ法では豊富な血流シグナルを認め，火焔状（thyroid inferno）の様相である。
- 上甲状腺動脈は左右とも流速亢進。Vmax（cm/sec）右：103.6　左：136.4

　以上より，超音波検査上はバセドウ病として矛盾しない所見である。

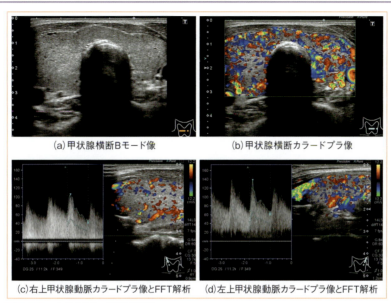

(a) 甲状腺横断Bモード像　　(b) 甲状腺横断カラードプラ像

(c) 右上甲状腺動脈カラードプラ像とFFT解析　　(d) 左上甲状腺動脈カラードプラ像とFFT解析

図5.1.1　症例108：超音波画像

MEMO

超音波検査時およびレポート記載時の注意事項

- 超音波検査における体積測定は，治療効果判定・投与量決定の際の補助診断に役立つ。経過をみるためにも計測値をレポートに記載しておくとよい。甲状腺腫大により結節の触診が困難となるため，癌など結節合併の有無を観察し記載しておくことも重要となる。
- 治療により甲状腺機能が正常化してくると，血流シグナルも低下してくることが多い。レポートには上甲状腺動脈の最高流速を記載しておく。
- バセドウ病同様，びまん性甲状腺腫を来し甲状腺中毒症状を呈する疾患として破壊性甲状腺炎があるが，双方は治療法がまったく異なるため的確な鑑別診断が必要となる。超音波検査では，甲状腺内の低エコー域の有無や血流シグナルを観察しレポートに記載しておく。
- 超音波検査を行う際，知っておきたいバセドウ病の治療法について表5.1.2に示す。

表5.1.2　バセドウ病の治療法

治療法	種　類	効　果	副作用・禁忌
抗甲状腺薬内服治療	チアマゾール（略称：MMI，製品名：メルカゾール）プロピルチオウラシル（略称：PTU，製品名：プロパジール，チウラジール）	甲状腺ホルモンの合成を制御する	軽症：薬疹，かゆみ重症：無顆粒球症，重症肝障害，MPO-ANCA関連血管炎症候群
アイソトープ（RI）治療	放射性ヨウ素^{131}I	放射されるβ線により甲状腺細胞を破壊する	一過性の甲状腺中毒症状・妊娠中or妊娠している可能性のある女性
手術治療	亜全摘術・超亜全摘・全摘術	甲状腺ホルモン産生部位である甲状腺を小さくする	術後甲状腺機能低下，術後合併症

＊緊急治療を要する病態：甲状腺クリーゼ
甲状腺クリーゼとは，甲状腺中毒症の原因となる未治療ないしコントロール不良となる甲状腺基礎疾患が存在し，何らかの強いストレスが加わったときに，甲状腺ホルモン作用過剰に対する生体の代償機構の破綻により複数臓器が機能不全に陥った結果，生命の危機に直面した緊急治療を要する病態と定義されている。

［中西久幸］

参考文献

1) 甲状腺疾患診療マニュアル 改訂第2版，54-70，田上哲也，他（編），診断と治療，東京，2014.
2) 髙梨 昇：甲状腺・唾液腺アトラス，46-53，ベクトル・コア，東京，2007.
3) 横澤 保，廣川満良：甲状腺・副甲状腺超音波診断アトラス 新版180-190，ベクトル・コア，東京，2007.

5.1.2 橋本病

1. 病態

- 自己免疫性甲状腺疾患で慢性甲状腺炎ともよばれる。甲状腺濾胞細胞に対する臓器特異的自己免疫疾患であり，標的抗原はサイログロブリン（Tg）と甲状腺ペルオキシダーゼ（TPO）である。抗Tg抗体や抗TPO抗体の証明が診断に役立つ。
- 中年女性に好発（成人女性の20～30人に1人），男性は5％以下。
- 血清TSH高値，遊離T_3，遊離T_4低値を示すことがあるが，ほとんどの症例で甲状腺機能は正常。
- 甲状腺はびまん性に硬く腫大。甲状腺機能低下症による倦怠感，顔・手足の浮腫や悪寒，体重増加がみられる。

2. 診断ガイドライン

日本甲状腺学会より橋本病の診断ガイドラインが示されている（表5.1.3）。

表5.1.3　慢性甲状腺炎（橋本病）の診断ガイドライン（2013年）

a）臨床所見	b）検査所見
1. びまん性甲状腺腫大 　但しバセドウ病など他の原因が認められないもの	1. 抗甲状腺マイクロゾーム（またはTPO）抗体陽性 2. 抗サイログロブリン抗体陽性 3. 細胞診でリンパ球浸潤を認める
1）慢性甲状腺炎（橋本病） a）およびb）の1つ以上を有するもの	

【付記】
1. 他の原因が認められない原発性甲状腺機能低下症は慢性甲状腺炎（橋本病）の疑いとする。
2. 甲状腺機能異常も甲状腺腫大も認めないが抗マイクロゾーム抗体およびまたは抗サイログロブリン抗体陽性の場合は慢性甲状腺炎（橋本病）の疑いとする。
3. 自己抗体陽性の甲状腺腫瘍は慢性甲状腺炎（橋本病）の疑いと腫瘍の合併と考える。
4. 甲状腺超音波検査で内部エコー低下や不均一を認めるものは慢性甲状腺炎（橋本病）の可能性が強い。

（日本甲状腺学会ホームページより引用）

症例109：橋本病

- 60歳台，男性。

主　訴：健診で異常指摘。　　既往歴：甲状腺腫。
現病歴：6年前より甲状腺腫指摘されていたが経過観察していた。今回，自覚症状はなかったが健診異常指摘を機に精査目的にて来院された。触診上も甲状腺腫脹を認めたため甲状腺超音波検査依頼となった。
血液生化学検査所見：Free T_3 3.27pg/mL，Free T_4 1.12ng/dL，TSH 6.22μIU/mL，抗甲状腺ペルオキシダーゼ抗体（TPOAb）陽性，抗サイログロブリン抗体（TgAb）陽性，サイログロブリン62.0ng/mL
超音波検査所見：図5.1.2
【検査目的】甲状腺の腫脹精査。

- びまん性に腫大を認める。
- 実質エコーレベルは一部で低下しており，内部エコーは不均質である。
- 右葉に腫瘤様反射（最大径14×8mm）を認める。内部性状：低エコー，内部エコー：不均質，
　形状：整，境界：横走査では不明瞭，境界部低エコー帯：なし，後方エコー：やや増強。
- 左葉に腫瘤様反射（最大径20×12mm）を認める。内部性状：高エコー，内部エコー：均質，
　形状：整，境界：不明瞭，境界部低エコー帯：なし，後方エコー：不変。
　以上より，超音波検査上は複数の結節を伴った橋本病が疑われた。

用語　サイログロブリン（thyroglobulin；Tg），甲状腺ペルオキシダーゼ（thyroid peroxidase；TPO）

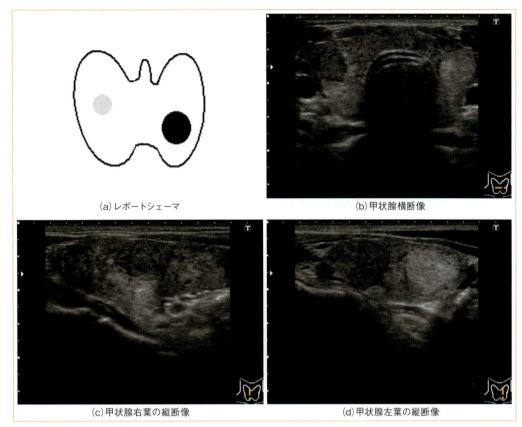

図5.1.2 症例109：超音波画像
(a) レポートシェーマ　(b) 甲状腺横断像　(c) 甲状腺右葉の縦断像　(d) 甲状腺左葉の縦断像

MEMO

超音波検査時の注意事項

- 超音波像典型例では、①峡部を含めたびまん性腫大、②辺縁が鈍化、分葉状構造を反映し表面凹凸、③内部エコーレベルは低下し実質は不均質で粗ぞう（リンパ球浸潤や濾胞構造の破壊を反映するとされる局所的な低エコー領域や、線維化を反映するとされる線状の高エコーを含む）であるが、病期の進行の程度により超音波像は多彩であり、すべての特徴を満たすわけではない。
- 本症例のように橋本病は腫瘤性病変（偽腫瘍）を形成することも知られており、その多くは1cm前後の高エコーを呈する境界不明瞭な充実性腫瘤像の場合が多い。
- 甲状腺周囲の扁平なリンパ節腫大は、比較的よくみられる所見である。
- TSH異常高値例ではドプラ上、実質内血流の増加が観察されるため、バセドウ病のカラードプラ像と類似する場合がある。臨床症状や血液生化学検査所見で鑑別する。
- 橋本病の終末像といわれている萎縮性甲状腺炎ではTSH高値でも血流増加はみられなくなる。

検査およびレポート記載時の注意事項

- バセドウ病同様、甲状腺腫大により結節の触診が困難となるため癌など結節合併の有無を観察し記載しておくことが大切である。
- 甲状腺が急に腫れてきたり、痛みが出現してきたりした場合、甲状腺悪性リンパ腫の合併や炎症を起こしている場合（急性増悪）も考えられる。超音波では内部エコーレベルが極めて低下し、後方エコー増強する領域（まだら状・虫喰い様、境界部切れ込み像）がないかを検索し記載する。

［中西久幸］

参考文献

1) 甲状腺超音波診断ガイドブック 改訂第2版, 34-41, 153, 日本乳腺甲状腺診断会議 甲状腺用語診断基準委員会（編）, 南江堂, 東京, 2012.
2) 甲状腺疾患診療マニュアル 改訂第2版, 71-74, 田上哲也, 他（編）, 診断と治療社, 東京, 2014.
3) 横澤 保, 廣川満良：甲状腺・副甲状腺超音波診断アトラス 新版, 200-213, ベクトル・コア, 東京, 2007.
4) 岩田政広, 笠井寛治, 河合直之：甲状腺・頸部の超音波診断 第3版, 25-31, 金芳堂, 京都, 2012.

5.1.3　亜急性甲状腺炎

1. 病　態

- 亜急性甲状腺炎は有痛性甲状腺腫の代表的疾患でウイルス感染が原因と考えられている。
- 30〜50歳台の女性に多い。
- 甲状腺の炎症により甲状腺濾胞が破壊されるため甲状腺ホルモンが急激に血中に漏出し、一過性の甲状腺機能亢進症状を認める(破壊性甲状腺炎)。その後は、一過性に甲状腺機能低下症となった後に治癒する。
- 甲状腺は腫大し、限局的な甲状腺の硬結とそれに一致した自発痛や圧痛を認める。
- 痛みの程度は、嚥下時の軽い痛みや軽い圧痛程度から、強い痛みを訴える場合がある。
- 硬結に一致した痛みが、経過中に対側葉に移動するcreeping現象がみられる。
- 発熱、倦怠感、CRP高値、赤沈亢進が認められる。

2. 超音波検査所見

- 疼痛部に一致した境界不明瞭の低エコー域と甲状腺の軽度腫大。
- 経過とともに低エコー域が対側葉へ移動する(疼痛部に一致)。
- ドプラ法では濾胞構造の破壊された低エコー域では血流シグナルが乏しくなる。

症例110：亜急性甲状腺炎

- 40歳台、男性。

主　訴：感冒様症状、前頸部痛。
既往歴：特記すべきことなし。
現病歴：20●●年7月初旬に感冒様症状と前頸部痛が出現。同月下旬に健診を受診した際に甲状腺に異常を指摘され、8月に当院受診。受診時、頸部痛は認めない。
血液生化学検査所見：

　　WBC $6.8 \times 10^3/\mu L$　　　CRP 0.58mg/dL　　　TSH 0.842μIU/mL
　　FreeT$_3$ 2.07pg/mL　　　FreeT$_4$ 0.91ng/dL　　　サイログロブリン 26.8ng/mL

超音波検査所見：図5.1.3
【検査目的】甲状腺の腫脹精査。

- 右葉：長径43mm、厚さ22mm、幅19mm　　左葉：長径47mm、厚さ18mm、幅14mm　　峡部厚：2mm。
- 右葉は厚み方向に軽度腫大を認める。
- 甲状腺内部エコーは、低エコー域を除いた部分ではエコーレベルの低下は認めない。
- 右葉には全体的に境界不明瞭で不均一な低エコー域を認め、とくに下極側の腫大した部分に低エコー域を認める。
- 左葉には下極側にて境界不明瞭な低エコー域を認める。
- 両側葉にみられる低エコー域は、甲状腺被膜を越えて甲状腺周囲組織への広がりは認めない。
- カラードプラ法では、両側葉の低エコー域周囲には血流シグナルを認めるが、低エコー域内には血流シグナルは認めない。
　以上より、超音波検査上は破壊性甲状腺炎が考えられ、臨床経過から亜急性甲状腺炎が疑われる。

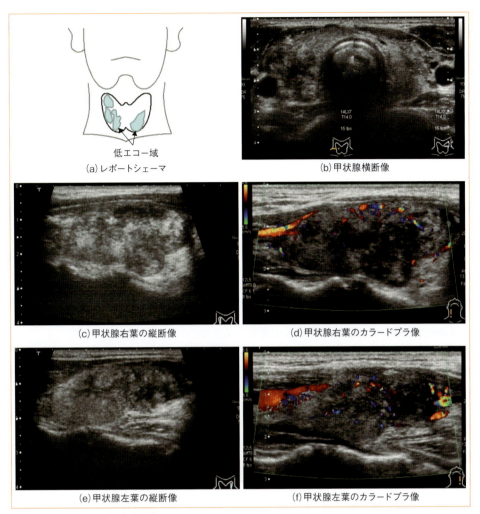

図5.1.3 症例110：超音波画像

MEMO

超音波検査時の注意事項

- 検査目的は「甲状腺の腫脹精査」であり，臨床所見や亜急性甲状腺炎を疑うコメントが検査目的に記載されているとは限らない。検査依頼票だけでは十分な情報が得られないので，検査時には，症状の出現時期や経過，投薬などの情報を確認することが大切である。今回の検査時にも，患者から頸部痛の出現が2〜3週間前からあったことと痛みが左側から右側に移ったこと(creeping現象)を確認しながら検査を実施している。
- 他院からの紹介患者では症状が出てから検査までの間に日数が経過していることがあり，超音波検査時に症状がない場合もある。今回の症例も頸部痛が改善している。
- CRPの軽度上昇のみで，甲状腺機能は正常でサイログロブリンも正常範囲内であり，当院初診時には甲状腺の機能異常は認められない。
- プローブの接触だけでも苦痛を訴えることがあるので，プローブを当てるときには患者に痛みを確認しながら行うなどの配慮が必要である。
- 有痛性甲状腺腫の場合は，病変部の性状，血流情報，甲状腺周囲の所見の有無を確認し，亜急性甲状腺炎の他に，急性化膿性甲状腺炎や未分化癌など腫瘍の急速増大，嚢胞性腫瘍の出血，橋本病の急性増悪と鑑別する。

検査およびレポート記載時の注意事項

- 甲状腺の大きさは，びまん性疾患の経過観察において腫大や萎縮の有無の評価に有用なので計測してレポートに記載する。
- 甲状腺内部エコーは病変部以外について均一性やエコーレベルについて評価する。
- 甲状腺内の低エコー域が，甲状腺周囲に達するようであれば急性化膿性甲状腺炎や浸潤性の悪性腫瘍が疑われるため，甲状腺被膜内に低エコー域が留まっているか確認し，記載する。
- 血流情報は腫瘍性病変との鑑別に有用であるので，多方向から観察して血流の多寡や血流形態を記載する。

［髙梨 昇］

5.1.4　急性化膿性甲状腺炎

● 1. 病　態

- 細菌感染により引き起こされる甲状腺やその周囲の急性炎症である。
- 多くは第3あるいは第4鰓嚢（さいのう）の遺残による下咽頭梨状窩瘻という先天性の奇形が原因とされる。つまり生まれつき下咽頭から甲状腺の近傍あるいは内部に開口する瘻管が存在し，この管を通して細菌感染が起こり甲状腺に炎症が波及する稀な疾患である。
- 小児～若年者に多く（平均7.5～15歳，2/3が小児，1/3が成人），左側に起こることがほとんどである。
- 病変に一致した部位に発赤，腫脹，疼痛，嚥下痛などが起こる。
- 上気道感染が先行することが多く，起因菌は連鎖球菌，ブドウ球菌，大腸菌など。瘻孔を通じての感染であるので口腔内常在菌を含む混合感染であることが多い。
- 亜急性甲状腺炎と誤診されステロイド治療されると，炎症が急激に悪化する場合があるので注意が必要。
- 血液検査所見では白血球数の増加，CRP陽性，赤沈亢進などがみられる。甲状腺機能は正常なことが多いが，組織破壊が強いと一過性に甲状腺中毒症を呈する。
- 確定診断は下咽頭梨状窩瘻を証明することであり，下咽頭食道造影にて瘻管を確認する。
- 治療は抗生物質投与と切開排膿であるが，再発を繰り返す場合は瘻孔を手術で摘出する。

● 2. 超音波検査所見

- 甲状腺周囲から内部にわたり広範囲に境界不明瞭な低エコー領域を認め，甲状腺被膜が不明瞭となる。
- 鑑別疾患として亜急性甲状腺炎や未分化癌，広範浸潤型濾胞癌などがあげられるが，癌の甲状腺被膜外進展と鑑別が困難な場合がある。
- 膿瘍を形成すると空気や嚢胞形成の所見も得られる。
- 本症における超音波検査の意義は質的診断以上に，臨床経過診断に重点がおかれる。

症例111：急性化膿性甲状腺炎

- 10歳台，女性。

主　訴：発熱，左頸部腫脹および疼痛。　　既往歴：とくになし。
現病歴：20●●年3月31日，頭痛および微熱を認めた。4月1日左頸部腫脹および疼痛などの症状が出現し近医を受診した。採血でCRP 10.99mg/dLと炎症反応高値，頸部超音波検査で甲状腺腫大が疑われたため当院小児科紹介受診となった。

血液生化学検査所見：

　　WBC 9.8×10³/μL　　　CRP 9.62mg/dL　　　ESR 85mm/h　　　Free T₃ 2.99pg/mL
　　Free T₄ 1.55ng/dL　　　TSH 3.23μIU/mL　　　TRAb 0.60IU/L

超音波検査所見：図5.1.4
【検査目的】頸部腫瘤。

- 右葉に小嚢胞性病変を認める他，峡部含め異常所見は認めない。
- 左葉のほぼ全体を占拠するように低エコー腫瘤を認める。腫瘤の範囲は，52×39×31mm。
　境界一部不明瞭，内部は低エコーと高エコーが不規則に混在し，後方エコーは増強する。辺縁に血流シグナルが得られる。
　以上より超音波検査上は，膿瘍形成を疑い，急性化膿性甲状腺炎を疑う所見である。

用語　赤血球沈降速度（erythrocyte sedimentation rate；ERS）

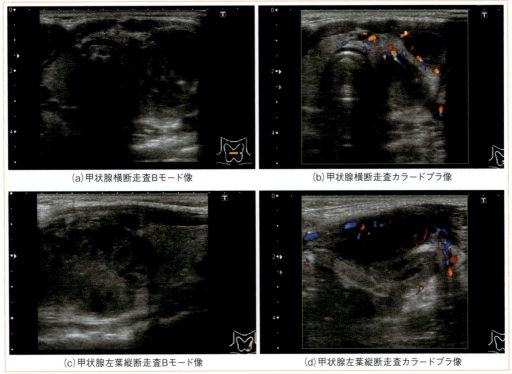

(a) 甲状腺横断走査Bモード像
(b) 甲状腺横断走査カラードプラ像
(c) 甲状腺左葉縦断走査Bモード像
(d) 甲状腺左葉縦断走査カラードプラ像

図5.1.4 症例111：超音波画像

MEMO

超音波検査時およびレポート記載時の注意事項

- 前頸部に急性化膿性炎症を疑う場合，膿瘍形成の有無や場合によっては下咽頭梨状窩瘻の存在を疑って検査を進めることが大切である．
- 経過をみるためにも低エコー領域の広がり具合や前頸筋群との境界に関する情報などをレポートに記載しておくとよい（図5.1.5）．
- 亜急性甲状腺炎同様，プローブの接触だけでも苦痛を訴えることがあるので，プローブを当てるときには患者に痛みを確認しながら行うなどの配慮が必要となる．

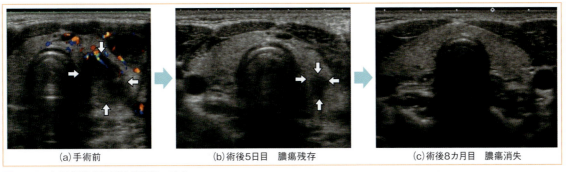

(a) 手術前
(b) 術後5日目　膿瘍残存
(c) 術後8カ月目　膿瘍消失

図5.1.5 左頸部膿瘍切開排膿術後の変化

［中西久幸］

参考文献

1) 甲状腺超音波診断ガイドブック 改訂第2版，47-48，日本乳腺甲状腺診断会議 甲状腺用語診断基準委員会（編），南江堂，東京，2012.
2) 甲状腺疾患診療マニュアル 改訂第2版，37-38，田上哲也，他（編）診断と治療社，東京，2014.
3) 岩田政広，笠井寛治，河合直之：甲状腺・頸部の超音波診断 第3版，42-44，金芳堂，京都，2012.

5.1.5　甲状腺乳頭癌

● 1. 病　態

- 乳頭癌は甲状腺悪性腫瘍の約90％を占める。
- 女性に多く，年齢分布は50歳台がピークである。
- 発育は緩徐で，手術後の予後はほとんどの症例で良好である（10年生存率は90％以上）。
- 転移は主としてリンパ行性で，気管周囲や側頸部リンパ節への転移や甲状腺内転移が多い。進行例では反回神経や気管に浸潤することがある。
- 予後不良因子としては高齢，大きな腫瘍径，甲状腺被膜外浸潤，巨大なリンパ節転移，遠隔転移などが関与する[1]。

● 2. 超音波検査所見（表5.1.4）

- 腫瘍形状は周囲甲状腺組織への浸潤性発育のため不整（円形や楕円形ではない）である。
- 境界不明瞭となることが多いが明瞭な場合もある。境界部の性状は平滑ではなくギザギザしており粗雑である。
- 大部分は充実性だが部分的に嚢胞変性を示すことがある。充実部分は低エコーとなることが多く，内部に微細な多発高エコーを認めることが特徴的である[2]。
- 主病変以外にも腺内転移を認めることがある。

表5.1.4　甲状腺結節（腫瘤）超音波診断基準

	〈主〉				〈副〉	
	形状	境界の明瞭性・性状	内部エコー		微細高エコー	境界部低エコー帯
			エコーレベル	均質性		
良性所見	整	明瞭平滑	高～低	均質	（－）	整
悪性所見	不整	不明瞭粗雑	低	不均質	多発	不整／無し

(Jpn J Med Ultrasonics, 2011；38(1)：27より引用)

症例112：甲状腺乳頭癌

- 50歳台，女性。

主　訴：右側頸部腫瘤。　**既往歴**：特記事項なし。
現病歴：20●●年5月に右側頸部の腫瘤を自覚し前医受診。右側頸部リンパ節より細胞診にて甲状腺癌転移疑いのため，当院を紹介受診。
血液検査所見：Free T$_3$ 2.9pg/mL，Free T$_4$ 1.3ng/dL，TSH 1.45μIU/mL，Tg 3.8ng/mL
超音波検査所見：図5.1.6

- 右葉に厚さ13mm×横12mm×縦8mmの充実性結節を認める。
- 結節は不整形，境界は不明瞭粗雑で微細鋸歯状を呈し，縦横比は1を超えている。
- 結節内部は低エコー，不均質で，微細高エコーを多数認める。
- パワードプラ法で結節辺縁に血流シグナルを認め，中心部の血流は乏しい。
- エラストグラフィはGrade4と硬い表示である。
- 右総頸動脈分岐部から右鎖骨下動脈にかけて多発する側頸部リンパ節腫大を認める。通常のリンパ節に比べエコーレベルはやや高く，内部に微細高エコーを認めた。
　超音波診断は右葉の乳頭癌とリンパ節転移と推定した。右葉結節とリンパ節より穿刺吸引細胞診を施行し，乳頭癌とリンパ節転移の所見であった。組織診断は乳頭癌，乳頭癌のリンパ節転移であった。

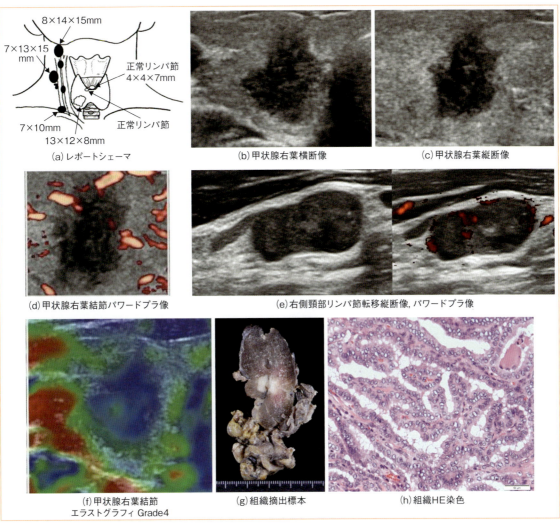

図5.1.6　症例112：超音波画像等

> **MEMO**
>
> **超音波で診断することが難しい乳頭癌**
>
> 　ほとんどの乳頭癌はBモード像で診断可能であるが，診断が難しい症例もある。2013年12月から2015年12月の当院手術例において，10mm以上の乳頭癌497例のうち超音波検査で乳頭癌と診断できなかったのは26例（5.2％）あった。内訳は，良性所見のみ：17例（3.4％），粗大石灰化のみ：6例，見落とし：3例であった。悪性所見を示さない乳頭癌が存在することを知っておくことは重要である。
>
> **微細高エコーについて**
>
> 　砂粒小体は5～70μmの石灰沈着であり乳頭癌に特徴的であるが[3]，超音波の分解能を考慮すると微細高エコーは砂粒小体の集簇像と推測する。微細高エコーには砂粒小体以外にシュウ酸カルシウムなどの結晶成分，凝血塊，アミロイド沈着，壊死物質などがあるため，微細高エコーを認めればすなわち乳頭癌と考えるのは誤った診断となる可能性がある。

［衞藤　美佐子］

参考文献

1) Noguchi S, Papillary microcarcinoma.：World J Surg. 2008；32（5）：747-53
2) 甲状腺超音波診断ガイドブック 改訂第2版，日本乳腺甲状腺診断会議 甲状腺用語診断基準委員会（編），南江堂，東京，2012.
3) 坂本穆彦，他；腫瘍病理鑑別診断アトラス甲状腺癌，16-29，文光堂，東京，2011.

5.1.6 甲状腺濾胞癌

1. 病　態

- 濾胞癌は甲状腺悪性腫瘍の5～7%を占め乳頭癌に次いで多い[1]。
- 濾胞性腫瘍の手術適応は「超音波や細胞診にて悪性を疑う場合」,「腫瘍径4cm以上」,「増大傾向がある」,「血中サイログロブリン1,000ng/mL以上」[2]などである。
- 濾胞癌の確定診断は組織学的に脈管侵襲,被膜浸潤,甲状腺外への転移のいずれか1つ以上がみられることによる[3]。
- 主として血行性転移のため,リンパ節への転移は乳頭癌より少なく(5%以下)[4],肺や骨へ遠隔転移を示し予後は乳頭癌よりやや悪い[2]。
- 浸潤形式は,微少浸潤型と広汎浸潤型に分類され,広汎浸潤型のほうが予後不良とされる[3]。広汎浸潤型は約1割を占める。

2. 超音波検査所見

- Bモードでの超音波所見は,①不均質な内部エコー,②嚢胞変性が少ない,③不整な境界部低エコー帯,④乳頭癌で認める多発する微細高エコーは少ない,などがあげられる[2]。
- 濾胞癌の約9割を占める微少浸潤型の場合,①や③のような所見はほとんど認めない[2]。

症例113：甲状腺濾胞癌

- 90歳台,女性。

主　訴：咳。　　既往歴：とくになし。
現病歴：20●●年7月の頸動脈エコーの際に甲状腺右葉に結節を指摘され,血中サイログロブリン高値のため精査目的で当院受診。
血液検査所見：Free T$_3$ 2.6pg/mL, Free T$_4$ 1.3ng/dL, TSH 1.55μIU/mL,
　　　　　　　血中サイログロブリン 3309.0ng/mL
超音波検査所見：図5.1.7

- 甲状腺峡部に厚さ20×横33×縦45mmの形状不整(分葉状),境界不明瞭・粗雑,内部低エコー・不均質の充実性結節を認めた。
- 明瞭な境界部低エコー帯は認めなかった。
- 結節内部に卵殻状の高エコーを伴っている。
- 結節内部血流豊富でFFT解析ではPI値3.62, RI値0.95と高値であった。
- 組織弾性評価(エラストグラフィ)Grade3,結節辺縁が硬い表示であった。
- 前頸筋,気管への圧排所見を認め浸潤も疑われた。
- 側頸部,気管周囲リンパ節転移は認めなかった。
　以上の超音波検査所見より濾胞癌を推定病変とした。
　細胞診検査は[判定]鑑別困難,[推定病変]濾胞性腫瘍であった。超音波,細胞診,腫瘍径,サイログロブリン高値より濾胞癌を疑い,甲状腺亜全摘,気管周囲リンパ節郭清術が施行された。癒着・浸潤の所見はなく転移性リンパ節も認めなかった。組織診断は広汎浸潤型濾胞癌と腺腫様結節の合併であった(図5.1.8)。

5.1 甲状腺

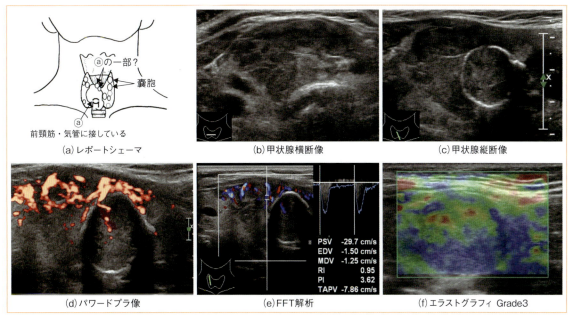

図5.1.7 症例113：超音波画像

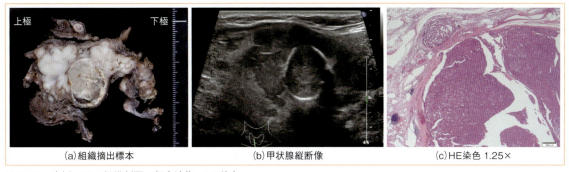

図5.1.8 症例113：組織割面・超音波像，HE染色

MEMO

超音波検査における診断のポイント

- 超音波検査における濾胞癌の診断率は約60%，細胞診での正診率50〜60%[2]といわれている。当院手術例においてBモード所見，血流評価，組織弾性評価について以下の条件での正診率を提示する（表5.1.5）。
- Bモード所見①形状不整，②嚢胞形成なし，③境界不明瞭，④内部低エコー，⑤内部不均質，⑥高エコーあり，⑦境界部低エコー帯不整またはなしの7項目のうち，4項目以上を満たすものを濾胞癌とする。
- 血流評価（PI） PI≧1.27を濾胞癌とする。
- 組織弾性評価（エラストグラフィ）Grade≧3を濾胞癌とする。
- 血流評価と組織弾性評価を，Bモード所見とあわせ総合的に判断することで診断率の向上が期待される。

表5.1.5 濾胞癌の正診率（自験例）

	感度	特異度	正診率
Bモード	57.1%	87.3%	82.3%
血流評価（PI）	54.8%	74.4%	71.3%
組織弾性評価	65.2%	55.5%	57.1%

対象：病理診断が確定した10mm以上の濾胞性腫瘍293例　内訳：濾胞癌49例，濾胞腺腫244例

［谷 好子］

参考文献

1) 甲状腺腫瘍診療ガイドライン 2010年版，日本内分泌外科学会／日本甲状腺外科学会（編），金原出版，東京，2010.
2) 甲状腺超音波診断ガイドブック 改訂第2版，日本乳腺甲状腺診断会議 甲状腺用語診断基準委員会（編），南江堂，東京，2012.
3) 甲状腺癌取扱い規約，第7版，日本甲状腺外科学会（編），金原出版，東京，2015.
4) DeLellis RA, Lloyd RV, Heitz PU et al：WHO classification of Tumours. Pathology and Genetics, Tumours of Endocrine. IARC press. 2004.

5.1.7 甲状腺髄様癌

1. 病態

- 甲状腺C細胞への分化を示しカルシトニン分泌を特色とする悪性腫瘍で，甲状腺悪性腫瘍の約1%を占める[1]。
- 約25〜40%は遺伝性，それ以外は散発性（非遺伝性）である。多発性内分泌腫瘍症2型（MEN2）は甲状腺髄様癌，褐色細胞腫，副甲状腺機能亢進症を3大病変とする常染色体優性遺伝疾患であり，原因遺伝子は*RET*遺伝子である。病型は2A，2B，FMTCがある[2]。
- 他の甲状腺癌との鑑別は細胞診が有用である。血清カルシトニンは高値であり，癌胎児抗原（CEA）は高値となる症例もある。
- 組織像は細胞密度が高く，間質にアミロイド沈着を伴うことが多い。

2. 超音波検査所見

- 境界部低エコー帯を認めず内部は低エコーで血流豊富という特徴があるが，乳頭癌を疑う不整形の結節と濾胞性腫瘍を疑う形状整の結節として描出される症例がある[3]。結節の形状は組織におけるアミロイド沈着と間質の量が関連しており，アミロイド沈着と間質の量が多い結節は不整形を示すことが多い。また特徴的な所見の1つである「牡丹雪状石灰化」もアミロイド沈着の多い結節に高率に認められる[4]。
- 高率にリンパ節転移を来すため，側頸部リンパ節を十分検索する必要がある。

症例114：甲状腺髄様癌

- 40歳台，女性。

主訴・既往歴：特記事項なし。
現病歴：20●●年5月の健診で甲状腺腫を指摘され当院紹介受診。
血液検査所見：Free T$_3$ 2.7pg/mL，Free T$_4$ 1.1ng/dL，TSH 2.83μIU/mL，Tg 228.2ng/mL，カルシトニン 4,900pg/mL，CEA 424μg/mL
超音波検査所見：図5.1.9

- 右葉に厚さ17×横19×縦31mm（結節a），左葉に厚さ27×横30×縦37mm（結節b）の充実性結節を認める。
- 結節a，bの所見は類似しており，不整形で境界明瞭だが境界部低エコー帯は認めず，内部は不均質・低エコー，後方エコー増強を認める。内部に微細〜やや粗大な高エコーを複数認める。
- カラードプラで内部血流は豊富で，エラストグラフィは結節aがGrade1，結節bはGrade2と軟らかい表示である。
- 気管周囲にリンパ節腫大を認め，エコーレベルは高く微細高エコーを伴う。
　以上の超音波所見より，結合組織が少なく細胞密度が高い結節であり，微細高エコーを伴うことから乳頭癌を推定した。左葉結節bより穿刺吸引細胞診を施行し，髄様癌の所見であった。*RET*遺伝子に変異を認め甲状腺全摘術を施行した。組織診断は髄様癌であった。

用語　FMTC（Familial medullary thyroid carcinoma），癌胎児抗原（carcinoembryonic antigen；CEA）

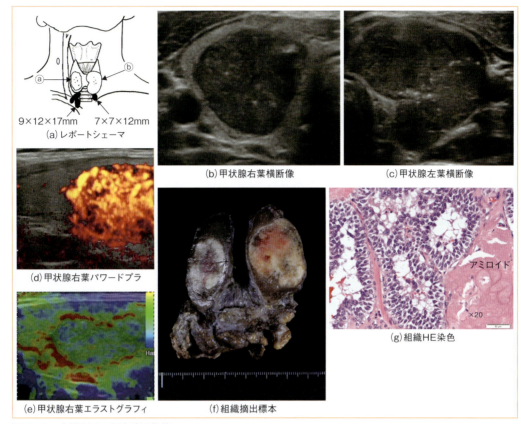

図5.1.9　症例114：超音波画像等

MEMO

RET遺伝子診断の重要性

　遺伝性髄様癌の場合は甲状腺全体に癌が多発することが一般的であり，甲状腺全摘術が基本術式である．甲状腺部分切除を行った場合の再発リスクは高率である．一方，散発性の場合は癌が単発であることが多く甲状腺全摘が必須ではない．家族歴や臨床所見のみから遺伝性の有無を鑑別することは困難であり，遺伝子変異の部位により病型をある程度予測できるため症例に応じた治療法の選択が可能である[5]．髄様癌の診断が明らかな場合や，強く疑われる場合は全例にRET遺伝子診断を勧めるべきである．

［衛藤　美佐子］

参考文献

1）坂本穆彦，他；腫瘍病理鑑別診断アトラス甲状腺癌，16-29，文光堂，東京，2011.
2）内野眞也：「多発性内分泌腫瘍症2型─疫学，診断，遺伝医療」，日本内分泌・甲状腺外科学会雑誌　2013；30（2）：106-109.
3）甲状腺超音波診断ガイドブック 改訂第2版，日本乳腺甲状腺診断会議 甲状腺用語診断基準委員会（編），南江堂，東京，2012.
4）高見 諭加子，他；「甲状腺髄様癌の超音波像と組織像との比較」，超音波医学　2009；36（5）：0571-0577.
5）内野眞也，他；「先進医療 甲状腺髄様癌におけるRET遺伝子診断」，ENDCRINE SURGERY　2009；26（4）：2009.

5.1.8 甲状腺未分化癌

● 1. 病 態

- 甲状腺未分化癌は，甲状腺癌の1〜2％を占め比較的高齢者に多く，甲状腺腫が急速に増大する極めて悪性度の高い癌である。一部の例外を除いてほとんど長期生存は望めず数カ月から1年以内に死亡するものが圧倒的に多いが，近年化学療法の効果が得られたとの報告がある[1]。
- 甲状腺未分化癌は，乳頭癌や濾胞癌といった分化癌から転化（未分化転化）することによって発生するために，これらが未分化癌の先行病変として考えられている。
- 症状として，頸部腫瘤が急速に増大し浸潤性であるため圧痛を伴うことがあり，また進行した例においては嗄声や嚥下痛などがあるため，血液検査所見では白血球増多とCRP上昇などの炎症反応が認められる。
- 遠隔転移として，肺が最も多く，肝臓，骨，脳の順に認められる。
- 細胞診でほとんど診断可能であるが，さらに針生検を実施して病理診断を確定している。しかし，未分化癌は急速に腫瘍が増大するため腫瘍内部が壊死に陥っている場合があり，穿刺部位は十分考慮し血流を認める部位を穿刺する必要がある。

● 2. 超音波検査所見[2]

- 大きな腫瘤で充実性。内部のエコーレベルは低で不均質（壊死部は囊胞にみえる）。
- 周囲組織への浸潤像（気管・反回神経・食道・前頸筋群・総頸動脈・内頸静脈など）。
- 内部に石灰化を伴う頻度が高い（先行病変…分化癌，低分化癌）。
- 腫瘍内部の血流シグナルが乏しい（内部壊死の頻度が高い）。
- 頸部リンパ節転移の頻度が高い。

※腫瘍が大きいため全体の把握には，CT，MRIのほうが都合がよいことが多い。遠隔転移の検索には，CT，MRI，PETが有用である。

症例115：甲状腺未分化癌

- 49歳，男性。

主　訴：左側頸部，耳下腺の下にしびれ感。嗄声あり。　　既往歴：尿管結石。
初診時：他院にて細胞診，CT，PET検査で，甲状腺癌と全身転移疑いのため精査治療目的で当院紹介受診となる。
血液検査所見：甲状腺機能は正常。TSH 2.084μIU/mL，FT₄ 1.11ng/dL，Tg 1861.0ng/mL，
　TgAb 0.3≦，CRP 10.8mg/dL，WBC 7.29×10³/μL，CEA 1.9ng/dL，αフェトプロテイン 2.8ng/dL
超音波検査所見：図5.1.10
【検査目的】甲状腺腫瘍の精査
- 腫瘤径97×43×64mm，充実性の腫瘤。
- 形状が不整，境界が不明瞭，特に前頸筋との境界が不明瞭であり甲状腺外へ浸潤を疑う像がみられる。
- 内部のエコーレベルは低で不均質，粗大高エコー（卵殻状）がみられる。
- ドプラ法では，腫瘤内部の血流シグナルが乏しい。
- 頸部リンパ節腫大はなし。

軟X線像：図5.1.11
- 頸部側面の軟X線撮影像で大きな卵殻状の石灰陰影がみられる。

CT画像：図5.1.12
- 甲状腺右葉に気管を圧排する低吸収域（low density area；LDA）と卵殻状石灰化像を認める。
以上より，超音波検査上は未分化癌が考えられ，細胞診と針生検が施行され未分化癌と診断された。

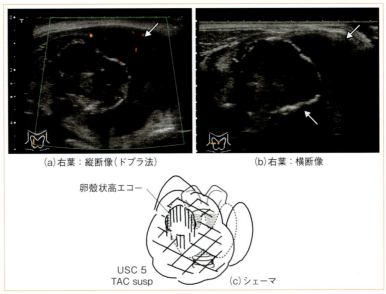

図5.1.10　症例115：超音波画像

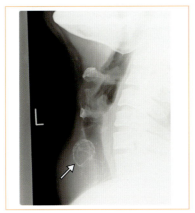

図5.1.11　症例115：側面の軟X線画像
卵殻状石灰陰影（矢印）。

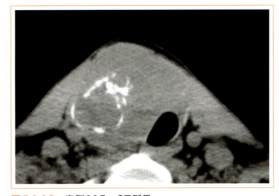

図5.1.12　症例115：CT所見
甲状腺右葉に気管を圧排するLDAと卵殻状石灰化を認める。

MEMO

超音波検査における鑑別診断

①悪性リンパ腫
- 検査時すでに大きな腫瘤として発見される場合もあるが，超音波所見の鑑別点は，未分化癌では先行病変が長期存在し粗大石灰化を認めることが多いのに対し，悪性リンパ腫では石灰化を伴うことがほぼないことである。また，悪性リンパ腫では特徴的な所見がある（p238　5.1.9参照）。

［太田　寿］

参考文献

1) Higashiyama T, Ito Y, et al：Induction chemotherapy with weekly paclitaxel administration for anaplastic thyroid carcinoma. Thyroid. 2010 Jan；20（1）：7–14.
2) 鈴木眞一：「未分化癌」，甲状腺超音波診断ガイドブック改訂第2版，84–87，日本乳腺甲状腺超音波医学会，甲状腺用語診断基準委員会（編），南江堂，東京，2012.

5.1.9 甲状腺悪性リンパ腫

1. 病　態

- 甲状腺悪性リンパ腫は甲状腺悪性腫瘍の1～5％を占め，高齢女性に多い。
- 大部分が慢性甲状腺炎（橋本病）の合併を伴い，抗サイログロブリン抗体（TgAb）と抗甲状腺ペルオキシダーゼ抗体（TPOAb）の甲状腺自己抗体が陽性を示す。橋本病の患者では，悪性リンパ腫の発生危険度が60倍であると報告されている。甲状腺機能は正常であるが，ときに低下を示す症例もある。
- 橋本病の経過観察中に急に増大あるいは超音波検査で疑われる場合が多くなっている。
- 肉眼所見は，灰白色で光沢があり，充実性で緻密，囊胞変性や石灰沈着がみられない。
- 片葉に限局するものと，両葉に及ぶもの，結節が多発する場合がある。
- 甲状腺原発の悪性リンパ腫は主にB細胞由来であり，節外性辺縁帯B細胞リンパ腫（MALTリンパ腫）と，びまん性大細胞型B細胞性リンパ腫がほとんどである。
- 生物学的にはMALTリンパ腫は低悪性度群であり，びまん性大細胞型B細胞性リンパ腫は高悪性度群である。
- 特異的な遺伝子異常はない。遺伝子検査としては，悪性リンパ腫では免疫グロブリン重鎖可変領域（IgH）の再構成がみられる点が，橋本病との鑑別に参考になる。
- CD45ゲーティングによる軽鎖κ/λ比が5倍あるいは3倍以上で悪性リンパ腫の可能性が高くなる。

2. 超音波検査所見[1～3]

(1) 主所見
①形状：不整（ブロッコリー状，入道雲状）。
②内部エコーレベル：低（偽囊胞様所見：pseudocystic findings）。
③後方エコーの増強。
④境界：明瞭～不明瞭，粗雑とさまざま。
⑤内部に微細高エコーを示さない。
※結節型，びまん型を呈することがある。

(2) 副所見
①まだら状（虫喰い様）低エコー。
②内部の高エコーライン（切れ込み様所見）※。
※「内部の高エコーライン（切れ込み様所見）」は一見切れ込みのように見えるが，結節どうしが近接して増大するため非腫瘍部が切れ込みに見えてくる。
③頸部リンパ節腫大。

用語　MALTリンパ腫（extranodal marginal zone B-cell lymphoma of mucosa-associated lymphoid tissue type），びまん性大細胞型B細胞リンパ腫（diffuse large B-cell lymphoma）

症例116：MALTリンパ腫

- 69歳，女性。

初診時：他院にて甲状腺結節を指摘され，当院検査目的で受診。
主　訴：咽頭部違和感，嗄声，嚥下障害。
家族歴：バセドウ病（娘），大腸癌（兄）。　　既往歴：62歳，緑内障。
血液検査：甲状腺機能は正常であるが慢性甲状腺炎の合併あり。
　　　　　TSH 3.613μIU/mL，FT$_4$ 0.85ng/dL，Tg 1.4ng/mL，TgAb 270.0U/mL
　　　　　その他異常値はなし。
超音波検査所見：図5.1.13
【検査目的】甲状腺腫瘤の精査。

- 腫瘤径57×25×40mm，形状不整な充実性の腫瘤。
- 境界は不明瞭で粗雑である。
- 内部のエコーレベルは低で不均質，まだら状（虫喰い様）と高エコーラインがみられる。高エコー（石灰化）はみられない。
- ドプラ法では，腫瘤内の血流シグナルが中等度で点状にみられる。
- 後方エコーの増強あり。

　以上より，超音波検査上は悪性リンパ腫が考えられる。その後，細胞診が施行され悪性リンパ腫の疑いで手術され，病理診断でMALTリンパ腫と診断された。

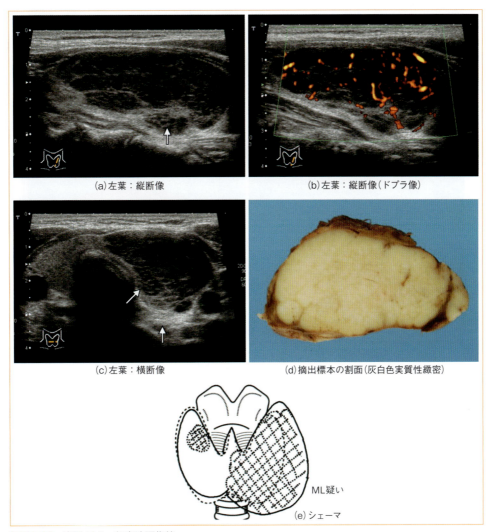

図5.1.13　症例116：超音波画像等

症例117：びまん性大細胞型B細胞性リンパ腫

- 67歳，女性。

初診時：甲状腺腫を自覚し他院でCT，MRIで甲状腺癌と診断された。細胞診は未実施である。
症　状：とくになし。　　既往歴：とくになし。
血液検査：甲状腺機能は正常であるが慢性甲状腺炎の合併あり。
　　　　　TSH 2.216μIU/mL　　FT$_4$ 0.82ng/dL　　Tg 56.9ng/mL　　TgAb 26.7U/mL
　　　　　その他異常値はなし。

超音波検査所見：図5.1.14

【検査目的】甲状腺腫瘤の精査。
- 腫瘤径66×38×47mm，形状不整な充実性の腫瘤。
- 境界は不明瞭で粗雑である。
- 内部のエコーレベルは低で不均質，高エコーライン（切れ込み様所見）がみられる。高エコー（石灰化）はみられない。
- ドプラ法では，腫瘤内の血流シグナルは乏しく，一部点状にみられる。

　以上より，超音波検査上は悪性リンパ腫が考えられる。その後，細胞診が施行され悪性リンパ腫の疑いで手術され，病理診断でびまん性大細胞型B細胞リンパ腫と診断された。

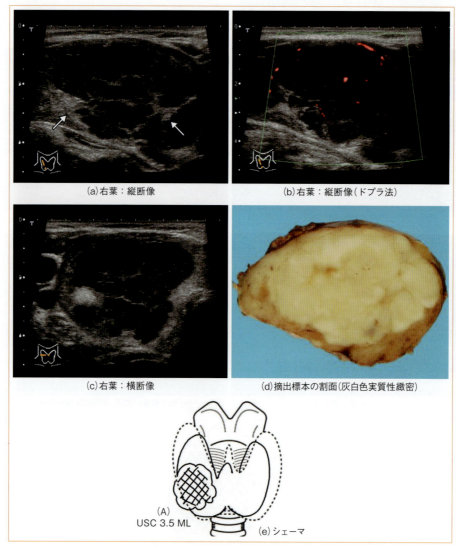

(a) 右葉：縦断像　　(b) 右葉：縦断像（ドプラ法）
(c) 右葉：横断像　　(d) 摘出標本の割面（灰白色実質性緻密）
(e) シェーマ

図5.1.14　症例117：超音波画像等

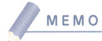

MEMO

超音波検査における鑑別診断
・結節型を呈する場合は，囊胞や他の結節性病変があげられる．
・びまん型を呈する場合は，甲状腺機能が低下した橋本病（TSH値上昇）があげられる．

［太田 寿］

参考文献

1) 太田 寿，小林 薫：悪性リンパ腫．甲状腺超音波診断ガイドブック 第1版，68-72．日本乳腺甲状腺超音波医学会，甲状腺用語診断基準委員会（編），南江堂，東京，2008．
2) 太田 寿，小林 薫：悪性リンパ腫．甲状腺超音波診断ガイドブック 改訂第2版，89-93．日本乳腺甲状腺超音波医学会，甲状腺用語診断基準委員会（編），南江堂，東京，2012．
3) Ota H, Ito Y, Matsuzuka F et al : Usefulness of ultrasonography for diagnosis of malignant lymphoma of the thyroid. Thyroid 16 : 983-987, 2006

5.1.10 原発性副甲状腺機能亢進症

1. 病態

- 原発性副甲状腺機能亢進症は，副甲状腺の腺腫や過形成，癌などにより副甲状腺ホルモン（PTH）を過剰に分泌させ，高カルシウム血症を来す病態である。本邦では，腺腫が約80％，過形成が15％，癌が5％以下と報告されている。それ以外に，遺伝性として多発性内分泌腫瘍症Ⅰ，Ⅱ型などがある。
- 症状は，腎尿路結石や骨粗鬆症，骨折，全身倦怠感，口の渇き，神経症状，消化器症状など多彩である。
- 診断は，血清カルシウム，リン，クレアチニン，intact-PTH，イオン化カルシウム，尿中カルシウム・クレアチニンなど測定し，遺伝性を疑う場合には，遺伝子検査を行う必要がある。
- 画像診断は，第一選択として超音波，^{99m}Tc-MIBIシンチグラム，CT（造影）で局在診断している。

2. 超音波検査所見

(1) 副甲状腺腺腫[1,2)]
①形状：整（円形〜楕円形）。
②境界：（明瞭・平滑）甲状腺との境界に線状の高エコーがみられる。
③内部：（充実性・エコーレベル低・均質）。
・嚢胞化はまれ（副甲状腺嚢胞との鑑別）。
・高エコー（石灰化は少ない）。
④ドプラ法：血流シグナルが腫瘍内へ流入する血管がみられる。
※甲状腺内に埋没する場合は，濾胞性腫瘍と類似するため鑑別が困難である。[3)]

(2) 副甲状腺癌[4)]
①形状：不整（頻度が少ないため超音波診断は難しい）。

症例118：原発性副甲状腺機能亢進症

- 55歳，女性。

初診時：職場の健診で甲状腺腫大を指摘され，通院先で頸部超音波検査を施行。甲状腺に腫瘍があるが甲状腺機能は正常であり経過観察となる。3カ月後，超音波検査を実施したところ甲状腺の腫瘍の個数が増えていると指摘され，精査目的で当院紹介受診となる。

既往歴：高血圧 52歳，子宮筋腫 41歳，尿路結節 55歳。　**血液検査**：甲状腺機能は正常。
TSH 1.169μIU/mL，FT$_4$ 0.95ng/dL，Tg 17.57ng/mL，TgAb ≦ 28.0，Ca 11.2mg/mL，P 3.0mg/dL，intact-PTH 125pg/mL，尿中Ca排泄率：FECa 0.07

超音波検査所見：図5.1.15
【検査目的】甲状腺腫瘍の精査。
- 甲状腺左葉の上極背側に，形状が整（扁平）の充実性の腫瘍がみられる。
- 境界は明瞭で平滑であるが，甲状腺との境界に線状の高エコーがみられる。
- 内部のエコーレベルは低で均質，高エコーはみられない。
- ドプラ法では，腫瘍内に流入する血流シグナルが少しみられる。

【超音波診断】甲状腺との境界に線状高エコーがみられ，ドプラ法では腫瘍内に流入する血流シグナルがみられるため，甲状腺外の腫瘍を考え副甲状腺の腫瘍を疑った。

用語　副甲状腺ホルモン（parathyroid hormone：PTH）

99mTc-MIBIシンチグラム：図5.1.16
- 甲状腺左葉上極に集積がみられ超音波検査所見と一致する。

CT：超音波検査所見と一致する。

以上より，原発性副甲状腺機能亢進症のため手術が施行され，病理で副甲状腺の腺腫と診断された。

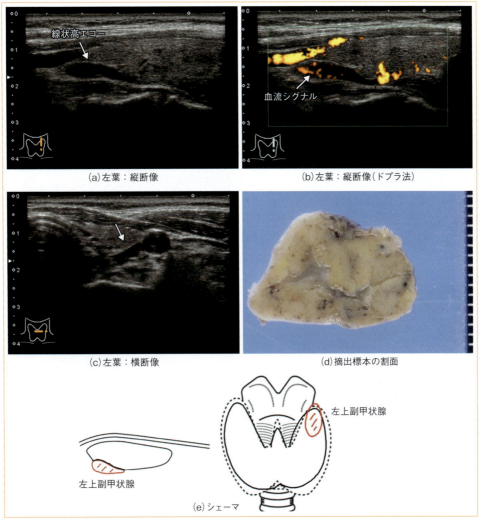

図5.1.15　症例118：超音波画像等

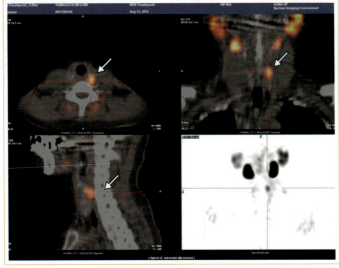

図5.1.16　症例118：99mTc-MIBIシンチグラム（SPECT/CT融合画像）

症例119：副甲状腺癌

- 74歳，男性。

初診時：他院で膵臓の検査をしたところ，PETで甲状腺右葉背側に異常集積を認め，エコーでも同部位に腫瘤を指摘された。Ca 13.4mg/mL　Whole-PTH 521pg/mLで異常高値を認め，多発性内分泌腫瘍症の可能性もあり遺伝子診断も含め精査治療目的で当院紹介受診となる。

既往歴：66歳 脳梗塞，71歳 急性膵炎。

血液検査：Ca 15.2mg/mL，P 1.8mg/dL，intact-PTH 747pg/mL，ALP 361U/L，UA 8.4mg/mL，イオン化Ca 3.98mmol/L

超音波検査所見：図5.1.17

【検査目的】副甲状腺腫瘤の精査。

- 腫瘤径31×18×23mm，形状が非常に不整な充実性の腫瘤がみられる。
- 境界は明瞭で粗雑である。
- 内部のエコーレベルは低で不均質，高エコーはみられない。
- ドプラ法では，腫瘤内に血流シグナルが中等度みられる。

【超音波診断】超音波検査上は，悪性を強く疑うが，副甲状腺癌の診断はできなかった。

^{99m}Tc-MIBIシンチグラム：

- 甲状腺左葉に集積がみられ超音波所見と一致する。

以上より，副甲状腺機能亢進症，副甲状腺癌の可能性が疑われて手術施行，病理で副甲状腺癌と診断された。

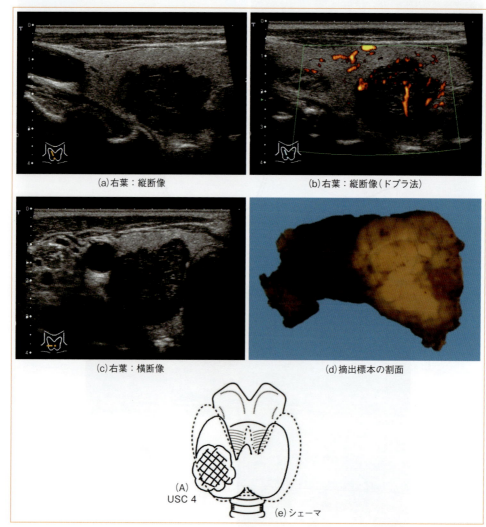

図5.1.17　症例119：超音波画像等

MEMO

超音波検査時の注意事項
- 甲状腺結節やびまん性甲状腺腫大を伴う場合は，腫大腺の描出が困難である．
- 慢性甲状腺炎の合併時は，リンパ節との鑑別が難しい場合があり，ドプラ法で血流情報を把握することが重要である．また，甲状腺の一部から突出する腺腫様結節がみられる場合も同様である．
- まれに頸動脈鞘にみられる場合があるため必ず確認する．
- 副甲状腺癌は，非常にまれであるため副甲状腺の腺腫や過形成，甲状腺癌との鑑別が困難である．
- 副甲状腺の腫瘍への細胞診はimplantationのため施行禁止である．

［太田 寿］

参考文献

1) 宮部理香：副甲状腺腺腫・過形成．甲状腺超音波診断ガイドブック 改訂第2版，102-106，日本乳腺甲状腺超音波医学会，甲状腺用語診断基準委員会（編），南江堂，東京，2012．
2) Morita S, Mimura Y, et al.：Localization of Parathyroid Tumors Detected by Ultrasonography in Patients with Primary Hyperparathyroidism. J Ultrasound Med 33：323-327, 2006
3) Yabuta T, et al.：Ultrasonographic features of intrathyroidal parathyroid adenoma causing primary hyperparathyroidism. Endocr J 58(11)：989-94. 2011.
4) 飯原雅季：副甲状腺癌．甲状腺超音波診断ガイドブック 改訂第2版，108-110，日本乳腺甲状腺超音波医学会，甲状腺用語診断基準委員会（編），南江堂，東京，2012．

5.1.11 二次性副甲状腺機能亢進症

1. 病　態

- 続発性（二次性）副甲状腺機能亢進症は，副甲状腺以外の病変に由来する低Ca血症のためにPTHの分泌が持続的に亢進する病態である．原因疾患は，主に慢性腎疾患（CKD）で長年血液透析を施行されている患者にみられる[1, 2]．
- CKDが高度に進行した症状は，①高回転骨，線維性骨炎（骨・関節痛・骨塩量の減少・骨格の変形），②異所性石灰化（血管・心臓の弁・腫瘍状石灰化・calciphylaxis・肺・消化管などへの石灰化），③神経・筋・精神症状（筋力低下・歩行障害・イライラ感・不眠・集中力低下・うつなど），④貧血・低栄養・やせ・かゆみ・頑固な咳など，⑤心不全がある．
- 病理組織学的には，初期はびまん性過形成であるが，病状が進行すると増殖形態が変化し，結節性過形成になる．

2. 超音波検査所見[3]

(1) 過形成
①多腺腫大．
②形状：整〜不整（球状〜楕円状）小さいものでも縦横比が高く丸みがある．
③境界：（明瞭・平滑）甲状腺との境界に線状の高エコーがみられる．
④内部：（エコーレベル低・均質）囊胞化や高エコーが腺腫と比べて頻度が高くなる．
⑤ドプラ法：血流シグナルが腫瘍内へ流入する血管の存在がみられる．

症例120：二次性副甲状腺機能亢進症

- 45歳，女性．

初診時：他院で8年前より慢性腎不全のため人工透析中に，甲状腺腫大と腫瘍を医師に指摘され当院紹介受診となる．
既往歴：37歳 慢性腎不全，人工透析中．
血液検査：甲状腺機能は正常．
　TSH 0.503μIU/mL，FT$_4$ 1.09ng/dL，FT$_3$ 2.43pg/mL，Tg 17.57ng/mL，TgAb ≦ 28.0，
　TPOAb ≦ 16.0，Ca 10.7mg/dL，P 3.6mg/dL，PTH 未測定，尿素窒素 25mg/dL，CRE 8.7mg/dL
超音波検査と細胞診：
　甲状腺左葉に石灰を伴う腺腫様結節がみられ，細胞診はClass Ⅱ良性と診断された．それ以外に副甲状腺の腫瘍を疑う所見がみられた．
　以上より，当院では甲状腺結節と二次性副甲状腺機能亢進症と診断され経過観察となる．
　その後，紹介医より投薬の副作用のため副甲状腺の手術依頼で受診となる．
術前血液検査：Ca 9.2mg/dL，P 10.0mg/dL，K 5.3mmol/L，intact-PTH 731pg/mL，TP 5.8g/dL，
　ALB 3.4g/dL，UN 56mg/dL，CRE 14.1mg/dL，UA 9.4mg/dL，WBC 9.38 × 10^3/μL，
　RBC 2.8 × 10^6/μL，Hb 7.9g/dL，Ht 24.6%
超音波検査所見：図5.1.18
【検査目的】副甲状腺腫瘍の精査．
- 甲状腺左葉と右葉背側に合計3個の腫瘍がみられた．

用語　慢性腎疾患（chronic kidney disease；CKD）

○左上副甲状腺　腫瘤径14×9×8mm
　・形状はやや不整で，円形～楕円形の充実性の腫瘤がみられる。
　・境界は明瞭，平滑であり，甲状腺との境界に線状の高エコーがみられる。
　・内部のエコーレベルは低で均質，卵殻状の高エコーがみられる。
　・ドプラ法では，腫瘤内へ流入する血流シグナルがみられる。
○左下副甲状腺　腫瘤径7×6×6mm
　・形状は整で，円形の充実性の腫瘤がみられる。
　・境界は明瞭，平滑であるが，甲状腺との境界に線状エコーはみられない。
　・内部のエコーレベルは低で均質である。
　・ドプラ法では，血流シグナルはみられない。
○右下副甲状腺　腫瘤径5×4×4mm
　・左下副甲状腺の所見と同様。
【超音波診断】
　超音波検査上は，甲状腺外の腫瘤で副甲状腺の3腺腫大を疑った。
^{99m}Tc-MIBIシンチグラムとCT検査：
- 超音波所見と一致

　以上より，続発性（二次性）副甲状腺機能亢進症のため副甲状腺の4腺摘出術が施行され，病理でそのすべてが副甲状腺過形成と診断された。

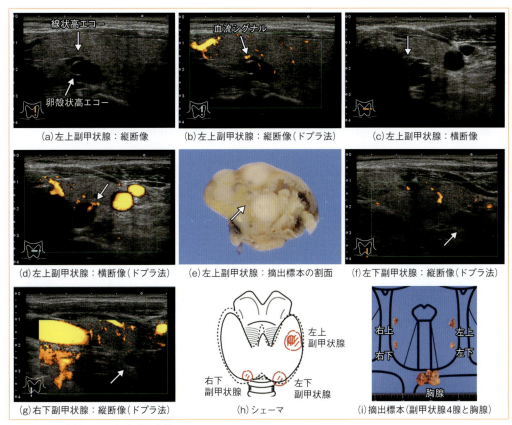

図5.1.18　症例120：超音波画像等

［太田　寿］

参考文献

1) 日本透析医学会：慢性腎臓病に伴う骨・ミネラル代謝異常の診療ガイドライン，透析会誌　2012；45：301-356.
2) 富永芳博：腎性副甲状腺（上皮上体）機能亢進症の病態と外科．日本内分泌外科学会（監），村井　勝，高見　博（編），内分泌外科標準テキスト，185-192．医学書院，2006.
3) 宮部理香：副甲状腺腺腫・過形成．甲状腺超音波診断ガイドブック　改訂第2版　日本乳腺甲状腺超音波医学会，甲状腺用語診断基準委員会（編），102～106．南江堂，東京，2012.

5.2 乳　腺

5.2.1　乳管内乳頭腫

1. 病　態

- 乳管内乳頭腫は乳房の乳管内に発生する良性の上皮性腫瘍である。
- 好発年齢は30〜50歳台である。
- 乳頭から透明または血性の分泌液を生じることがある。
- 血管結合組織性の間質軸を持った乳管上皮細胞と筋上皮細胞が増殖する良性疾患である[1]。
- 乳頭に近い太い乳管に発生するものが中枢性乳頭腫であり，末梢の終末乳管小葉単位を中心に発生するものが末梢性乳頭腫である。
- 乳管が囊胞状に拡張した場合は囊胞内乳頭腫とよばれる。

2. 臨床所見・超音波検査所見など

- 血性乳頭分泌を来す疾患の半数以上が乳管内乳頭腫であるが，約3割に乳癌が存在する。
- 拡張乳管内に立ち上がりの急峻な乳頭状の充実性隆起病変を認めることが多い。
- 壁に沿うようになだらかな充実性病変を認める場合は非浸潤癌との鑑別が必要である（図5.2.1）[2]。
- 内部に液面形成（fluid-fluid level）を認める例は比重の異なる液体の存在が示唆される。

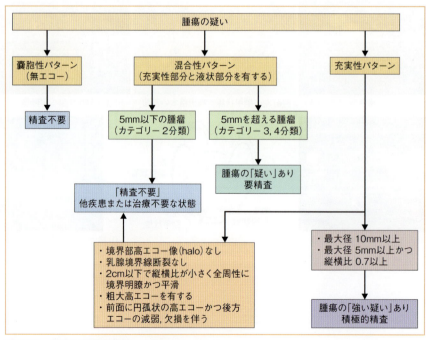

図5.2.1　腫瘍の要精査基準
乳管内乳頭腫はカテゴリー3に分類されることが多い。
（日本乳腺甲状腺超音波医学会：乳房超音波ガイドライン改訂第3版，112，南江堂，東京，2014を参考に作成）

症例121：乳管内乳頭腫

- 47歳，女性。

主　訴：検診要精査。　　既往歴：特記事項なし。　　現病歴：右乳腺腫瘤精査目的で受診。

超音波検査所見：図5.2.2

- 右ABE/BE領域，乳頭近傍の拡張乳管内に，分葉状，最大径16mm，縦横比0.88，腫瘤辺縁に無エコー域を伴う乳頭状の隆起性病変を認める。内部性状は比較的均質な等エコーであり，後方エコーは増強し，大胸筋への圧排所見がある（図5.2.2.a）。
- カラードプラ法にて豊富な血流シグナルを有する（図5.2.2.b）。
- エラストグラフィでは辺縁部にひずみの小さい色調の画像が観察され，腫瘤像から乳頭側へ連続する乳管が認められる（図5.2.2.c）。

経　過：腫瘤は徐々に増大したため，摘出術が施行された。病理所見をみると，異型性は乏しく，大小の乳管構造物が線維化・間質の浮腫・硝子化を増生し，腫瘍周囲は線維化により肥厚した皮膜に覆われていた。免疫染色p63により筋上皮の増生像を認め，乳管内乳頭腫と診断された。

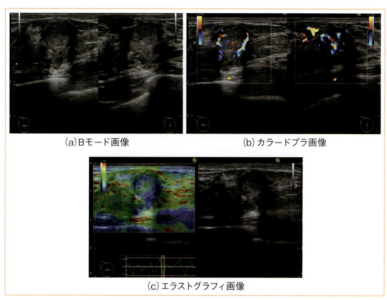

(a) Bモード画像　　(b) カラードプラ画像

(c) エラストグラフィ画像

図5.2.2　症例121：乳管内乳頭腫超音波画像
(a) 乳管内に乳頭状で比較的等エコーの腫瘤像を認める。
(b) 腫瘤内に血流シグナルが確認される。
(c) 腫瘤辺縁部はひずみの小さい色調（青色）が観察される。

MEMO

超音波検査による鑑別のポイント
- 内部性状の詳細な観察には適正深度にてフォーカスを関心領域に合わせ，浸潤を示唆する境界部性状，とくに充実部分と付着壁との性状に注意する必要がある。
- 一般的にカラードプラ法を用いると，良性腫瘍のバスキュラリティは低く，悪性腫瘍のバスキュラリティは高い。しかし乳管内乳頭腫では豊富なバスキュラリティを呈することがあり，血管を伴う結合組織性細胞の増殖能の高さを反映するものと考えられる。
- 乳管内増殖部分は上皮性細胞成分または結合織性間質成分に富むものとさまざまであるため，エラストグラフィでは硬い腫瘍として描出されることがある。このような症例は悪性腫瘍との鑑別に苦慮する場合がある。

［今野 佐智代・竹川英宏］

　参考文献

1）森谷鈴子；「病理診断クイックリファレンス 第13章 乳腺 乳管内乳頭腫」，病理と臨床 2015；33：216.
2）日本乳腺甲状腺超音波医学会；乳房超音波ガイドライン改訂第3版，112，南江堂，東京，2014.

5.2.2 葉状腫瘍

1. 病態

- 葉状腫瘍の発症年齢は広範囲で，好発年齢は40歳台と線維腺腫より若干高い。
- 短期間に増大することがあり，良性でも切除後の再発が多く，再発を繰り返すうちに悪性度が増すことがある。
- 葉状腫瘍のうち悪性は20％程度にみられ，肺への血行性転移が多い。
- 腺腔を形成する上皮性組織および，それを取り囲む線維性間質組織の両者の増殖からなる境界明瞭な結合織性および上皮性混合腫瘍である。
- 悪性では間質成分が肉腫の所見を呈する[1]。

2. 超音波検査所見

- 明瞭平滑な境界部であり，線維腺腫と似た像を呈することがある。
- 円形または分葉形を呈し，液体の貯留を示唆する裂隙を形成し，内部エコーは不均質であることが多い。
- 内部には栄養血管などの太い結合織の走行により，線状の高エコーをみることがある。
- 健診では通常2cmを超える腫瘤で検出されることが多く，内部に液体貯留腔を認める場合は精査が必要である[2]。

3. 乳腺腫瘍の組織学的分類

- 日本乳癌学会では，線維腺腫や癌肉腫と同じ結合織性および上皮性混合腫瘍に分類され[3]，WHO分類では，線維腺腫や過誤腫と同じ線維上皮性腫瘍に分類される[4]（表5.2.1）。

表5.2.1　乳腺腫瘍の組織学的分類

日本乳癌学会の分類	WHOの分類
Ⅱ．結合織性および上皮性混合腫瘍 　A．線維腺腫 　B．葉状腫瘍 　C．癌肉腫	線維上皮性腫瘍 　・線維腺腫 　・葉状腫瘍 　　良性 　　境界 　　悪性 　・傍乳管間質腫瘍，低悪性度 　・過誤腫

WHO：world health organization

症例122：葉状腫瘍

- 56歳，女性。

主　訴：検診要精査にて受診。　　既往歴：特記事項なし。
現病歴：左乳腺腫瘤精査目的で受診。
初回超音波検査所見：図5.2.3
- 左乳房CE領域に，分葉状，最大径19mm，縦横比0.79，内部が不均質な低エコーで散在する囊胞像を含む腫瘤が観察され，後方エコーは増強している。

1年後超音波検査所見：図5.2.4，5.2.5
- 左乳房CE領域に，最大径33mm，縦横比0.61，前回より増大する分葉状腫瘤があり，内部に液体の貯留を示唆するスリット状の無エコーと囊胞像が認められる。
- カラードプラ法で内部に血流シグナルがみられる。

経　過：病理組織診断では、不規則に拡張した乳管と周囲の間質増生があり、線維性間質は細胞成分が豊富で核に多形性が認められた。間質は細胞密度や異型に乏しく、免疫染色ではp53が陽性を示し、良性の葉状腫瘍と診断された。

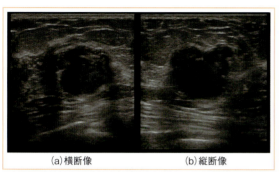

図5.2.3　症例122：初回Bモード画像
内部が不均質で嚢胞像を伴う腫瘤を認める。

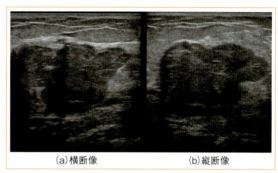

図5.2.4　症例122：1年後Bモード画像
初回検査時よりも腫瘤の増大を認める。

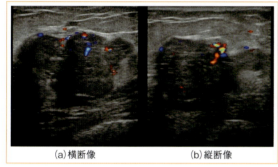

図5.2.5　症例122：1年後カラードプラ
腫瘤の内部に血流シグナルがみられる。

MEMO

超音波検査による鑑別のポイント
- 分葉形を呈し、内部に液体を疑う裂隙の形成を認めた場合、葉状腫瘍が第一に疑われる。
- 軽度分葉状の形態を呈する境界明瞭平滑な腫瘤では、間質成分の増生する線維腺腫（管内型）との鑑別が難しい例が存在する。
- 短期間に発育するため巨大腫瘤となりやすいが、大きさは良悪性の鑑別にならない。
- 超音波画像による良悪性の鑑別は困難であるため、良性・境界病変・悪性の確定診断は、線維性間質の細胞密度、細胞異型度、核分裂像などの病理組織で行われる。
- 減衰により腫瘤背側の描出が困難な場合は、周波数の変更、深度やフォーカスの調整、THIの解除などを行うことで、詳細な観察が可能となる。

［今野 佐智代・竹川 英宏］

用語　tissue harmonic imaging (THI)

参考文献

1) 坂本吾偉；乳腺腫瘍病理アトラス改訂第2版、93–97、篠原出版社、東京、2004.
2) 日本乳腺甲状腺超音波学会；乳房超音波診断ガイドライン　改訂第3版、102–103、南江堂、東京、2014.
3) 日本乳癌学会（編）；乳癌取り扱い規約　第17版、22–23、金原出版、東京、2012.
4) S. R. Lakhani, I. O. Ellis, et al. WHO Classification of Tumours of the Breast, 4th ed. WHO, 2012.

5.2.3 乳輪下膿瘍

● 1. 病　態

- 乳輪の下のしこり，痛み，発赤，かゆみなどの局所症状が現れる炎症性病変の1つである。
- 非授乳者を含む若年から中高年と発症年齢は広い。
- 産褥期の化膿性乳腺炎の約25%が膿瘍に進行するが，適切な治療により膿瘍形成は免れる。
- 陥没乳頭に多く認められ，ケラチンの乳管上皮内の塞栓および細菌感染が原因とされている。
- 自潰あるいは切開排膿で一時的に炎症はおさまるが，難治性で排膿後の再発を認める例が多く，膿瘍部および病巣乳管の完全切除が必要である[1]。

● 2. 臨床所見・超音波検査所見など

- 産褥期に多い急性化膿性乳腺炎による膿瘍形成と，中高年における慢性の膿瘍形成がある。
- 乳輪下に形状不整な低エコー域を認め，後方エコーは増強し，膿貯留による内部性状の変化を認める。
- 低エコー部分から乳輪部皮膚瘻孔部との連続性が確認できれば膿瘍の診断がつきやすいが，超音波画像のみでは炎症性乳癌や他の腫瘍性病変との鑑別が困難な例も存在する。

症例123：乳輪下膿瘍

- 70歳，女性。

主　訴：右陥没乳頭と皮膚の発赤および硬結。　　既往歴：特記事項なし。
現病歴：10年前に他院にて乳腺症の診断。数週間前より右乳房の痛みあり，同部位に発赤と疼痛を認め紹介受診。
超音波検査所見：図5.2.6〜5.2.8

- 右陥没乳頭に接して，形状不整で，内部構造は点状高エコーの混在がある不均質な18mm大の低エコー像を認める。また後方エコーは増強している（図5.2.6.a）。
- 低エコー像は肥厚した粘膜に連続している（図5.2.6.b）。
- カラードプラ法では内部に血流信号の増加があり，周囲の炎症反応によるものと考えられる（図5.2.7）。
- エラストグラフィでは赤・緑・青の混在する非腫瘤性の色調パターンが出現している（図5.2.8）。

経　過：穿刺吸引細胞診で多数の好中球と好中球を貪食した組織球，無核の扁平上皮細胞，線維成分や類上皮細胞などが認められ，classⅡ，乳輪下膿瘍と診断された。抗生剤の使用により炎症は消失した。

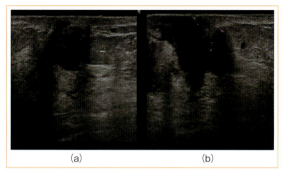

図5.2.6　症例123：Bモード画像
(a) 陥没乳頭下に形状不整で，内部が不均質な低エコー像を認める。
(b) また低エコー像は肥厚した粘膜に連続している。

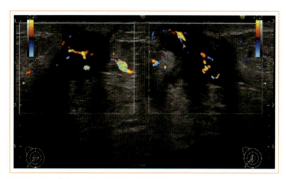

図5.2.7　症例123：カラードプラ
周囲の炎症反応により，内部に血流信号がみられる。

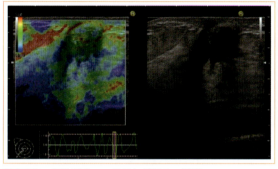

図5.2.8　症例123：エラストグラフィ画像
硬さが異なる色調の赤，緑，青が混在し，非腫瘤性の色調パターンを示している。

MEMO

超音波検査時の注意事項

- 乳頭から乳管への感染により発症するため，膿汁や炎症の波及，壊死などを反映する多彩な画像となる。
- 画像上は，まず腫瘤像を形成しているのか，腫瘤様に描出されているだけであるか，詳細に観察を行うことが重要である。
- 低エコー内にある泥状の液体貯留は一見充実性に観察されることがあるので注意を要する。
- 病変部をプローブで軽く圧迫することにより，内部に移動するdebrisエコーを認める場合や，低エコー像から乳輪下へ連続する管状構造を認める場合に，乳輪下膿瘍が疑われる。
- 臨床症状と合わせることで，診断がつきやすくなる場合もあり，検査前情報の収集が必要である。

［今野 佐智代・竹川英宏］

参考文献

1) 西 敏夫, 他；外科 特集 必読セカンドオピニオン III 2. 乳輪下膿瘍, 南江堂, 東京, 1437-1440, 2010.

5.2.4　放射状硬化性病変

● **1. 病　態**

- 画像診断の発達により注目されるようになった良性病変で，乳癌検診の普及などで発見の機会が増加している。
- 組織学的に線維弾性組織を中心とした乳管の放射状配列増殖がみられる良性病変。
- 放射状瘢痕（RS）とよばれることも多いが，中央部の線維性結合織は組織修復による瘢痕とはいえず，放射状硬化性病変（RSL）の使用を勧める意見もある。小型病変をRS，より大きく複雑な病変を複雑硬化病変（CSL）とする意見もある。
- RSL自体は乳癌のリスクを増加させる病変とは考えられていないが，非浸潤性乳管癌や異型過形成を伴うことがあり，画像診断で認められる程度に発達した病変は病理学的な検索も検討する必要があるとされる。

● **2. 画像検査所見**

- マンモグラフィではスピキュラがみられ乳癌に類似した像を呈するが，乳癌との鑑別点はスピキュラの中心部に高濃度の腫瘤陰影がないなどとされる（図5.2.9）。
- 超音波検査でも動画像で周囲組織が収束する様子が認められ，やはり中心部に低エコーの腫瘤がみられないことが鑑別点とされる。しかしいずれの検査でも乳癌を否定できないことは少なくない。

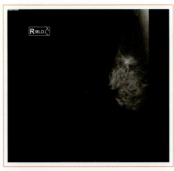

図5.2.9　マンモグラフィ
不均一高濃度の乳房。右U領域に構築の乱れを認める。
右：カテゴリー4
※p258，「5.2.6 硬癌」のマンモグラフィと比較してみると，スピキュラの中心部に高濃度の腫瘤陰影がみられないことがわかる。

症例124：放射状硬化性病変

- 60歳台後半，女性。

依頼所見：マンモグラフィ検診で右乳房に構築の乱れを指摘され精査目的で受診。
超音波検査所見：図5.2.10，5.2.11

- 右乳房AC領域に周囲組織の引きつれ伴う境界不明瞭な低エコーを認める。腫瘤とするには低エコーの範囲が不明瞭で断面によって印象も大きく異なる。エラストグラフィでも中心部はやや硬い程度で腫瘍の存在を確定できる所見ではない。
- 放射状硬化性病変を疑うが，DCISなど乳癌の併存を否定できない。

※生検では悪性所見は認められず，放射状硬化性病変として経過中である。
※p259　症例126の超音波像と比較してみると，引きつれの中心部に低エコーや境界高エコーが明らかには認められないことがわかる。

用語　放射状瘢痕（radial scar；RS），放射状硬化性病変（radial sclerosing lesion；RSL），複雑硬化病変（complex sclerosing lesion；CSL）

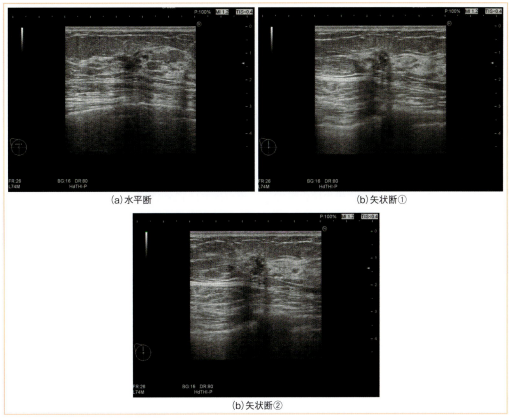

図5.2.10 症例124：Bモード画像

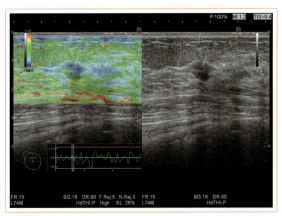

図5.2.11 症例124：エラストグラフィ

> **MEMO**
>
> **構築の乱れとは**
> 　腫瘤は明らかでないが，正常の乳腺構造が歪んでいるものをいう。これは1点から広がるスピキュラや乳腺実質縁の局所的引き込みあるいは歪みを含む。同一部位の手術の既往がない場合には，癌を疑う所見となる。

[尾羽根 範員]

用語 　スピキュラ（spiculation），局所的引き込み（retraction），歪み（distortion）

参考文献

1) 日本乳癌学会（編）：乳腺腫瘍学，19，金原出版，東京，2012.
2) 市原 周，小川弘俊：Radial scar（放射状瘢痕），病理と臨床，2001；19（4）：366-369.
3) 日本医学放射線学会・日本放射線技術学会（編）：マンモグラフィガイドライン 第3版増補版，51，73，医学書院，東京，2014.

5.2.5 非浸潤性乳管癌

● 1. 病　態

- 終末乳管-小葉単位（TDLU）に発生した悪性の上皮細胞が乳管内にとどまり，間質への浸潤を認めないものを非浸潤性乳管癌（DCIS）という。
- 基本的に転移することはない。
- 近年のマンモグラフィ検診の普及により，頻度は乳腺悪性疾患の10％以上を占めている。日本乳癌学会による全国乳がん患者登録調査報告確定版2010年次症例では13.8％であった。
- 発見動機で最も多いものは，マンモグラフィ検診における石灰化病変の指摘である。
- 乳管内癌巣に存在する石灰化は，分泌物が濃縮して生じた分泌型石灰化と，癌細胞の壊死組織から析出した壊死型石灰化に分類される。
- 壊死型石灰化はマンモグラフィで線状や多形性など悪性を示唆する所見を示す。
- 分泌型石灰化は微小円形を呈し，良性の乳腺疾患に生ずる分泌物による石灰化と区別することが難しい。
- 乳管内病変の場合は，血性乳頭分泌が発見動機となることもある。
- 病理組織には，乳頭状，低乳頭状，乳頭管状，篩状，充実性，面疱状などの亜型が存在する。

● 2. 超音波画像

- 低エコー域，腫瘤像，乳管内病変，囊胞内病変，点状高エコーを主体とする病変など多彩な像を呈する（図5.2.12）。
- 画像の出現頻度としては低エコー域と腫瘤像が多い。

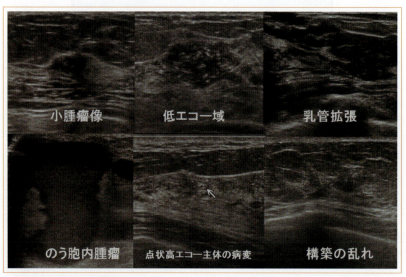

図5.2.12　多彩なDCIS像

用語　終末乳管-小葉単位（terminal duct lobular units；TDLU），非浸潤性乳管癌（ductal carcinoma in situ；DCIS）

症例125：非浸潤性乳管癌

- 40歳，自覚症状なし。

現病歴：20●●年，検診施設にて5年ぶりにマンモグラフィによる乳癌検診を受診．MLO左上部に多形性の石灰化の集簇を認めカテゴリー4と判定され，精密検査の指示となる．5年前は異常を指摘されていなかった。

超音波検査所見：図5.2.13
- 左外側C領域に内部に点状高エコーを伴う低エコーの腫瘤を認める．腫瘤は境界明瞭粗ぞうで，後方エコー不変．明らかに浸潤を示唆するような境界部高エコー像（halo：ハロー）や前方境界線の断裂は認められなかった．カテゴリー4，DCISを考える。

画像検査所見：マンモグラフィ，病理標本を図5.2.14, 5.2.15に示す。

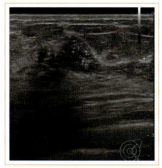

図5.2.13　症例125：超音波画像

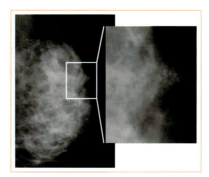

図5.2.14　症例125：マンモグラフィ
微小円形の石灰化の集簇を認める。

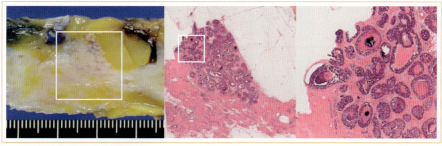

図5.2.15　症例125：病理組織
超音波画像と類似した組織が確認できる。面皰型DCISであった。

MEMO

超音波検査時の注意事項
- 大きな病変の場合は，針生検でDCISと診断されても摘出標本で一部浸潤を認めることがある。
- 超音波検査では描出されず，ステレオガイド下吸引式針生検で診断されるDCISもある。
- 癌細胞により拡張した乳管が癒合し拡がるにつれて腫瘤や低エコー域を呈してくると考えられる。

［小柳敬子］

参考文献

1) 市原 周：新版　乳腺病理学, 2-3, 73-81, 名古屋大学出版会, 愛知, 2013.
2) 日本乳腺甲状腺超音波医学会 編：乳房超音波診断ガイドライン, 24, 37, 45, 南江堂, 東京, 2014.

5.2.6 浸潤性乳管癌（硬癌）

1. 病　態

- 浸潤性乳管癌は全乳癌の約70〜80％を占め，癌巣の大きさ，形態，腫瘍辺縁部での進展様式によって，乳頭腺管癌，充実腺管癌，硬癌の3つの亜型に分けられる。そのうちの1つで，乳癌の中で最も頻度が高く，2011年次全国乳がん患者登録調査報告では，全乳癌の31.4％であった（表5.2.2）。
- 癌細胞が個々ばらばらに，あるいは小集塊状ないし索状となって間質に浸潤し，多少とも間質結合織の増殖を伴うものをいう。
- 硬癌はその成り立ちから2つに分けることができる。一方は狭義の硬癌で乳管内癌巣部分が極めて少なく間質浸潤の高度なもの，他方は乳頭腺管癌ないし充実腺管癌由来で，びまん性の間質浸潤が面積的に優位を占めるものである。後者では乳頭腺管癌あるいは充実腺管癌との鑑別が難しい。

2. 浸潤性乳管癌の亜型分類

乳頭腺管癌，充実腺管癌，硬癌という分類は日本独自の分類で，今後の動向は議論のあるところだが，腫瘍辺縁部での進展様式を指標の1つとしているため，画像所見との対比が可能である。

3. マンモグラフィ所見

散在性の乳房。右O領域にスピキュラを伴う高濃度腫瘤を認める（図5.2.16）。

表5.2.2　乳癌組織型の頻度

組織型	頻度（％）
非浸潤性乳管癌	14.3
浸潤性乳管癌	
乳頭腺管癌	24.5
充実腺管癌	14.1
硬癌	31.4
特殊型	
粘液癌	3.3
浸潤性小葉癌	3.7
扁平上皮癌	0.2
浸潤性微小乳頭癌	0.8
Paget病	0.4
結合織性および上皮性混合腫瘍	
悪性葉状腫瘍	0.2
非上皮性腫瘍	
リンパ腫および造血器腫瘍	0.0

（日本乳癌学会：2011年次全国乳がん患者登録調査報告より引用）

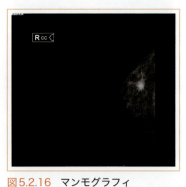

図5.2.16　マンモグラフィ
右：カテゴリー5。
※p254「5.2.4 放射状硬化性病変」のマンモグラフィと比較して，スピキュラの中心部に高濃度の腫瘤陰影が明瞭にみられる。

症例126：浸潤性乳管癌（硬癌）

- 40歳台前半，女性。

依頼所見：検診超音波検査で右乳腺腫瘍を指摘された。
超音波検査所見：図5.2.17

- 右乳房AC領域に，13×8×12mm，境界高エコーを有し周囲の引きつれが明瞭にみられる腫瘤あり。硬癌を考える。
- ※ p255 症例124の超音波像と比較して，不整形の低エコー腫瘤と境界高エコーが明瞭にみられる。

- 対比症例：40歳台後半，女性。

　右乳房A～C領域に拡がる，境界不明瞭で境界高エコーを有する腫瘤が認められた。主腫瘤部分のみでなく周囲への拡がりにも注意したい。病理組織では乳頭腺管癌の混在した硬癌であった（図5.2.18）。

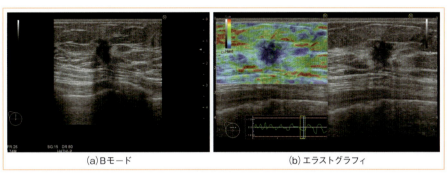

図5.2.17　症例126：超音波画像

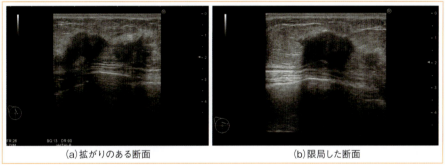

図5.2.18　症例126：対比症例超音波画像

MEMO

スピキュラを伴う腫瘤とは

　線維増生が強く浸潤性に周囲乳腺組織を巻き込みながら発育する乳癌が呈する形状。硬癌が最も多く，浸潤性小葉癌でも呈することがありカテゴリー5と判定される。術後瘢痕，放射状瘢痕（放射状硬化性病変），脂肪壊死，硬化性腺症，膿瘍などの良性疾患もこのような病変として描出されることがある。乳癌の場合はっきりとした中心濃度があるが，放射状瘢痕では中心濃度がはっきりせず，またスピキュラが長く1点に集まらないなどが鑑別点といわれている。しかし明確にそれぞれを否定できるものではなく，スピキュラが明瞭ではないもの，中心濃度が低いものや小さいものはカテゴリー4と判定される。

［尾羽根 範員］

参考文献

1）日本乳癌学会（編）：臨床・病理 乳癌取扱い規約 第17版，金原出版，東京，2012.
2）日本乳癌学会：全国乳がん患者登録調査報告；42，2011年次症例.
3）日本乳腺甲状腺超音波医学会（編）：乳房超音波診断ガイドライン 改訂第3版，南江堂，東京，2014.
4）日本医学放射線学会・日本放射線技術学会（編）：マンモグラフィガイドライン 第3版増補版，71，医学書院，東京，2014.

5.2.7 乳頭腺管癌

1. 病　態

- 浸潤性乳管癌に分類される。
- 増殖形態の特徴は，浸潤癌胞巣が乳頭状増殖および管腔形成を示す癌である。
- この他にも，乳管内癌が大部分を占めるような，乳管内成分優位の浸潤性乳管癌も乳頭腺管癌に入る。したがってその形態は多彩である。
- 進展形式は乳管内進展を主とするものであり，その中には乳管内成分が面皰型（comedo type）のものもあり，このタイプはとくに別記記載することが必要である。
- 浸潤部分が微小な場合（5mm未満）には微小浸潤癌とされるが，これも乳頭腺管癌に分類される。

2. 超音波検査所見

腫瘤性病変から非腫瘤性病変まで多様な形態を示す。

(1) 腫　瘤

- 形状は，分葉形を示すものから不整形なものまで多彩である。
- 境界部は明瞭粗ぞうなものが多いが不明瞭なものがある。
- 内部エコーは不均質であり，点状高エコーを伴う場合もある。
- エコーレベルは，低のものが多いが，内部構造によっては等エコーに近いものもある。
- 縦横比は小が典型的である。
- 後方エコーは不変なものが多い。
- 付随所見として，ドプラによる血流シグナルを豊富に認めることが多い。

(2) 非腫瘤

- 非浸潤性乳管癌とほぼ同様の形態を示す。
- 斑状低エコー域
- 地図状低エコー域
- 境界不明瞭な低エコー域

これらの形態を示すことが多く，内部に点状高エコーを伴っていることも少なくない。実際に存在していた部位を図5.2.19に示す。

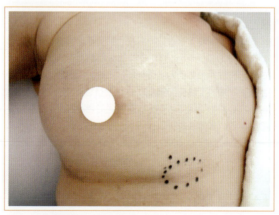

図5.2.19　乳房上の存在部位

症例127：乳頭腺管癌

- 70歳台，女性。

主　訴：右乳房に腫瘤触知。
現病歴：20●●年1月に検診を受診するも，異常なしとされる。その1カ月後，下着装着時に乳房の下縁部に違和感を覚え，当院を受診する。
超音波検査所見：図5.2.20
【検査目的】本人指摘場所の病変の有無。
【乳腺】右B領域に腫瘤を認める。サイズは2.6×1.8×1.1cm。

- 形状：不整形（多分葉）
- 境界部：明瞭粗ぞう
- 内部：不均質
- エコーレベル：低
- 後方エコー：不変
- 縦横比：小

　形状が不整形（多分葉）であり，境界部が明瞭粗ぞうであることより，悪性を示唆する。加えて後方エコー不変，縦横比小であることから乳頭腺管癌が疑われる。

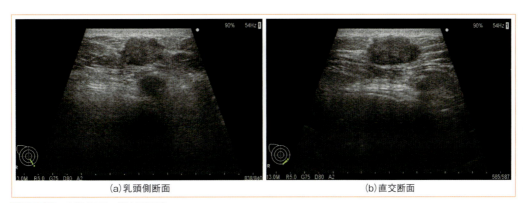

図5.2.20　症例127：超音波画像

MEMO

検査時の注意事項

- 本症例は前医では腫瘤を指摘されていない。この部位は見落としやすい部位である。乳房はホールブレストスキャニングが基本であるが，スキャンの終わりがわかりにくい領域もある。とくにB領域や乳頭下，腋窩側は一定のスキャンをしているつもりでも見落としやすい部分である。したがって，患者の体位変換はもちろんのこと検査する側の体勢変換もしっかり行い，常に両乳房を隈なくスキャンすることが重要である。
- この症例の組織型推定に最も適しているのは超音波画像（Bモード）である。実際この症例はマンモグラフィには描出されてはおらず，外来において唯一超音波検査が指摘し得た症例である。

［白井秀明］

参考文献

1) 日本乳腺甲状腺超音波医学会（編）：乳房超音波診断ガイドライン 改訂第3版，南江堂，東京，2014.
2) 佐久間 浩，白井秀明，他：スタンダード乳房超音波検査法，篠原出版新社，東京，2007.

5.2.8 粘液癌

1. 病　態

- 浸潤癌の特殊型に分類される。
- 増殖形態の特徴は，粘液を産生し腫瘍全体が粘液状の癌巣で占められるものを指す。
- この組織型は，腫瘍の90％以上が純粋な粘液癌の組織像を示すものを純型とし，細胞外に粘液産生を示し，粘液成分が純型に満たないものが混合型として分類される。

2. 超音波検査所見

腫瘤性病変である。

(1) 腫　瘤
- 形状は，円形や分葉形と比較的整形のものが多い。
- 境界部は明瞭なものが多く，純型なものは平滑なものが多いが混合型では粗ぞうを示すものもある。
- 内部エコーは不均質なものが多い。
- エコーレベルは，等エコーから高エコーのものが多い。
- 縦横比は大が典型的である。
- 後方エコーは増強するのが特徴である。
- 線維腺腫との鑑別が難しいことがあるが，内部エコーが不均質で後方エコーが増強し，D/Wが大である場合は，粘液癌を鑑別診断にあげることが重要である。
- 混合型の場合は，粘液癌以外の組織成分の量によって形態は異なってくるため，粘液癌と推定することができなくなってしまう場合もある。したがって粘液癌の画像的特徴を示すものは純型に近い組織成分のものであると考えられる。

粘液癌の内部構造を病理組織で示す (図5.2.21)。

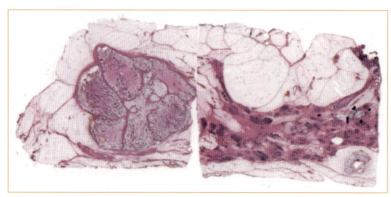

図5.2.21　粘液癌の内部構造

症例128：粘液癌

- 40歳台，女性。

主　訴：左乳房に腫瘤触知。
現病歴：20●●年1月にしこり自覚にて，当院受診。
超音波所見：図5.2.22
【検査目的】乳腺腫瘤の精査。
【乳腺】左A領域に腫瘤を認める。サイズは2.7×2.0×1.5cm。

- 形状：分葉形
- 内部：不均質
- 後方エコー：増強
- 境界部：明瞭粗ぞう
- エコーレベル：低
- 縦横比：大

　エコーレベルが低であり，後方エコー増強していることから，線維腺腫または粘液癌が候補としてあげられるが，境界部が粗ぞうであることから粘液癌が考えられる。

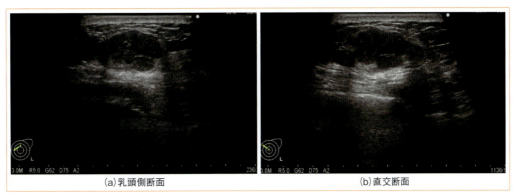

(a) 乳頭側断面　　(b) 直交断面

図5.2.22　症例128：超音波画像

MEMO

　粘液癌か線維腺腫を迷う腫瘤に遭遇した場合には，無理せず精密検査として細胞診などで確認することが大切である。粘液癌は癌全体の約3％ほどであり，さほど多く遭遇するものではない。したがってやみくもに粘液癌を疑うことは避けたほうがよい。また，あくまで浸潤癌である。線維腺腫と比較して必ず悪性を疑う所見があるはずである。よって組織型推定を行うためには，静止画のみによる判断では必ずしも必要な情報は得られないことより，検査時に動画による十分な腫瘤の観察が必要であると考える。

［白井秀明］

参考文献

1) 日本乳腺甲状腺超音波医学会（編）：乳房超音波診断ガイドライン 改訂第3版，南江堂，東京，2014.

5.2.9 浸潤性小葉癌

1. 病態

- 浸潤性小葉癌（ILC）は小型で均一な癌細胞がばらばらにあるいは索状に染み込むように間質に浸潤する。
- 細胞同士の接合性が弱い。
- 間質結合織は多く、癌細胞が充実性胞巣状となることはあるが、腺腔を形成することはほとんどない。
- 頻度は日本よりも欧米に多く、欧米では10％ほど。日本では3～5％程度だが、日本でも増加傾向。日本乳癌学会による全国乳がん患者登録調査報告確定版2010年次症例では3.5％であった。
- マンモグラフィではスピキュラを伴う腫瘤や構築の乱れで発見されることが多いが、検出が難しい場合もあり、偽陰性が20％程度との報告もある。
- 同時両側または異時両側性に発生する頻度が高い（5～19％）。
- 患者の平均年齢は50歳台後半から60歳台で、浸潤性乳管癌より若干高齢といわれている。
- 晩期再発や遠隔転移があり、長期予後は良好とはいい難い面もある。

2. 超音波検査所見（図5.2.23）

- 不整形の腫瘤で、境界明瞭粗ぞうまたは不明瞭な硬癌と類似した像を呈するが、硬癌と比較しD/Wが小さいことが多い。
- 構築の乱れを伴う腫瘤の場合もある。
- 腫瘤が小さいときは明らかな低エコー腫瘤を示さず、低エコーを呈する範囲が小さいことが多い。したがってマンモグラフィで構築の乱れの精査を行うときは、超音波でも正常乳腺の構築の乱れを動画で捉えられるようていねいに観察する必要がある。

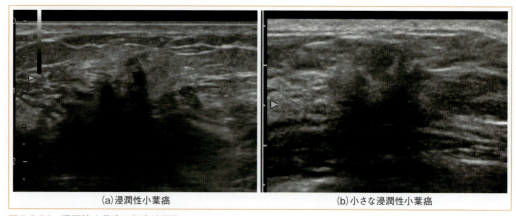

(a) 浸潤性小葉癌　　　　　　　　(b) 小さな浸潤性小葉癌

図5.2.23　浸潤性小葉癌の超音波画像
(a) 硬癌に類似したD/Wの小さい境界明瞭粗ぞうな低エコー腫瘤を呈する。
(b) 明らかな低エコー腫瘤を示さない。超音波検査では動画で乳腺の構築の乱れを捉える。

用語　浸潤性小葉癌（invasive lobular cartinoma；ILC）

症例129：浸潤性小葉癌

- 70歳台，自覚症状なし。

現病歴：20●●年に左乳癌の既往あり，術後検診としてマンモグラフィと超音波検査が施行された。マンモグラフィに所見は認められなかったが，超音波検査で不整形の低エコー腫瘤が認められ，針生検にて浸潤性小葉癌と診断された。

超音波検査所見：図5.2.24
- 左AC領域に1.2cmの境界明瞭粗ぞうな低エコー腫瘤を認める。
- 内部エコーは低エコーと高エコーの不均質を呈しており，後方エコーは減弱。前方境界線の断裂も認め，腫瘤の周囲には境界部高エコー像（halo：ハロー）を認めることより脂肪組織への浸潤が示唆される。カテゴリー5，浸潤性小葉癌あるいは硬癌を考える。

画像所見：マンモグラフィ，病理組織画像を図5.2.25，5.2.26に示す。

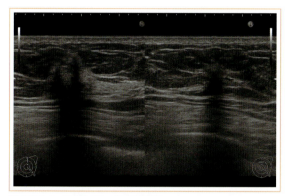

図5.2.24　症例129：超音波画像

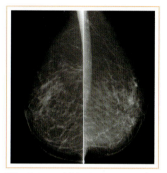

図5.2.25　症例129：マンモグラフィ
異常なし。

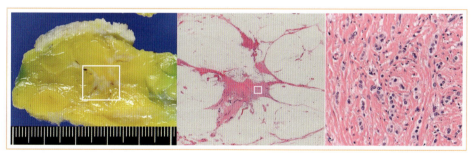

図5.2.26　症例129：病理組織
標本では癌細胞が間質にばらばらと染込むように浸潤している。

MEMO

超音波検査時の注意事項
- 浸潤性小葉癌は両側性の頻度が高いため，画像で浸潤性小葉癌が疑われるときは対側も注意深く確認する。
- 間質に染み込むように浸潤するため，超音波検査での腫瘤径は過小評価となりやすい。腫瘤の周囲も注意深く観察し，腫瘤の拡がりや娘結節の有無を慎重に評価する必要がある。
- 超音波検査では捉えられない病変もあるため，小さな所見でも乳房全摘出の対象となる場合もある。

［小柳敬子］

参考文献

1) 市原 周：新版　乳腺病理学，90-92，名古屋大学出版会，愛知，2013．
2) 日本乳腺甲状腺超音波医学会（編）；乳房超音波診断ガイドライン，29，39，97，南江堂，東京，2014．

5.2.10　乳腺悪性リンパ腫

● 1. 病　態

- 悪性リンパ腫はリンパ球起源の腫瘍とされ，病理組織分類はHodgkin病（Hodgkinリンパ腫）と非Hodgkinリンパ腫に大別され，非Hodgkinリンパ腫はさらにB細胞性とT/NK細胞性，節性と節外性に分けられている。
- 乳腺悪性リンパ腫には原発性と続発性が存在するが，いずれも非常に稀で乳腺悪性腫瘍の0.04〜0.53%，節外性リンパ腫の1.6〜2.2%と報告されている。乳腺原発の悪性リンパ腫は，発生母地として乳腺組織に介在するリンパ組織が指摘されており，びまん性大細胞型B細胞性リンパ腫（DLBCL）が最も多く，MALTリンパ腫などの報告もあるが，大部分がB細胞性である。

● 2. 超音波検査所見

　一般的には境界明瞭な腫瘤で，細胞成分が多いことを反映して内部エコーは比較的均質でエコーレベルが非常に低く，後方エコーの増強がみられるとされている。しかし実際には，腫瘤に取り込まれた既存の脂肪組織などが高エコーに描出され，高エコーと低エコーが混在してみられる場合や，明らかな腫瘤を形成せず豹紋像として認められるなど，多彩な像を呈することがある。急速増大することが多いため，臨床所見とあわせて判断する必要がある。

症例130：乳腺悪性リンパ腫（続発例）

- 60歳台前半，女性。

依頼所見：鼻腔内の病変を生検しDLBCLと診断された。PET検査で両側乳房に集積を指摘された。
治療開始前の超音波検査所見：図5.2.27
- 右乳房B領域に，37×19×10mmの境界明瞭で，線状の高エコーが腫瘤に入り込んだような分葉形〜多結節形の低エコー腫瘤あり。背景の乳腺の豹紋像と性状が類似し境界不明瞭な部分もみられる。
- 左乳房A領域に，42×33×13mmの多結節形の低エコー腫瘤あり。右乳房の腫瘤と同様の性状を呈する。

治療開始後の超音波検査所見：図5.2.28
- 右乳房B領域の腫瘤はエコーレベルが上昇し，背景の乳腺に類似した像に変化。厚みも軽減している。
- 左乳房A領域の腫瘤は，33×31×7mmと縮小がみられる。内部エコーレベルが上昇し，背景の乳腺と似た像に変化している。

- 対比症例：50歳台後半，女性。

　急速に増大する右乳房のしこりを主訴に受診した。超音波検査では右乳房CD領域に，46×22×33mm，線状の高エコーと低エコーが混在する境界明瞭な腫瘤を認めた。腫瘤内には豊富な血流がみられた（図5.2.29）。針生検でDLBCLと診断され，乳房以外に病変はなく原発性悪性リンパ腫と考えられた。

用語　びまん性大細胞型B細胞性リンパ腫（diffuse large B-cell lymphoma：DLBCL）

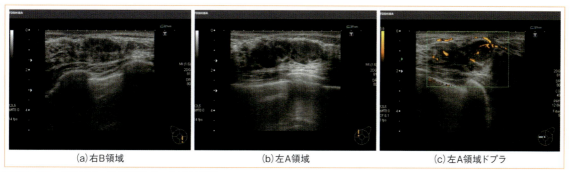

図5.2.27　症例130：治療開始前の超音波画像

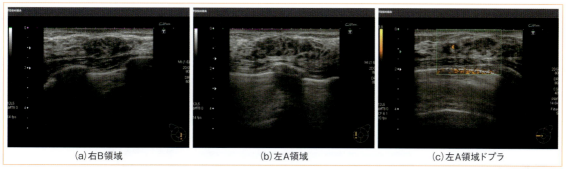

図5.2.28　症例130：治療開始後の超音波画像

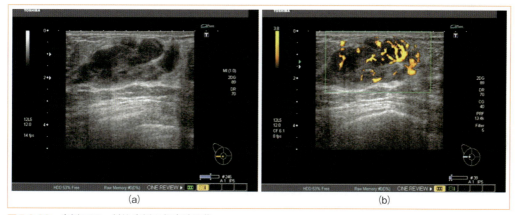

図5.2.29　症例130：対比症例の超音波画像

［尾羽根 範員］

参考文献

1) 日本乳腺甲状腺超音波医学会（編）：乳房超音波診断ガイドライン 改訂第3版，南江堂，東京，2014．
2) 光谷俊幸：乳腺の悪性リンパ腫，病理と臨床，2001；19(5)：507–509．

5.2.11　乳房超音波検診要精査症例

● **1. 概　要**

- 乳房超音波検診は，高濃度乳房に対してマンモグラフィでは見つけにくい腫瘤も検出可能であり，任意型検診ですでに広く利用されている。
- 日本乳腺甲状腺超音波医学会は，超音波検査の所見を腫瘤と非腫瘤性病変とに分けて考えフローチャートを作成し（図5.2.30），判定がカテゴリー3以上となる病変を要精査としている[1]（表5.2.3）。

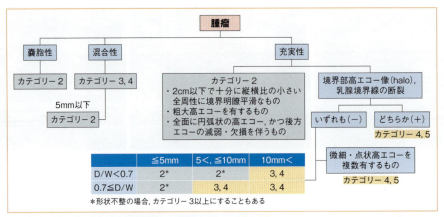

図5.2.30　フローチャート（腫瘤）

（日本乳腺甲状腺超音波医学会（JABTS）：「超音波検診における要精査基準」，
乳房超音波診断 ガイドライン 改訂第3版，111-123，南光堂より引用）

表5.2.3　検診におけるカテゴリー分類

- カテゴリー1：異常所見なし
- カテゴリー2：所見はあるが精査不要
- カテゴリー3：良性，しかし悪性を否定できず
- カテゴリー4：悪性の疑い
- カテゴリー5：悪性

（日本乳腺甲状腺超音波医学会（JABTS）：「超音波検診における
要精査基準」，乳房超音波診断 ガイドライン 改訂第3版，
111-123，南光堂より引用）

症例131：乳房超音波検診要精査①

- 40歳，女性。

臨床所見：自覚症状なし，視触診にて腫瘤を触知。マンモグラフィは異常なし。
超音波検査所見：図5.2.31
- 右10時M領域に境界明瞭一部粗ぞう，不整形の低エコー腫瘤（14.6×13.6×7.0mm）あり。
- 動画にて前方境界線断裂，境界部高エコー像を疑ったが，はっきりとした構築の乱れはみられなかった。
- 血流豊富，エラストグラフィ：硬（score3）

以上より，①乳頭腺管癌，②線維腺腫を考え，カテゴリー4とした。

針生検結果：Normal or benign (Benign epithelial tumor)，線維腺腫や腺筋上皮腫が考えられる。

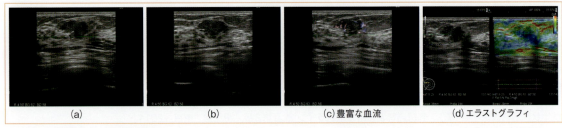

図5.2.31　症例131：超音波画像

症例132：乳房超音波検診要精査②

- 40歳，女性。

臨床所見：自覚症状なし。マンモグラフィは異常なし。

超音波所見：図5.2.32

- 左2時M領域に境界明瞭一部粗ぞう，円形の低エコー腫瘤（7.4×6.8×5.1mm）あり。
- 貫入する血流（＋）。

　以上より，①腺症，②乳管内乳頭腫，さらに腫瘤の境界や血流，背景の乳腺構造も考慮すると③非浸潤性乳管癌（DCIS）も考え，カテゴリー3とした。

組織結果：DCIS（図5.2.33）。広汎な乳腺症変化を背景にDCISが結節状に増殖している。

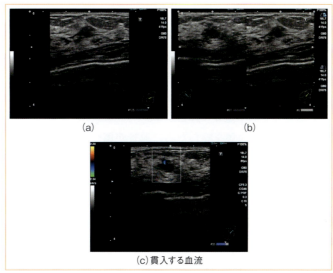

(a)　　　(b)

(c) 貫入する血流

図5.2.32　症例132：超音波画像

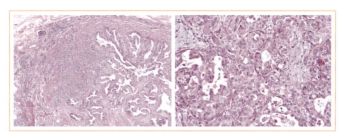

図5.2.33　症例132：組織結果　非浸潤性乳管癌

MEMO

超音波検査結果判定時の注意事項

　超音波検診において，要精査の判定はBモード画像で行うことが基本であり，さらに受診者の年齢や背景の乳腺構造，所見の左右差なども考慮する必要がある。

[中川 美名子]

用語　非浸潤性乳管癌（ductal carcinoma *in situ*；DCIS）

参考文献

1) 日本乳腺甲状腺超音波医学会（JABTS）：「超音波検診における要精査基準」，乳房超音波診断 ガイドライン 改訂第3版，111–123，南光堂，東京，2014．

5.3 唾液腺

5.3.1 唾液腺嚢胞

1. 病 態

- 唾液の導管の損傷，障害などにより唾液が漏出・貯留し嚢胞を形成する。
- 唾液腺嚢胞には小唾液腺にできる粘液嚢胞と舌下腺由来のガマ腫がある。
- 口腔底粘膜下に透き通って青黒く存在する様子がガマに似ているため「ガマ腫（ranula）」ともいわれる。柔らかくブヨブヨしている。
- 存在部位による分類では舌下型，舌下・顎下型，顎下型に分類され，口腔底に限局するものを舌下型ガマ腫，顎下部に及んでいるものを顎下型ガマ腫とよぶ。
- 粘液嚢胞は下口唇に多い（歯で唇の内側を噛むために導管が傷つき嚢胞が形成される）が，超音波検査の対象となるのはガマ腫である。
- 舌下腺由来の貯留嚢胞であり粘液腺が多いためガマ腫の内容物は粘性が高い。
- 通常片側性に認め唾液腺導管内に生じる。
- 治療は摘出術，開窓術やOK-432（ピシバニール）をガマ腫に注入する方法がある。

症例133：ガマ腫

- 33歳，男性。

主　訴：顎下部の腫れを主訴に来院。顎下部に大きなcystic lesionを認める。

超音波検査所見：図5.3.1

- 唾液の液留によるため，基本的には嚢胞性の腫瘤として捉えられ，後方エコーの増強を伴う無エコー域が検出される。
- ガマ腫は口腔底の嚢胞性腫瘤として描出されるが顎下型の場合は顎舌骨筋を越えて顎下腺前面に描出される。

用語　粘液嚢胞（mucous cyst），唾液腺嚢胞（ガマ腫：ranula）

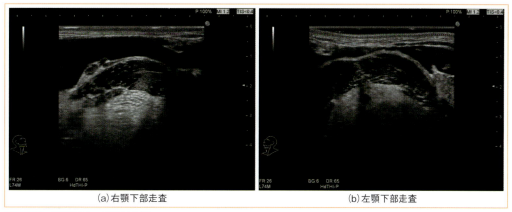

(a) 右顎下部走査　　　　　　　　　　　　　　　(b) 左顎下部走査

図 5.3.1　症例133：超音波画像

（写真提供：住友病院 診療技術部 超音波技術科 尾羽根範員）

MEMO

頸部の貯留性嚢胞について
①正中頸嚢胞（甲状舌管嚢胞）
胎生期に甲状腺原器が舌盲孔から下降した際に甲状舌管が遺残し嚢胞を形成する。まれに細菌感染を起こす。超音波では頸部正中にあるということが診断のポイント。

②側頸嚢胞
胎生期にできる鰓弓の切れ目＝鰓裂の一部が遺残してできる。第1鰓裂，第2鰓裂由来ともに臨床的には炎症性の腫れとしてみられることが多い。

③下咽頭梨状窩瘻
急性化膿性甲状腺炎の原因となる。超音波では瘻孔の描出はできないが，感染のため膿などが貯留すると嚢胞様に描出されることもある。痛み，腫れを伴う瘻孔の証明には梨状窩からのX腺造影や色素を注入することで確認される。

唾液腺描出のポイント
- 耳下腺は脂肪成分が多く超音波が減衰するため深部を観察する際は周波数を下げる，低周波プローブを用いてみる（ときにはコンベックス型）ことも必要である。
- 逆に耳下腺や顎下腺自体は皮下の浅い部位に存在するため，近すぎてフォーカスが合いにくいことがある。その場合には音響カプラなどを用いて視野深度を深くし，鮮明な画像を得られるように工夫することも必要である。
- 周囲組織との位置関係などを図示するとわかりやすいので，診断装置のプローブマークだけでなく，オリジナルの図を工夫して使うとよい。

主な唾液腺の非腫瘍性病変
①炎症によるもの
- 流行性耳下腺炎：耳下腺の腫大，エコーレベルが低下，内部エコー不均質。
- 反復性耳下腺炎：小さな多数の無〜低エコー像。
- シェーグレン症候群：エコーレベルの低下・不均質化，類円形の低エコー領域が散在。
- 唾液腺炎（唾石によるもの）：顎下腺に多い，ワルトン管に生じる。エコーレベルの低下，唾石は音響陰影を伴う高輝度エコー。
- 慢性硬化性顎下腺炎：Küttner腫瘍 Chronic sclerosing sialadenitis，内部エコー不均質。

②嚢胞性疾患
- ガマ腫：cystic lesion，後方エコー増強。

［藤岡一也］

参考文献

1) 高梨 昇：甲状腺・唾液腺アトラス，ベクトルコア，東京，2006.
2) 中村 滋：エコ蔵じいさんの楽しい超音波診断 Handy Text 3 乳腺・甲状腺・唾液腺，浅井 均（監），金芳堂，京都，2008.
3) 岩田政広：甲状腺・頸部の超音波診断　第3版，金芳堂，京都，2012.

5.3.2 ワルチン腫瘍

● 1. 病　態

- 中年男性（40～50歳台以上の喫煙者）に多く，そのほとんどが耳下腺に発生する。
- 両側性（約10%が両側性）や多発することもあるため，対側も確認する必要がある。
- 耳下腺が好発部位である（浅葉に多い）。
- 唾液腺腫瘍の多くは良性腫瘍であるが，中でも耳下腺腫瘍の場合，多形腺腫に次いで多いのがワルチン腫瘍である。
- 耳下腺腫瘍の70～80%を多形腺腫が占め，ワルチン腫瘍は全唾液腺腫瘍の約2～14%である。
- 発育は緩徐で臨床症状に乏しいが耳の下の腫れやしこりを主訴に受診される。

症例134：ワルチン腫瘍

- 68歳，男性。

主　訴：約2年前から右耳下部の腫脹を自覚し前医を受診。徐々に増大傾向あるため当院紹介となる。初診時触診では右耳下部に可動性良好，2cm大，弾性硬の腫瘤を触知。圧痛や顔面神経麻痺は認めない。

超音波検査所見：図5.3.2
- 右耳下腺下極に辺縁明瞭平滑で後方エコー増強し，内部エコー均質な腫瘤を認める。
- 内部にわずかな嚢胞変性を思わせる無エコー域あり。
- 大きさは19×20×14mm大，血流シグナルは腫瘤底面を中心に辺縁に認める。
- 片側性，単発であるがワルチン腫瘍を疑う。鑑別としては多型腺腫があげられる。

MRI所見：図5.3.3
- 右耳下腺下極に19×14mm大の境界明瞭，辺縁平滑で内部エコー均質な腫瘤あり。
- T1W1で低信号，T2W1で高信号（筋肉よりは高く耳下腺実質よりは低い信号）を呈し造影MRIでは均一な造影効果を認める。
- 片側，単発だが耳下腺下極であること，信号パターンからワルチン腫瘍が鑑別の1番にあがる。

核医学検査；唾液腺シンチ所見：図5.3.4

右耳下腺下極にRI異常集積を認める。酸刺激後も集積は残存しておりワルチン腫瘍やオンコサイトーマが疑われる。

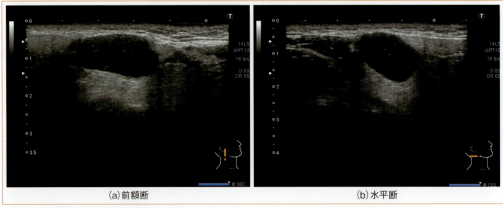

(a) 前額断　　　　　　　　　　　　(b) 水平断

図5.3.2　症例134：超音波画像

用語　ワルチン腫瘍（Warthin tumor）

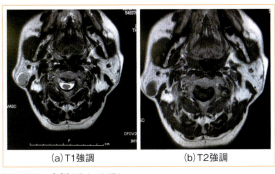

図5.3.3　症例134：MRI
(a) T1強調　　(b) T2強調

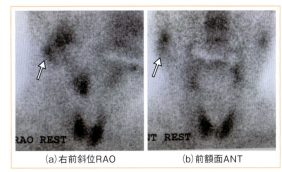

図5.3.4　症例134：唾液腺シンチ所見
(a) 右前斜位RAO　　(b) 前額面ANT

MEMO

唾液腺腫瘍まとめ
- 唾液腺腫瘍の70～80%が耳下腺腫瘍，約10%が顎下腺腫瘍である。
- 顎下腺腫瘍の約40～50%が悪性腫瘍である。
- 耳下腺腫瘍の治療法は良性，悪性に関わらず手術的治療が一般的である。
- 多型腺腫は悪性化や播種による再発がある。
- 急速に増大する腫瘤や顔面神経麻痺が出るときは，悪性腫瘍の可能性が高い。
  主な唾液腺腫瘍の鑑別点を表5.3.1に示す。

表5.3.1　主な唾液腺腫瘍の鑑別点

主な唾液腺腫瘍の特徴	良性腫瘍		悪性腫瘍	
	多彩腺腫 Pleomorphic adenoma	ワルチン腫瘍 Warthin tumor	粘表皮癌 Mucoepidermoid carcinoma	腺様嚢胞癌 Adenoid cystic carcinoma
頻度 その他	全唾液腺腫瘍の60～70% 耳下腺腫瘍の70～80% （全唾液腺腫瘍の80%が耳下腺腫瘍）	全唾液腺腫瘍の6～10% 耳下腺腫瘍では多形腺腫についで多い	全唾液腺腫瘍の数%， 唾液腺悪性腫瘍の30%	全唾液腺腫瘍の10% 耳下腺腫瘍の約3～5% 顎下腺腫瘍の約15% 血行性転移（肺・骨）が多い
	ほとんどが耳下腺（80%） 顎下腺は10%弱，播種に注意		過半数は耳下腺原発 残り半数小唾液腺に	神経周囲進展に注意
片側，両側等	片側，単発が多い	両側，多発傾向がある 10～15%	顔面神経麻痺や疼痛（＋）	
男女比	40歳代女性に多い	男性に多く喫煙と関係	女性に多い	女性に多い
年齢	30～40歳台	40～70歳台	30～40歳台，小児では最多	40～50歳台に多い
超音波所見	形状整，境界明瞭平滑 内部エコー均質， 大きいものは分葉状	境界明瞭平滑，分葉状 低エコー，後方エコー増強 部分的に囊胞形成	特異的所見に乏しいが形状不整，辺縁粗雑 境界不明瞭，内部エコー不均質は悪性を疑う	
MRI所見	腫瘍が小さいとT1で低信号，T2WIで高信号 大きくなるとともに不均一	T1で低信号 T2WIで高信号 造影は早く造影，washoutも早い	腫瘍細胞が多い部分ではT2強調像で高信号	神経周囲進展の検出はMRIが鋭敏
			T1低信号が多い，T2高信号は少ない， 内部不均質なものが多い	
CT所見	小さいと境界明瞭平滑，耳下腺より高density 囊胞化部分は低density	境界明瞭，耳下腺より高density，腺内多発，両側性のものはワルチン腫瘍が最も疑わしい	多彩，低悪性度では多形腺腫に近い	境界明瞭，多形腺腫に近いものもある
唾液腺シンチ	集積は認めない	Technetium (Tc) 99m pertechnetate 特異的に集積	集積，全身検索	

［藤岡一也］

参考文献

1) 高梨 昇：甲状腺・唾液腺アトラス，ベクトルコア，東京，2006.
2) 中村 滋：エコ蔵じいさんの楽しい超音波診断 Handy Text 3 乳腺・甲状腺・唾液腺，浅井 均（監），金芳堂，京都，2008.
3) 岩田政広：甲状腺・頸部の超音波診断　第3版，金芳堂，京都，2012.

5.3.3 耳下腺癌

● 1. 病　態

- 発生頻度は耳下腺腫瘍中20〜30％程度[1]。
- 症状として，耳下部，耳前部の腫脹が最も多く，大半は無痛性だが，痛みを伴う場合は悪性である可能性が高い[1]。
- 病理組織学的分類は多彩で，組織型により特徴はさまざまである(表5.3.2)。
- 腫瘍の急速な増大と顔面神経麻痺を認める場合は，悪性度の高い癌を疑う[2]。
- 予後は分化度により大きく異なるが，唾液腺導管癌はリンパ節転移や遠隔転移を起こしやすく予後不良である。低悪性度（高分化型）の粘表皮癌や腺房細胞癌は比較的予後がよい[1]。

● 2. 超音波検査所見[2]

- 形状不整，境界は明瞭粗ぞうまたは不明瞭。
- 内部エコーは不均一で，高エコースポットや嚢胞変性を認めるものもある。
- 後方エコーは不変〜減弱，嚢胞を伴うものや内部エコーが均一なものは増強することが多い。
- 粘表皮癌や腺房細胞癌，唾液腺導管癌などは嚢胞性部分がみられる場合がある。
- 血流は豊富であることが多い。
- 腺房細胞癌や悪性度の低い粘表皮癌などは辺縁平滑で良性腫瘍との鑑別が困難なことがある。

表5.3.2　唾液腺腫瘍の組織型分類（第3版WHO分類，2005年）

Malignant epithelial tumors	悪性上皮性腫瘍
Acinic cell carcinoma	腺房細胞癌
Mucoepidermoid carcinoma	粘表皮癌
Adenoid cystic carcinoma	腺様嚢胞癌
Polymorphous low-grade adenocarcinoma	多型低悪性度腺癌
Epithelial-myoepithelial carcinoma	上皮筋上皮癌
Clear cell carcinoma, not otherwise specified	明細胞癌，NOS
Basal cell adenocarcinoma	基底細胞癌
Malignant sebaceous tumors	悪性脂腺腫瘍
Sebaceous carcinoma	脂腺癌
Sebaceous lymphadenocarcinoma	脂腺リンパ腺癌
Cystadenocarcinoma	嚢胞腺癌
Mucinous adenocarcinoma	粘液腺癌
Oncocytic carcinoma	オンコサイト癌
Salivary duct carcinoma	唾液腺導管癌
Adenocarcinoma, not otherwise specified	腺癌，NOS
Myoepithelial carcinoma	筋上皮癌
Carcinoma ex pleomorphic adenoma	多型腺腫由来癌
Carcinosarcoma	癌肉腫
Metastasizing pleomorphic adenoma	転移性多型腺腫
Squamous cell carcinoma	扁平上皮癌
Small cell carcinoma	小細胞癌
Large cell carcinoma	大細胞癌
Lymphoepithelial carcinoma	リンパ上皮癌
Sialoblastoma	唾液腺芽腫

症例135：耳下腺癌

- 67歳，女性。

主　訴：1カ月前から右耳下部の腫脹を自覚。　　既往歴：33歳，子宮筋腫手術。肝炎。
喫　煙：なし。　　飲　酒：なし。
超音波検査所見：図5.3.5
- 右耳下腺内に24×20×14mmの低エコー腫瘤を認める。
- 形状不整，境界明瞭粗雑，内部エコー不均一，内部に石灰化を認める。
- 内部に拍動波を認める。
- 左耳下腺には特記所見なし。
- 周囲に短径が厚いリンパ節腫脹を認める。

病理診断：唾液腺導管癌，頸部リンパ節転移。

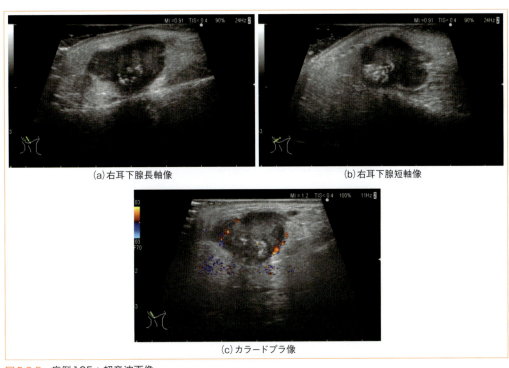

(a) 右耳下腺長軸像　　(b) 右耳下腺短軸像
(c) カラードプラ像

図5.3.5　症例135：超音波画像

MEMO

超音波検査のポイント
- 顔面神経は耳下腺の近くを走行しており，顔面神経への浸潤の有無が治療成績にも大きく影響するため，悪性腫瘍を疑う場合は，動的検査を行い咬筋などの周囲組織への浸潤の有無を確認する。
- 耳下腺深葉に発生した腫瘤は，通常のリニアプローブでは描出できないこともあるため，コンベックスプローブも用いて検査を行う。
- 耳下腺癌では腫瘤内で悪性部分と良性部分が混在したり，嚢胞を形成している場合があるので，穿刺吸引細胞診は，より悪性所見が強い部分に対して行う必要がある[3]。

［望月幸子］

参考文献

1) 日本唾液腺学会：「唾液腺腫瘍アトラス」，日本唾液腺学会，金原出版，東京，2005.
2) 髙梨 昇：「唾液腺癌」，甲状腺・唾液腺アトラス，168–173，ベクトル・コア，東京，2004.
3) 古川まどか，他：「耳下腺腫瘍の超音波診断および超音波ガイド下穿刺吸引細胞診」，口腔・咽頭科，2009；22：73–78.

5.3.4 顎下腺MALTリンパ腫

● 1. 病　態

- 唾液腺原発の悪性リンパ腫は全唾液腺腫瘍の約1〜4％を占め，大半がMALTリンパ腫（節外性辺縁帯B細胞リンパ腫）である[1]。
- 病因の一部には炎症が関係していると考えられており，シェーグレン症候群などの自己免疫疾患に合併する場合がある。また，ワルチン腫瘍から発生するものもみられる。
- 多くは60歳以上にみられ，女性に多い[1]。
- 唾液腺の腫脹で気づくことが多く，疼痛は伴わない[1]。
- 発育は緩徐で外科切除が奏効し，リンパ節の悪性リンパ腫と比べると予後は良好。放射線治療も有効である[1]。

● 2. 超音波像[2]

- 境界明瞭な腫瘤でエコー輝度は低い。
- 腫瘤内部に淡い点状や線状の高エコーを伴う。
- 後方エコーの増強を認める。
- 血流は豊富である。
- 耳下腺や対側の顎下腺にも同様の腫瘤を認めることがある。

症例136：顎下腺MALTリンパ腫

- 65歳，女性。

主　訴：左顎下部の腫脹を自覚。徐々に増大してきた。痛みなし。
既往歴：26歳，虫垂炎。
喫　煙：30〜35歳　1日10本。　　飲　酒：なし。
血液検査所見：LD 259U/L，可溶性IL-2レセプター 1,710U/mL
超音波検査所見：図5.3.6

- 左顎下腺に53×36×31mmの腫瘤を認める。
- 形状分葉状，内部低エコー，内部に線状の高エコーを認める。
- 後方エコーの増強を認める。
- 右顎下腺にも同様の腫瘤を認める。
- 動的検査で変形する。
- 周囲のリンパ節は反応性腫脹の所見を呈する。

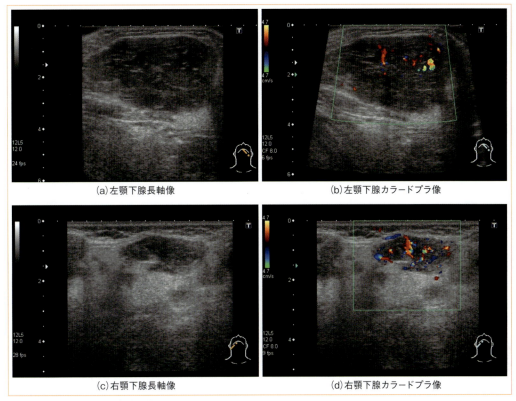

(a) 左顎下腺長軸像　　(b) 左顎下腺カラードプラ像
(c) 右顎下腺長軸像　　(d) 右顎下腺カラードプラ像

図 5.3.6　症例 136：超音波画像

MEMO

超音波検査のポイントなど

- 悪性リンパ腫は，他の唾液腺癌と比べると柔らかいため，動的検査を行い，腫瘤が変形することが鑑別の一助となる。また，血流豊富であることも特徴の 1 つであり，ドプラ検査は必須である。
- 顎下部や耳下部リンパ節が原発の悪性リンパ腫と唾液腺内に発生した悪性リンパ腫はしばしば鑑別が困難なことがあるため，動的検査を行い，腫瘤と唾液腺との可動性を確認する必要がある。
- 唾液腺原発の悪性リンパ腫は，MALT リンパ腫の他に，濾胞性リンパ腫やびまん性大細胞型リンパ腫などがある。濾胞性リンパ腫は，MALT リンパ腫と同様に低悪性度で発育は緩徐であり比較的予後はよい。治療は，化学療法が奏効する。びまん性大細胞型リンパ腫は浸潤性に増殖し，悪性度が高く，新しく発生するものと MALT リンパ腫や濾胞性リンパ腫から移行するものがある。治療は，一般的に化学療法が行われる[1]。

［望月幸子］

参考文献

1) 日本唾液腺学会：「悪性リンパ腫」，唾液腺腫瘍アトラス，152–157，金原出版，東京，2005.
2) 髙梨 昇：「悪性リンパ腫」，甲状腺・唾液腺アトラス，174–175，ベクトル・コア，東京，2004.

5.4 リンパ節

5.4.1 結核性リンパ節炎

● 1. 病　態

- 頸部リンパ節結核は肺外結核の中で胸膜炎の次に多い。
- 初感染の肺門・縦隔リンパ節からリンパ行性に生じるものと，扁桃や咽頭粘膜から直接侵入した菌がリンパ行性に播種するものがある。
- 頸部に孤立性のリンパ節腫脹を来し，圧痛は伴わない（有痛性は5%前後），徐々に腫脹することが多い。
- 好発年齢は10～30歳台，既往に肺結核があるものは50～60%である。
- 病期（Ⅰ初期腫脹型，Ⅱ浸潤型，Ⅲ膿瘍型，Ⅳ潰瘍・瘻孔型，Ⅴ硬化型）により多彩な臨床症状を呈する。
- 抗酸菌を証明する検査としては抗酸菌塗抹検査，抗酸菌培養検査，核酸増幅法が行われる。

● 2. 超音波検査所見

- Bモード所見：病期によりさまざまな性状のエコー像を呈する。初期では境界明瞭，進行とともに不明瞭となり，融合傾向あり，内部は不均一で，低エコーとその辺縁の淡い高エコー帯，strong echoが観察される。リンパ節門様エコーは消失，長径／短径比（L/T比）は2以上または2未満である。
- ドプラ所見：血流シグナルは辺縁の淡い高エコー帯領域にみられる。
- 短期間（約2～4週間）の再検査で罹患リンパ節の超音波検査所見（リンパ節の形状や内部エコーの性状，融合傾向出現）が大きく変化することも結核性リンパ節炎の特徴である。

症例137：結核性リンパ節炎

- 70歳台，女性。

主　訴：左頸部腫瘤。　　既往歴：高血圧，脂質異常症，狭心症，結核といわれたことがあるが治療歴はなし。
現病歴：数週間程前に左頸部に腫瘤を自覚し，他院の超音波検査で左胸鎖乳突筋内側に腫瘤を指摘され，精査目的にて当院受診。発熱や疼痛なし。
血液生化学所見：表5.4.1
抗酸菌：塗抹鏡検（チールネルゼン法）　陰性ガフキー0号　　TB培養　陽性　　TB-PCR　陽性
穿刺吸引細胞診：GRANUROMATOUS INFLAMMATION (tuberculosis suspected)
【検査目的】左頸部腫瘤の精査
超音波検査所見：図5.4.1

- 左内深頸部に7～8個の低エコー腫瘤を認めリンパ節腫脹が疑われる。
- 最大径は21×16mm大（L/T比 1.3），本人指摘部である。境界は比較的明瞭である。
- 内部のエコーレベルは低く，辺縁は淡く高エコーに描出され，リンパ節門様エコーは不明瞭化している。
- 内部に明らかなstrong echoは認めない。
- ドプラ法にて辺縁の高エコー部分に血流シグナルを認めるが，中心部の低エコー部には血流シグナルは認めない。
- 右頸部には扁平状でリンパ節門様エコーを有するリンパ節腫脹を認める。

　以上の所見より，超音波検査上，左頸部リンパ節腫脹は結核性リンパ節炎の可能性が疑われる。鑑別としては転移性リンパ節腫脹があげられる。右頸部リンパ節腫脹は反応性腫脹が疑われる。

用語　長径／短径比 (longitudinal/transverse ratio；L/T比)

表5.4.1 症例137：血液生化学所見

WBC (×10³/μL)	8.1	好中球 (%)	74.0	リンパ球 (%)	19.2	IL-2R (U/mL)	927
好酸球 (%)	1.2	好塩基球 (%)	1.0	異型リンパ球 (%)	0	単球 (%)	4.6
AST (U/L)	17	ALT (U/L)	16	LD (U/L)	224		

（赤字は高値）

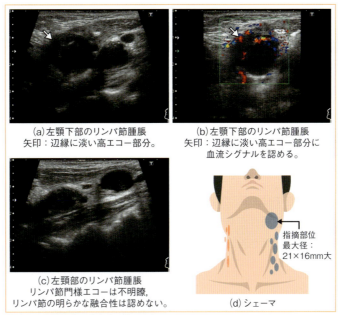

(a) 左顎下部のリンパ節腫脹
矢印：辺縁に淡い高エコー部分。

(b) 左顎下部のリンパ節腫脹
矢印：辺縁に淡い高エコー部分に血流シグナルを認める。

(c) 左頸部のリンパ節腫脹
リンパ節門様エコーは不明瞭、リンパ節の明らかな融合性は認めない。

(d) シェーマ
指摘部位
最大径：21×16mm大

図5.4.1 症例137：超音波画像・シェーマ

MEMO

臨床所見および問診時のポイント

・結核の既往の有無に関わらず、数カ月〜1年にわたる慢性的なリンパ節腫脹を認める。
・初期は孤立性で無痛であるが、炎症が進むと塊状となり痛みを伴う場合がある。膿瘍形成を伴う場合には化膿性リンパ節炎とは異なり、発赤や自発痛に乏しい。
【ポイント】検査前に、①腫脹部の確認（片側または両側）、②いつから腫れてきたのか（急速または緩慢）、③疼痛はあるのか、④既往（結核や悪性腫瘍）など問診すると役立つ情報が得られる。本症例は比較的短期間に疼痛のないリンパ節腫脹がみられ、まずは悪性リンパ腫が疑われるが、結核の既往があれば鑑別の一助になる情報である。

超音波検査およびレポート記載時のポイント

・リンパ節内の著明な低エコー部分は乾酪壊死巣を反映し、その周囲の淡い高エコー帯領域は類上皮細胞やLangerhans型巨細胞を含む乾酪壊死周囲の非特異的肉芽組織群を反映している。リンパ節内の性状を詳細に評価することが重要である。
・石灰化様エコーは、病理組織学的には石灰化ではなく、乾酪壊死部位の中の壊死物質の凝集や硝子変性部分を反映している[1]。この所見は特徴的とされているが描出される頻度は1/3の症例しか認められず、ときに悪性リンパ腫との鑑別が困難である[1,2]。
・ドプラ法では、血流シグナルは辺縁の淡い高エコー帯領域にみられる。低エコー域には血流シグナルがみられないことで、悪性リンパ腫との鑑別の一助になる[2]。
・比較的短期間でサイズと内部エコーの変化が認められるため、Bモード上の特徴的な所見が乏しい症例は2〜4週間後に再検査し、内部性状の変化を捉えることが診断に有用となる[1]。
・結核を想定されず生検された場合に検体の取り扱い上、業務感染の危険が生じる可能性があるので、超音波検査で結核疑い症例を事前に拾い上げ臨床に報告することは、非常に重要である[3]。

［五嶋玲子］

参考文献

1) Asai S, et al.: Ultrasonogahic differentiation between tuberculous lymphadenitis and malignant lymph nodes. J Ultrasound Med. 20：533-8, 2001
2) 浅井さとみ, 他：「頸部結核性リンパ節炎のドプラモード超音波検査の有用性」, 日本臨床内科医会会誌 2008；23：423-6.
3) 浅井さとみ, 宮地勇人：「超音波検査の報告書作成 臨床検査専門医の役割と実践」, Lab Clin Pract 2013；31：61-7.

5.4.2 伝染性単核球症

● 1. 病態

- 伝染性単核球症はエプスタイン・バーウイルス（EBV）の初期感染による感染症である。
- キスなどで唾液を介して直接あるいは飛沫感染する。
- 潜伏期間は長く，6〜8週間後に咽頭扁桃炎・発熱・リンパ節腫脹の三主徴として発症する。
- 小児から若年成人に発症し，日本では2〜3歳までに70％，20歳台では90％以上が抗体を持っている。小児期の感染ではほとんど症状が出ないが，思春期以降の感染では50％が発病する。
- 血液生化学所見では，AST，ALT，LDの増加，異型リンパ球の増加を認める。血小板の減少を認めることがある。抗VCM-IgM抗体価上昇，EBNA抗体陰性でEBVの初感染により伝染性単核球症と診断される。
- 表在リンパ節の腫脹部位としては，後頸部や頸部にみられる。
- 眼瞼浮腫や肝脾腫が認められる場合がある。
- 感染後数週間で自然に治り，リンパ節腫脹も軽快する。

● 2. 超音波検査所見

- Bモード所見：形状は扁平形〜卵円形，L/T比は1.5〜2以上である。境界明瞭，実質は低エコーで均一，中央に高エコーのリンパ節門が観察される。リンパ節門は左右対称，中央に存在する。リンパ節の中心壊死はみられない。周囲の輝度が増強し，後方エコーは増強する。融合性はみられない。
- ドプラ法所見：血流シグナルはリンパ節門領域に沿って検出される。

症例138：伝染性単核球症

- 20歳台，男性。
- 主訴：左顎下部腫脹。　既往歴：特記すべきことなし。
- 現病歴：数日前より左顎下部の腫脹あり。発熱や疼痛はない。
- 血液生化学所見：表5.4.2
- 【検査目的】左顎下部の腫脹精査。
- 超音波検査所見：図5.4.2
- 両側頸部に多数の低エコー腫瘤を認め，内部にリンパ節門様エコーを有することからリンパ節腫脹が疑われる。最大径は右上内深頸部リンパ節：35×13mm大（L/T比2.7），左上内深頸部リンパ節：27×9mm大（L/T比3），左顎下部リンパ節：26×17mm大（L/T比1.5）である。
- 本人指摘部位には左顎下部リンパ節腫脹が描出される。
- いずれもリンパ節は扁平状，多くにリンパ節門様エコーを認めるものの一部偏位しているものがある。
- 後方エコーは軽度増強を認めるが，実質エコー輝度の低下は明らかではない。
- ドプラ法にて，リンパ節門領域に沿った血流シグナルを認める。
- 超音波検査上，EBV感染などによるリンパ節腫脹が疑われる。
  ※2カ月後の超音波画像（図5.4.2.f）
- 本人指摘の左顎下部リンパ節は26×17mm大から16×8mm大と縮小傾向である。

用語　エプスタイン・バーウイルス（Epstein-Barr virus；EBV）

表5.4.2　症例138：血液生化学所見

WBC（×10³/μL）	10	好中球（％）	39.5	リンパ球（％）	44.0	単球（％）	3.0
好酸球（％）	0.5	好塩基球（％）	0.0	異型リンパ球（％）	12	LD（U/L）	340
AST（U/L）	72	ALT（U/L）	94	CRP（mg/dL）	0.75	EB抗VCA-IgG（倍）	80
EB抗VCA-IgM（倍）	40	EB抗EBNA（FA）	<10				

（赤字は高値）

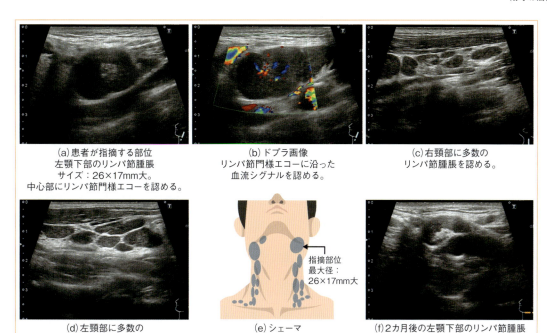

図5.4.2　症例138：超音波画像・シェーマ

(a) 患者が指摘する部位
左顎下部のリンパ節腫脹
サイズ：26×17mm大。
中心部にリンパ節門様エコーを認める。

(b) ドプラ画像
リンパ節門様エコーに沿った
血流シグナルを認める。

(c) 右頸部に多数の
リンパ節腫脹を認める。

(d) 左頸部に多数の
リンパ節腫脹を認める。

(e) シェーマ
指摘部位
最大径：
26×17mm大

(f) 2カ月後の左顎下部のリンパ節腫脹
サイズ：16×8mm大，縮小がみられる。

MEMO

臨床所見および問診時のポイント

　EBV感染症の場合，頸部リンパ節腫脹は急速で両側性にみられることが多い[3]。リンパ節腫脹部に疼痛を伴うことがあるが，EBVを含むウイルス性感染症の場合は，細菌性感染症（化膿性リンパ節炎）に比べ疼痛は軽く，ない場合もある。また，発熱や上気道炎症状を認めることが多い。

　【ポイント】検査前に，①腫脹部の確認（片側または両側），②いつから腫れてきたのか（急速または緩慢），③痛みはあるのか，④発熱の有無などを問診すると役立つ情報が得られる。本症例は発熱や疼痛はなかったが，2日前より頸部リンパ節が急速増大した。また，EBVに対する抗体反応検査は多数あるが，急性期の感染ではEBNA抗体が陰性，EB抗VCA-IgMが検出される[2]。本症例も急性期感染であった。

超音波検査およびレポート記載時のポイント

- 多数のリンパ節の腫脹を認めるが，中心部に高エコーのリンパ節門様エコーが観察されるか否か，また偏位や消失しているか否か，リンパ節に融合傾向を認めるか否かを確認する。
- ドプラ法による血流シグナルは，リンパ節門領域に沿って描出される[3]。
- 2～4週間後の再検査によりリンパ節のサイズの縮小や血流シグナルの消失などの経時的変化がみられるため[3]，前回と比較できるような画像の記録およびレポートの記載を行う。本症例は2カ月後の超音波検査で左顎下部リンパ節腫脹は縮小を認めた。

［五嶋玲子］

参考文献

1) 河本敦夫：「悪性リンパ腫とリンパ節炎を鑑別するポイントは何か」，Medical Technology 2013；41（13）．
2) 築根 豊：「悪性リンパ腫診療実践マニュアル，1.リンパ節腫脹の診かたと鑑別」，Modern Physician 2011；31（12）．
3) 浅井さとみ：超音波×病理の対比アトラス，検査と技術 増刊号 2014；42（10）．

5.4.3　悪性リンパ腫

● 1. 病　態

- 悪性リンパ腫は，ホジキンリンパ腫と非ホジキンリンパ腫（B細胞リンパ腫，TおよびNK細胞リンパ腫）に大別される。
- ホジキンリンパ腫は，日本では悪性リンパ腫の10％前後（欧米では30〜50％）を占め，頸部・胃・縦隔に好発する。非ホジキンリンパ腫は，日本では悪性リンパ腫の90％を占め，びまん性大細胞型B細胞性リンパ腫が多い。
- びまん性大細胞型B細胞性リンパ腫は中高年層での発症が最も多い。
- 頸部リンパ節腫脹を主訴とする患者の8割以上が良性リンパ節腫脹であり，悪性疾患（悪性リンパ腫，転移性癌）によるものは1〜18％と報告によってまちまちである。超音波検査上，悪性リンパ腫は一部の良性疾患（組織球性壊死性リンパ節炎（菊池病），結核性リンパ節炎など）や転移性リンパ節の中には，鑑別が困難な症例がある。

● 2. 超音波検査所見

- Bモード所見：形状は卵円形〜類円形，L/T比は2以下である。境界明瞭，辺縁不整，内部は点状・細かい線状エコー，リンパ節門は消失し，後方エコーは著明に増強する。周囲のエコー輝度は不変，融合傾向を認める。
- ドプラ所見：血流シグナルはリンパ節門領域およびリンパ節末梢領域にみられる。

症例139：悪性リンパ腫

- 70歳台，女性。

主　訴：左頸部腫瘤。　　既往歴：食道アカラシア。
現病歴：数週間前より左頸部に腫瘤を自覚した。発熱や夜間発汗なし。咽頭症状なし。
血液生化学所見：表5.4.3
病理所見：リンパ節生検
　　　　　MALIGNANT LYMPHOMA (diffuse large B-cell lymphoma)
【検査目的】頸部リンパ節腫脹のため精査。
超音波検査所見：図5.4.3
- 左顎下部から鎖骨上窩にかけて多数の低エコー腫瘤を認め，リンパ節腫脹が疑われる。
- 形状は楕円形から類円形，最大径は左顎下部の25×20mm大（L/T比1.3）である。
- 内部エコーレベルは低く，リンパ節門様エコーは不明瞭化し，後方エコーの増強を認める。
- 大きいものは内部に細かい線状エコーを認める。一部，リンパ節の融合所見を認める。
- ドプラ法にて，辺縁より内部に流入する血流シグナルを認める。
- 右頸部にいくつかの扁平状のリンパ節門様エコーを有するリンパ節腫脹を認める。

　以上の所見より超音波検査上，左頸部リンパ節腫脹は悪性リンパ腫の可能性が疑われる。右頸部リンパ節腫脹は反応性腫脹が疑われる。

表5.4.3　症例139：血液生化学所見

WBC (×10³/μL)	4.4	好中球 (%)	58.8	リンパ球 (%)	26.9	単球 (%)	10.9
好酸球 (%)	2.7	芽球 (%)	0.7	異型リンパ球 (%)	0	AST (U/L)	28
ALT (U/L)	24	CRP (mg/dL)	<0.09	LD (U/L)	201	IR-2R (U/mL)	1,090

（赤字は高値）

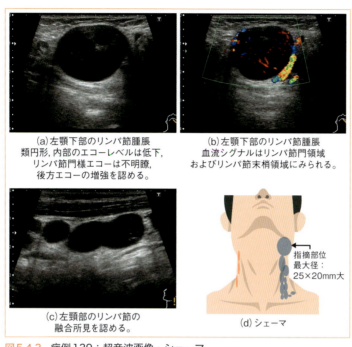

(a) 左顎下部のリンパ節腫脹
類円形，内部のエコーレベルは低下，リンパ節門様エコーは不明瞭，後方エコーの増強を認める。

(b) 左顎下部のリンパ節腫脹
血流シグナルはリンパ節門領域およびリンパ節末梢領域にみられる。

(c) 左頸部のリンパ節の融合所見を認める。

(d) シェーマ
指摘部位
最大径：25×20mm大

図5.4.3　症例139：超音波画像・シェーマ

MEMO

臨床所見および問診時のポイント

・数週間〜数カ月間かけて進行し，無痛性の場合が多いが，急速に増大する場合には疼痛を伴うことがある。
・びまん性大細胞型B細胞性リンパ腫は発症時の30%の患者に疲労感，発熱，夜間発汗，体重減少などの症状がみられる。
・LDの上昇，可溶性インターロイキン2受容体 (sIL-2R) の上昇は悪性リンパ腫以外においても多数認められるが，2,000 U/L以上の場合には悪性リンパ腫を念頭におく。

【ポイント】検査前に，①いつから腫れてきたのか（急速または緩慢），②痛みはあるのか，③発熱や寝汗，体重減少の有無などを問診すると役立つ情報が得られる。本症例はリンパ腫患者に特有の発熱や夜間発汗がなく超音波検査が初期診断の決め手となった。また，無痛性で多発するリンパ節腫脹は悪性リンパ腫を疑う所見であり，本症例も腫脹部に疼痛はなかった。

超音波検査時およびレポート記載時のポイント

・びまん性大細胞型B細胞性リンパ腫では，複数個のリンパ節腫脹，内部は低エコー（点状・線状高エコーがみられる），後方エコーの増強，隣接するリンパ節には融合傾向がみられる。未治療の場合には，内部に石灰化エコーはみられない[1]。
・ドプラ検査上，リンパ節門領域とリンパ節末梢領域の両方に血流シグナルを認め，転移性の場合は末梢領域のみ血流信号がみられる点で鑑別可能となる場合がある[2]。リンパ節内の血流信号を詳細に評価する上で，ドプラゲインが低い場合や流速レンジが高い場合には過小評価となるため，これらの調整は非常に重要である。
・リンパ節生検では最大径が15mm以上のリンパ節を選択し，可能であれば全摘出することが重要であり，血管との位置関係や皮膚からの距離が可視化できるような画像提供も必要である[3]。

［五嶋玲子］

参考文献

1) 浅井さとみ，宮地勇人：「リンパ節の臨床検査：超音波検査」Medical Technology 2004；32：64-8.
2) 浅井さとみ，松下弘道，他：「悪性リンパ腫の診断プロセスにおける超音波検査の有用性」Lab Clin Pract, 2011；59：89-96.
3) 浅井さとみ，宮地勇人：「"臨床的"検査データのとらえ方」Medical Technology, 2011；39：1061-64.

5.5 その他

5.5.1 関節リウマチ

1. 病態と症状

- 関節リウマチ（RA）は，膠原病の一種で自己免疫により関節の滑膜に炎症が起こり，関節痛，関節腫脹がみられ，軟骨や骨の組織を破壊し，ついには変形や機能障害を生じる疾患である（図5.5.1）。
- 患者数は70〜100万人ともいわれ，高齢化に伴い増加傾向にある。
- 好発年齢は30〜50歳台がピークとなり，女性の占める割合が男性の4倍にもなる。
- 症状として，朝のこわばり（morning stiffness）が特徴的である。この症状の持続時間はRA自体の活動性と関連しているといわれている。
- 関節炎の症状は，多発性・対称性・移動性で，手指の関節に好発し，足・足趾・肘・膝・足関節などの中小関節が侵されるのが特徴である。
- 微熱・倦怠感・食欲不振などの全身症状，間質性肺炎などの肺病変，眼症状，皮膚症状など関節以外も侵されるため，全身管理が必要とされる疾患である。
- RAは，現在，早期に発見し，適切な治療が行われた場合，症状がほとんどない状態の「寛解」に至ることも可能となった。

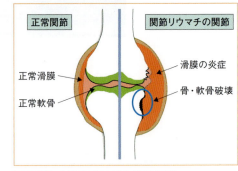

図5.5.1 関節リウマチの関節の変化

2. 検査

- 注目すべき血液検査項目として，リウマトイド因子（RF）・抗CCP抗体，MMP-3・CRP・赤血球沈降速度（血沈）などがあげられる。
- 血液検査は数値の結果のみで判断するのではなく，採血の時期・検査の組み合わせに注目することでRA病態の推移やRA以外の鑑別などに役立つ。

3. 診断基準と治療

- RAの診断は，米国リウマチ学会の1987年改訂分類が世界で一般的に使用されてきた。2010年には，米国リウマチ学会と欧州リウマチ学会から，RAの基本概念である「持続性／びらん性関節炎」のリスクが高い患者を同定することを目的とした新分類基準が発表された（表5.5.1）[1]。
- RAの治療体系は大きく進化し，従来の抗リウマチ剤の投与から現在では，免疫抑制剤メトトレキサートがRA治療薬の中心となっており，世界のリウマチ治療の柱になっている。この薬剤の投与によっても活動性が高い場合には，早期に生物学的製剤の投与が検討される。

用語 関節リウマチ（rheumatoid arthritis；RA），リウマトイド因子（rheumatoid factor；RF）

表5.5.1 RAの診断：米国リウマチ学会と欧州リウマチ学会による新分類

1カ所以上に明らかな滑膜炎（腫脹）があり，他のリウマチ性疾患の症状として説明できない場合，下記のカテゴリースコアの合計が6点以上のものをRAに分類する
■関節所見＊
　1　　大関節に腫脹または圧痛あり　　0点　　　2〜10　大関節に腫脹または圧痛あり　　1点
　1〜3　小関節に腫脹または圧痛あり　　2点　　　4〜10　小関節に腫脹または圧痛あり　　3点
　＞10　関節（少なくとも1小関節）　　5点
■血清学的因子（正常上限の3倍以上）
　リウマトイド因子，抗CCP抗体がともに陰性　　　　　　　0点
　リウマトイド因子，抗CCP抗体の少なくとも1項目が陽性（低力価）　2点
　リウマトイド因子，抗CCP抗体の少なくとも1項目が陽性（高力価）　3点
■炎症マーカー
　CRP，赤沈がともに陰性　0点　　　　　CRP，赤沈のいずれかが異常　1点
■罹病期間（症状持続期間）
　6週未満　0点　　　　　　　　　　　　6週以上　1点
＊関節所見
　大関節：肩関節，肘関節，股関節，膝関節，足関節　　小関節：中手指節間関節（MCP関節），
　近位指節間関節（PIP関節），第2〜5中足指節間関節（MTP関節），第1指節間関節（IP関節），手関節

（Aletaha D, et al：2010 Rheumatoid arthritis classification criteria：an American College of Rheumatology/European League Against Rheumatism collaborative initiative. Arthritis Rheum 62：2569-2581, 2010 より）

● 4. 関節リウマチ診療における超音波検査の定義

　Wakefieldらが報告したOutcome Measures in Rheumatoid Arthritis Clinical Trials（OMERACT）[2]の定義に則して示す。

(1) 滑膜増殖（図5.5.2.a）
　関節内の異常構造物として淡い低エコーとして描出される。圧縮性および移動性がなく血流を伴うことがある。炎症の度合いについては関節内の血流シグナルを検索する。

(2) 滑液貯留（図5.5.2.b）
　関節内に無エコーから低エコー域で圧縮性と移動性のあるスペースとして描出される。健常者でも少量検出されることもある。ドプラ法では表示されないことが特徴である。

(3) 骨びらん（図5.5.2.c）
　高エコー輝度の骨皮質の欠損として描出され，縦断・横断の両画像で検出された場合に骨びらんと判定する。骨びらんはRAに比較的特徴的な骨病変である。

(4) 腱鞘滑膜炎（図5.5.2.d）
　RAの初期には手の掌側の腱鞘性滑膜炎が観察されることが多い。腱鞘の中に低〜無エコーの肥厚した組織として描出される。周囲に液体を伴うこともあり，ドプラ法で血流シグナル認めることもある。

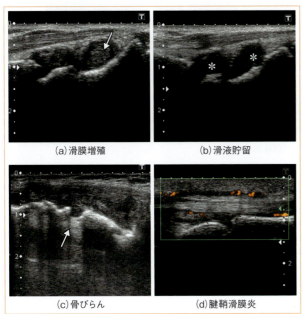

図5.5.2　関節リウマチ診療における超音波検査の定義
Wakefieldらが報告したOutcome Measures in Rheumatoid Arthritis Clinical Trials（OMERACT）[2]の定義に則して示す。
(a) 手関節にみられた滑膜肥厚（矢印が肥厚した滑膜）
(b) 手関節に見られた滑液貯留（＊印のフリースペースが滑液）
(c) 膝関節にみられた骨びらん（矢印がびらん部分）
(d) 腱鞘滑膜炎（パワードプラ法で多数の血流シグナルを認める）

MEMO

リウマチによる病態および病勢の正確な把握が，治療および予後の重要な鍵となる．さまざまな背景の中，MRI，超音波検査などの高解像度画像診断技術を適切に使用して「体表からは識別できない病変を視覚化」する技術が急速に発展した．日本リウマチ学会から「リウマチ診療のための関節エコー撮像法ガイドライン」が発刊されている．

症例140：関節リウマチ

- 60歳台，女性．

主　訴：手関節痛・腫脹．
現病歴：約1年前より手関節に圧痛が出現し，整形を受診．若干の骨にダメージを認めていたが様子をみることとなり痛み止めと湿布で対処していた．2カ月前頃より手関節に腫脹が現れ当院受診．
血液生化学検査所見：RF 24IU/mL（18以下），MMP-3 81.0ng/mL（17.3～59.7），
　　　　　　　　　　WBC 5.59×10³/μL（3.5-8.5），CRP 0.5mg/dL（0.3以下），抗CCP抗体 13.4U/mL（4.5未満）
　　　　※（ ）内は基準範囲
画像検査所見：図5.5.3，5.5.4
【検査目的】右手関節に関節腫脹部位の精査．
- 単純X線写真では，腫脹部位に骨融合を認める．
- MRI画像のT1強調冠状断像に骨侵食，STIR冠状断像骨髄浮腫を認める．

超音波検査所見：図5.5.5
- 橈骨手根関節，手根間関節，第5指中足指節関節（MTP関節）に滑膜肥厚，滑液貯留，骨びらん，滑膜肥厚に伴う血流シグナルを認める．
- 上腕二頭筋長頭腱に滑膜肥厚また，それに伴う血流シグナル，滑液貯留を認める．

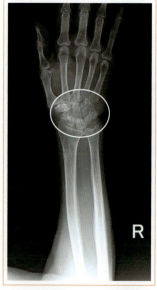

図5.5.3　症例140：右手関節
　　　　単純X線写真
手根骨の骨融合（○印）．

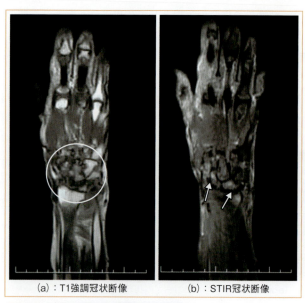

　　(a)：T1強調冠状断像　　　　(b)：STIR冠状断像

図5.5.4　症例140：右手関節MRI画像
(a) 境界明瞭な低信号あり骨侵食を認める（○）．
(b) 手根骨に境界不明瞭な高信号があり骨髄浮腫を認める（矢印）．

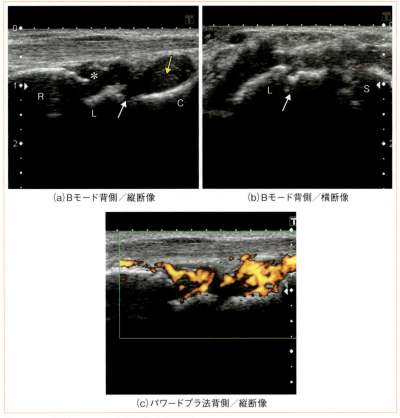

図5.5.5 症例140：超音波画像（手関節）
(a) 高度の滑膜肥厚（黄色矢印）および滑液貯留（*），骨びらん（骨皮質の不整）（白矢印）を認める。
(b) 高度の滑膜肥厚および滑液貯留，骨びらん（骨皮質の不整）（白矢印）を認める。
(c) 肥厚した滑膜内部に血流シグナルを認める。骨皮質の不整内部に一部血流シグナルを認める。
R：橈骨，L：月状骨，C：有頭骨，S：舟状骨

MEMO

超音波検査での評価法

・断層法によるスコアリング
　スコアリングは各施設で個々の評価をしているのが現状である。現在は，滑膜増殖の程度を半定量スコアリングで，Grade0（なし）〜3（重症）段階に分類する半定量評価が多く使用されている。

・パワードプラ法によるGrade分類
　炎症評価において有用な情報である。Gradingによる半定量的方法が，比較的よく使われており半定量スコアリングで，Grade0（なし）〜3（重症）に分類している。関節全体を観察して最も高度な所見をその関節のgradeとする。

超音波検査時の注意事項

・検査時，プローブにゼリーを多く塗布し骨表に対し，垂直にあて関節全体を観察する。所見は，一番強く表れている所で評価する。
・正常の腱組織は，線状の高エコー像として層状に描出される（fibrillar pattern）。腱にプローブが垂直にあたっていなければ，アニソトロピー（異方性）により内部エコーは低エコーを呈する。腱の病態所見と解釈しないためには，腱の走行像の確認が必要である。
・患者の病態背景・薬剤など治療の有無または経過の把握が重要である。

［西森 美佐子］

参考文献

1) Aletaha D, et al：2010 Rheumatoid arthritis classification criteria：an American College of Rheumatology/European League Against Rheumatism collaborative initiative. Arthritis Rheum 62：2569-2581, 2010
2) Wakefield RJ, et al：The OMERACT Ultrasound Group：status of current activities and research directions. J. Rheumatol 34：48-851, 2007

5.5.2　腱板断裂

● 1. 病　態

- 肩関節痛の原因として，腱板断裂は凍結肩（一般的には四十肩や五十肩と呼称されている）や石灰性腱炎と並んで頻度の高い疾患である（表5.5.2）。
- 40～60歳台の男性に多い（男女比 3：2）。
- 動作時や夜間の肩関節の痛みを主訴とすることが多い。
- 腱板は棘上筋，棘下筋，小円筋，肩甲下筋の4つの筋から構成され，最も断裂頻度が高いのは棘上筋腱，次いで棘下筋腱である。
- 棘上筋の大結節付着部付近は血流が乏しい場所であり，障害や損傷の好発部位であることからcritical zoneとよばれる。
- 若年者は外傷による腱板断裂が多く，高齢者では加齢に伴う組織変性によって自然に生じる自然断裂が多い。
- 時間が経過している大きな断裂患者では棘下筋や棘上筋が委縮するため，後方からの視診により肩甲棘下の膨らみがなくなっているのが観察可能である。
- 治療には注射療法や運動療法などの保存療法と手術療法があるが，多くの患者は保存療法で痛みは軽快する。
- 手術療法には関節鏡視下と直視下手術がある。近年では傷痕の少ない低侵襲な関節鏡視下手術が普及している。

MEMO

超音波検査による肩関節痛の評価

　肩関節痛の原因にはさまざまな要因があるが，痛みの原因により治療が異なるため超音波検査によって腱板断裂を発見することは非常に有用であると考える。リウマチ性多発筋痛症（PMR）は，腱板断裂同様に肩関節痛などを主訴とする疾患である。近年，European League Against Rheumatism/American College of Rheumatology（EULAR/ACR）のPMR診断基準（表5.5.3）に超音波評価が加わったことからも[1]，肩関節の評価における超音波検査の重要性が一層高まってきたと思われる。

表5.5.2　疾患別の特徴

疾患名	腱板断裂	凍結肩	石灰性腱炎
主　訴	動作時・夜間の肩関節の痛み	動作時・夜間の肩関節の痛み	突然起きる激しい肩関節の痛み
好発年齢	40～60歳台	50～60歳台	40～50歳台
性　差	男性に多い（やや）	なし	女性に多い

表5.5.3　2012 Provisional Classification Criteria for Polymyalgia Rheumatica（ACR/EULAR）

項　目	超音波検査なし 点数（0～6）	超音波検査あり 点数（0～8）
朝のこわばり（45分越）	2	2
臀部痛or動作制限	1	1
RF or ACPA陰性	2	2
肩と腰以外に関節症状なし	1	1
超音波検査において，1つ以上の肩関節に三角筋下滑液包炎 or 二頭筋腱鞘滑膜炎 or 肩甲上腕関節の滑膜炎，and 1つ以上の股関節に滑膜炎 or 転子部滑液包炎		1
超音波検査において，両肩関節に三角筋下滑液包炎 or 二頭筋腱鞘滑膜 or 肩甲上腕関節の滑膜炎		1

※スコア4点以上（超音波検査なし），5点以上（超音波検査あり）で分類。

（Dasgupta B, et al. 2012 Provisional classification criteria for polymyalgia rheumatica：a European League Against Rheumatism/American College of Rheumatology collaborative initiative. *Arthritis Rheum*. 2012；64：943-954.より引用）

　用語　　リウマチ性多発筋痛症（polymyalgia rheumatic；PMR）

2. 分類

- 腱板は均一な内部構造ではなく，異なる性質の5層構造から成る．第1層と第4層は烏口上腕靱帯から連続する線維，第2層は太く密に集まった線維，第3層は粗な線維，そして第5層は関節包である．
- 腱板断裂は，完全（全層）断裂（Complete tearまたはfull-thickness tear）と不全（部分）断裂（Incomplete tearまたはpartial tear）に分類される[2]．前者は断裂の大きさにより，小断裂，中断裂，大断裂，広範囲断裂に分類され，後者は滑液包面断裂（Bursal side），関節包面断裂（Articular side），腱内断裂（Interstitial）に分類される（表5.5.4）．
- 完全断裂は腱板が全層にわたって断裂するため，関節包と肩峰下滑液包間が交通する．したがって，多量の関節液貯留を観察する場合は完全断裂を疑う．

3. 超音波検査所見

- 超音波検査では，肩関節前方走査により上腕二頭筋長頭腱（LHB）と肩甲下筋腱（SSC）を，外上方走査によって主に棘上筋腱（SSP）と棘下筋腱（ISP）を観察する．
- LHB断裂では，結節間溝内からの消失（empty groove）やfibrillar patternの消失を確認する．
- 腱板断裂は，大結節の付着部の不整像や，peribursal fatとよばれる肩峰下滑液包上の脂肪層を示す線状高エコーの陥凹・突出・平坦化が観察される[3]．
- 全層断裂では，肩峰下滑液包内の滑液貯留を描出することが多いが，高齢者にみられる加齢に伴う変性による自然断裂では貯留を認めないことも多い．

MEMO

腱板の脂肪浸潤評価

腱板断裂患者の手術の成功率や術後の機能回復に，腱板内の脂肪浸潤や筋萎縮が大きく影響することが明らかになっている．したがって，術前のCTもしくはMRI検査によって断裂筋の脂肪変性程度を評価し，術後再断裂の可能性を考慮して手術適応から除外する分類（Goutallier分類など）[4]がある（表5.5.5）．超音波検査によっても，ある程度脂肪浸潤を評価することが可能であるため，レポート作成の際に，断裂程度と同時に筋の脂肪浸潤についてもコメントすると有用な情報になり得ると思われる．

表5.5.4　断裂の分類（Cofield分類）

完全断裂（Complete tear, full-thickness tear）
- Small tear（SC）：1cm以下
- Medium tear（MC）：1〜3cm以下
- Large tear（LC）：3〜5cm程度
- Massive tear：5cm以上

（Cofield, *Surg Gynec Obstet*, 154：667-672, 1982より引用）

不全断裂（Incomplete tear, partial tear）
- 滑液包面断裂（Bursal side）
- 関節包面断裂（Articular side）
- 腱内断裂（Interstitial）

表5.5.5　腱板の脂肪浸潤評価（Goutallier分類）

Grade0：脂肪変性なし
Grade1：軽度の脂肪変性と萎縮
Grade2：脂肪変性程度　筋肉＞脂肪
Grade3：脂肪変性程度　筋肉＝脂肪
Grade4：脂肪変性程度　脂肪＞筋肉

（Goutallier et al., *CORR*, 304：78-83, 1994より引用）

用語　上腕二頭筋長頭腱（long head of the biceps；LHB），肩甲下筋腱（subscapular tendon；SSC），棘上筋腱（supraspinatus tendon；SSP），棘下筋腱（infraspinatus；ISP）

症例141：腱板断裂

- 50歳台，男性。

主　訴：右肩関節痛。
現病歴：重いものを持って転倒しそうになったのをこらえてから痛み出現。
　　　　安静時痛（−），夜間痛（−），運動時痛（＋），睡眠障害（−）。左肩の痛みはなし。
理学所見：表5.5.6。明らかな筋力低下なし，可動域制限あり，painful arc signは右側で陽性。
超音波検査所見：図5.5.6，5.5.7

(1) LHB
①断裂・腫脹の有無
　両側とも明らかな断裂は認めない，右側のLHBに腫大を認める。
②LHB周囲の関節液貯留，および腱鞘滑膜炎の有無
　右側のLHB周囲に関節液貯留を認める。パワードプラ法による明らかな血流シグナルは認めない。

(2) 腱　板
①断裂の有無
　SSCに明らかな断裂は認めない。両側とも腱内に無エコー領域を認め，断端部が確認できることから全層性の腱板断裂を疑う。断裂幅は右側で約3cm，左側では1cm以下であることから，大断裂と小断裂が考えられた。
②肩峰下滑液包内の関節液貯留，および滑膜炎の有無
　右側に関節液貯留を認めるが，パワードプラ法による明らかな血流シグナルは観察されなかった。

表5.5.6　症例141：理学所見

関節可動域	右　側	左　側
屈　曲	aROM 60° pROM 160°	165°
下垂外旋	aROM 30° pROM 50°	50°
下垂内旋	T8	T8
屈曲外旋	90°	90°
屈曲内旋	0°	0°

能動的関節可動域（active range of motion；aROM）
他動的関節可動域（passive range of motion；pROM）

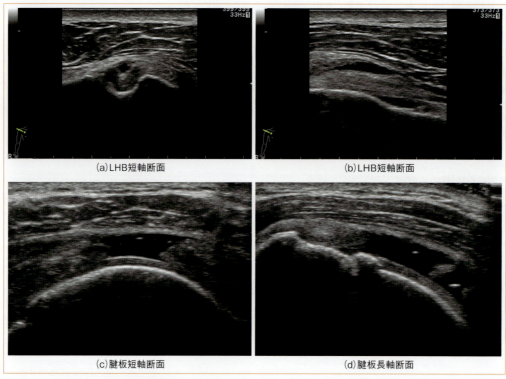

(a) LHB短軸断面　　(b) LHB短軸断面
(c) 腱板短軸断面　　(d) 腱板長軸断面

図5.5.6　症例141：右肩超音波画像

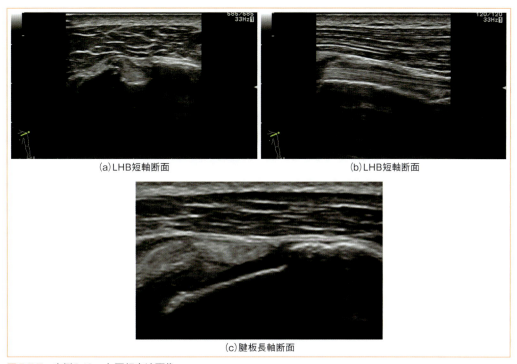

図5.5.7　症例141：左肩超音波画像

［渡邉恒夫］

参考文献

1) Dasgupta B, et al. 2012 Provisional classification criteria for polymyalgia rheumatic：a European League Against Rheumatism/American College of Rheumatology collaborative initiative. Arthritis Rheum. 2012；64：943-945.
2) Cofield RH. Subscapular muscle transposition for repair of chronic rotator cuff tears. Surg Gynec Obstet. 1982：154：667-672.
3) 皆川洋至：超音波でわかる運動器疾患―診断のテクニック 第1版，167，メジカルビュー，東京，2010.
4) Goutallier D, et al. Fatty muscle degeneration in cuff ruptures. Pre-and postoperative evaluation by CT scan. Clin Orthop Relat Res. 1994：304：78-83.

5.5.3 粉　瘤

● 1. 病　態

- 皮膚科から依頼される表在エコーの中で，遭遇頻度の高い良性腫瘍である。
- 表皮嚢腫（epidermal cyst）や類表皮嚢胞（epidermoid cyst），アテローマ（atheroma）とも称される。
- 皮膚表面に黒点の毛孔開口部が確認できると診断は容易である。
- 皮膚は表皮・真皮・皮下組織の3層から成る(図5.5.8)。
- 表皮細胞は基底層で細胞分裂を繰り返して角化し，最後は垢として剥がれ落ちるが，これが皮膚内部に溜まることによってできる。
- 表皮の迷入により嚢胞形成を起こした真性粉瘤と，毛嚢や皮脂腺などの開口部の閉塞により，老廃物が溜まって生じた仮性粉瘤に分類される。
- 耳朶や顔面，背部，臀部などの皮脂分泌の盛んな場所にできやすいが，体のどこにでもできうる。
- 炎症や細菌感染を伴ったものは炎症性または感染性粉瘤とよばれる。

● 2. 超音波検査所見

- 形状は楕円形で境界明瞭平滑な充実性腫瘍である。
- 内部エコーは均一なものから不均一なもの，また点状高エコーを伴うなど内容成分を反映しさまざまな所見を呈する。
- 後方エコー増強や外側陰影を伴う。
- 炎症性の場合は形状が不正形に，境界も不明瞭となる。また周辺のエコー輝度の上昇や血流シグナルを検出することがある。

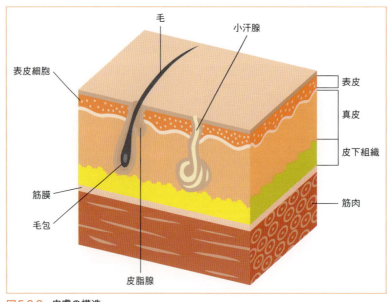

図5.8.8　皮膚の構造

症例142：粉　瘤

- 70歳台，女性。

主　訴：右臀部腫瘤。
現病歴：2～3年前より右臀部に腫瘤。座るときに痛みあり当院受診。
身体所見：右臀部仙骨部寄りに32×22×6mmの常色～淡紅色を呈する皮下腫瘤。弾性硬，軽度圧痛あり。
超音波検査所見：図5.5.9
- 腫瘤指摘部位13.6×16.3×11.4mm大の類円形の低エコー腫瘤。
- 腫瘤は境界明瞭平滑，内部エコー不均一。
- 後方エコー増強および外側陰影（＋）。腫瘤内部に明らかな血流シグナル（－）。
- 体表面からの深達度は13.1mm。
  以上より，超音波検査上は粉瘤が考えられた。

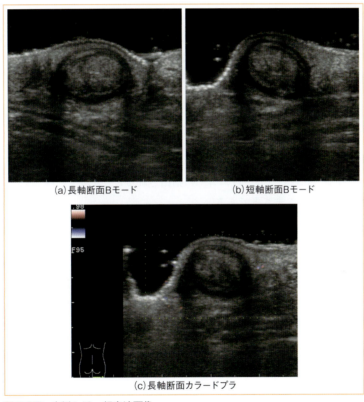

(a) 長軸断面Bモード　　(b) 短軸断面Bモード
(c) 長軸断面カラードプラ

図5.5.9　症例142：超音波画像

［渡邉恒夫］

5.5.4　脂肪腫

● 1. 病　態

- 皮下に発生する軟部組織腫瘍の中で，最もよくみられる良性腫瘍である。
- 通常痛みはなく，軟らかい"しこり"として気付き受診することが多い。
- 多くは皮下組織内にみられる浅在性脂肪腫であるが，ときに筋膜下や筋層内などに発生する深在性脂肪腫がある。
- 幼少時でも発生するが，好発年齢は40〜50歳台である。
- 全身のどの部分でも発生し得るが，背部，肩や頸部に多く，四肢では大腿や上腕など体幹に近い（近位側）部分に多いとされる。
- 病理組織学的特徴は，成熟した脂肪細胞から成り，薄い結合組織性の被膜に覆われた腫瘍である。正常の脂肪組織に比べて，脂肪隔壁で囲まれる脂肪小葉が大きいことである。
- 脂肪腫の亜型には，病変内に骨形成を伴う骨脂肪腫，軟骨形成を伴う軟骨脂肪腫，膠原線維の増加を伴う線維脂肪腫，粘液沈着を伴う粘液脂肪腫，間質に粘液腫および軟骨様の変化を伴う軟骨様脂肪腫がある。
- 類似病変として，脂肪芽腫や血管脂肪腫，そして紡錘形細胞脂肪腫などがある。

● 2. 超音波検査所見

- 境界明瞭平滑な充実性腫瘍である。
- 内部エコーは皮下脂肪層と比較し，等〜低エコーに描出されることが多く，内部に線状高エコーを認める。
- 後方エコーは不変〜増強などさまざまである。
- 腫瘤が軟らかいため，プローブ圧迫により容易に変形する。

> **MEMO**
>
> **超音波検査時の注意事項**
>
> 　脂肪腫は日常検査において非常によく遭遇する皮下腫瘤であるが，皮下脂肪層とのエコーレベルの差がなく，境界も不明瞭な場合も多いため，腫瘤として存在するか診断に苦慮することも少なくない。腫瘤の存在をかなり意識しながら慎重にプローブ走査を行わないと腫瘤を明瞭に描出できず，見落としてしまうことがある。したがって，最初から拡大して走査するのではなく，Depthを下げ，ややひいた画像でゲインを調整しながら注意深く観察することが重要である。また，基本的には乏血性の腫瘍であり，カラードプラによる血流シグナルを認めない，もしくは認めてもわずかな場合が多い。豊富な血流シグナルを認めた場合，高分化型脂肪肉腫との鑑別が困難な場合もある。

症例143：脂肪腫

- 40歳台，男性。

主　訴：右側胸部の腫瘤。
現病歴：約1年前より右側胸部の皮下腫瘤に気付く．増大傾向を示す．
身体所見：右側胸部に36×23×3mmのなだらかに隆起する常色皮下腫瘤を認める．下床との可動性良好．
超音波検査所見：図5.5.10
- 腫瘤指摘部位，皮下組織内に38.1×8.5×21.6mmの等エコー腫瘤．
- 腫瘤は境界明瞭，辺縁平滑．内部に線状高エコー（＋）．
- 腫瘤内部に明らかな血流シグナル（－）．
- 体表面からの深達度は12.2mm．
　以上より，超音波検査上は脂肪腫が考えられた．

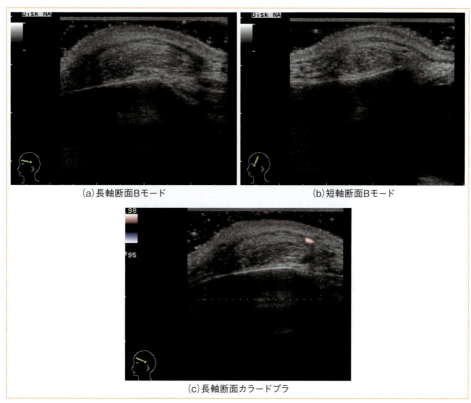

図5.5.10　症例143：超音波画像

［渡邉恒夫］

5.5.5 皮膚悪性腫瘍（基底細胞癌）

● 1. 悪性皮膚軟部腫瘍の病態

- 皮膚に原発する悪性腫瘍の分類にはさまざまなものがあるが，代表的なものとしてWHOに採択された分類を**表**5.5.7に示す[1]。
- わが国における皮膚悪性腫瘍については，高齢化や紫外線曝露量の増加などによって近年増加傾向にある。
- 皮膚に原発する悪性腫瘍の発生頻度について人種差が大きいことが知られており，悪性黒色腫の発生率は，白色人種では黒色人種に比し約40倍多い。

● 2. 基底細胞癌の病態

- 最も頻度の高い皮膚悪性腫瘍である。
- 局所侵襲性は高いが遠隔転移は極めて稀である。
- 臨床所見により，結節潰瘍型，表在型，斑状強皮型に大別される。
- 多くは黒色調を呈するため，悪性黒色腫は鑑別疾患として重要である。

● 3. 超音波検査所見

- 真皮内の周囲組織との境界明瞭な低エコー腫瘤。
- 内部エコーは均一なことが多い。
- 腫瘤内部に石灰化や壊死を反映する高輝度スポットが散在することが多い。
- 腫瘤辺縁や内部に動脈性の血流シグナルを認める。

表5.5.7 WHOに採択されている皮膚悪性腫瘍（リンパ腫を除く）

A. ケラチノサイト系
  1. 基底細胞癌（basal cell carcinoma）
  2. 有棘細胞癌（squamous cell carcinoma）
  3. Bowen病（Bowen disease）
  4. 日光角化症（solar keratosis）
B. メラノサイト系
  1. 悪性黒色腫（malignant melanoma）
C. 皮膚付属器系
  a）汗腺（アポクリン汗腺，エクリン汗腺）
    1. 管状癌（tubular carcinoma）
    2. 微小囊胞性付属器癌（microcystic adnexal carcinoma）
    3. 悪性混合腫瘍（malignant mixed tumor）
    4. 汗孔癌（porocarcinoma）
    5. らせん腫瘍（spiradenocarcinoma）
    6. 汗腺腫癌（hidradenocarcinoma）
    7. 粘液癌（mucinous carcinoma）
    8. 指状乳頭癌（digital cystic carcinoma）
    9. 腺様囊胞癌（adenoid cystic carcinoma）
    10. アポクリン癌（apocrine carcinoma）
    11. Paget病と乳房外Paget病（Paget disease and extramammary Paget disease）
  b）毛包系
    1. 毛母癌（pilomatrical carcinoma）
    2. 増殖性外毛鞘腫瘍（proliferating tricholemmal carcinoma）
  c）脂腺系
    1. 脂腺癌（sebaceous carcinoma）
D. 軟部組織系
  a）血管系
    1. 血管肉腫（cutaneous angiosarcoma）
  b）筋系
    1. 平滑筋肉腫（cutaneous leiomyosarcoma）
  c）線維組織球系
    1. 隆起性皮膚線維肉腫（dermatofibrosarcoma protuberans）
E. 神経系
  1. 原発性悪性末梢原始神経外胚葉様腫瘍（primary malignant peripheral primitive neuroectodermal tumor：PNET）/骨外性ユーイング肉腫（extraskeletal Ewing sarcoma）
  2. Merkel細胞癌（Merkel cell carcinoma）

（日本皮膚悪性腫瘍学会：皮膚悪性腫瘍取扱い規約第2版，p7，金原出版，2010より引用）

症例144：基底細胞癌

- 70歳台，女性。

主　訴：右腋窩の腫瘤。
現病歴：5〜6年前より右腋窩に黒色結節出現。次第に増大し，摩擦により疼痛を感じるため当院紹介受診。
身体所見：右腋窩に1〜3mm，高さ1mmの黒色結節。
検査所見：ダーモスコピーでarborizing vessel，blue-gray ovoid nestあり。
超音波検査所見：図5.5.11
- 腫瘤指摘部位に12.3×3.9×4.1mmの低エコー腫瘤。
- 形状は扁平形，腫瘤の境界は明瞭，辺縁粗雑，内部エコー不均一。
- 腫瘤内部に高輝度スポット散見。
- 後方エコー不変および外側陰影（－）。
- 腫瘤内に流入する拍動性の血流シグナル（＋）。
- 体表面からの深達度は12.2mm。
  以上より，超音波検査上は基底細胞癌が考えられた。

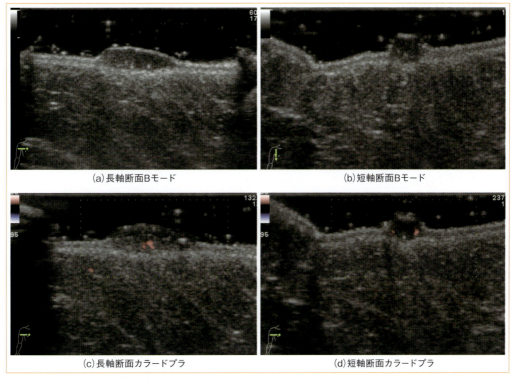

(a) 長軸断面Bモード　　(b) 短軸断面Bモード
(c) 長軸断面カラードプラ　　(d) 短軸断面カラードプラ

図5.5.11　症例144：超音波画像

［渡邉恒夫］

参考文献

1) 日本皮膚悪性腫瘍学会（編）：皮膚悪性腫瘍取扱い規約　第2版，7，金原出版，東京，2010.

5.5.6 有棘細胞癌

● 1. 病　態

- 70～80歳台に多い。
- 好発部位は高齢者の日光露出部位である。
- 表皮ケラチノサイトに生じた悪性腫瘍で，多少とも角化傾向を示すことが特徴である。
- 進行すると角化を伴う肉芽様結節や潰瘍となり，二次感染を伴って悪臭を生じることがある。さらに進行すると所属リンパ節や遠隔転移を起こす。
- 日光角化症，Bowen病，熱傷瘢痕などを母地として発生することが多く，まれに粉瘤の病変部に発生。
- 臨床的にはカリフラワー状や疣状を呈する。
- 特定の好発部位があり，発症部位によりoral florid papillomatosis（口腔粘膜），Buschke-Lowenstein tumor/giant condyloma（外陰），epithelioma cuniculatum（足底）と称される。

● 2. 超音波検査所見

- 周囲組織との境界が不明瞭で内部エコー不均一なことが多い。
- 腫瘍内に石灰化エコーは認めないことが多い。

症例145：有棘細胞癌

- 80歳台，女性。
- 主　訴：左中指の腫瘤。
- 現病歴：2カ月前に気付いた左中指の易出血性腫瘤。増大傾向あり当院紹介受診。
- 身体所見：左中指に15×20×10mmの赤色，広基性結節。周囲に淡い紅斑を伴う。圧痛，自発痛なし。
- MRI検査所見：左中指PIP関節に腫瘤を認める。最深部では伸筋腱に近接しているが，直接浸潤所見なし。
- PET-CT検査所見：左第3指腫瘤に有意なFDG集積を認める。
- 超音波検査所見：図5.5.12
  - 腫瘤指摘部位に20.4×10.5×20.1mmの低エコー腫瘤。
  - 広基性に隆起し，茎部（正常組織との）の境界は不明瞭，内部エコー不均一。
  - 腫瘍内部の高輝度スポット（−）。
  - 茎部中央から流入し，扇状に腫瘍内に広がる拍動性の血流シグナル（＋）。
  - 体表面からの深達度は2.2mm。
  - 以上より，超音波検査上は悪性腫瘍が考えられた。